农村基层医疗卫生机构
适宜技术使用现状和需求

——10省（区、市）调研材料汇编

卫生部科技教育司　主　编

中国协和医科大学出版社

图书在版编目（CIP）数据

农村基层医疗卫生机构适宜技术使用现状和需求／卫生部科技教育司编. —北京：中国协和医科
大学出版社，2012.12

ISBN 978 - 7 - 81136 - 771 - 3

Ⅰ. ①农⋯ Ⅱ. ①卫⋯ Ⅲ. ①乡镇医院 - 医疗卫生服务 - 研究 Ⅳ. ①R197.62

中国版本图书馆 CIP 数据核字（2012）第 255820 号

农村基层医疗卫生机构适宜技术使用现状和需求
——10 省（区、市）调研材料汇编

主　　编：卫生部科技教育司
责任编辑：于　曦　谢　阳

出版发行：中国协和医科大学出版社
　　　　　（北京东单三条九号　邮编 100730　电话 65260378）
网　　址：www.pumcp.com
经　　销：新华书店总店北京发行所
印　　刷：北京佳艺恒彩印刷有限公司

开　　本：889×1194　1/16 开
印　　张：22.25
字　　数：600 千字
版　　次：2013 年 1 月第 1 版　　　2013 年 1 月第 1 次印刷
印　　数：1—1000
定　　价：90.00 元

ISBN 978 - 7 - 81136 - 771 - 3/R·771

前　言

为贯彻落实医药卫生体制改革的精神，发挥科技在"强基层，建机制"工作中的支撑作用，促进适宜卫生技术推广工作在基层有效开展，2012 年初卫生部科教司组织上海、浙江、安徽、江西、广东、云南、辽宁、甘肃、内蒙古和新疆 10 省（区、市）卫生厅开展了农村基层医疗卫生机构适宜技术使用现状和需求调研工作。通过深入细致地调查研究，了解了农村基层卫生技术使用现况，为进一步组织开展农村基层适宜卫生技术评估、遴选、更新和推广等工作奠定科学基础。

农村基层医疗卫生机构适宜技术使用现状和需求调研是适宜卫生技术有效筛选和推广的重要前提。由于我国幅员辽阔，人口众多，经济发展不平衡，农村基层医疗卫生技术服务水平有很大差别，需要摸清底数，掌握现状，并在此基础上有的放矢地开发和遴选安全、有效、经济、适用的医疗卫生技术，促进适宜卫生技术在农村医疗卫生机构的推广应用，以此提升农村医疗卫生技术服务能力，减轻农民医疗经济负担，促进农村人口健康。

为确保此次调研的科学性，卫生部科教司委托复旦大学卫生部卫生技术评估重点实验室组织有关专家进行调研方案的设计，并成立了由 10 省（区、市）骨干专家组成的专家组，负责调研方案的细化、培训和技术指导。10 省（区、市）卫生厅局负责协调组织实施本地区调研工作，充分利用当地医学院校、骨干医疗卫生机构和科研单位的技术资源，开展本地区的调研工作。

本次调研随机选择了我国东南西北中具有地域、民族特点和经济、文化差异的 10 省（区、市）。每个省（区、市）根据本地区实际情况，选择了经济、文化差异较大的两个县的乡镇卫生院对冠心病、脑梗塞等 15 种常见病、多发病在医疗诊治技术层面进行深入调查。通过调查问卷和知情人访谈以及对门诊和住院过程中药品使用、实验室检查、影像检查、手术及其他治疗等方面的数据采集和处理，获取了丰富的调研资料，经专家讨论、资料分析，分别形成 10 省（区、市）《农村基层医疗卫生机构适宜技术使用现状和需求调研报告》，现汇编成册，提供给从事适宜卫生技术开发、评估、推广工作的人员参考。

卫生部科教司将在此基础上，进一步针对各地农村基层医疗卫生机构技术使用现状和需求，指导开展适宜卫生技术评估、遴选、更新、优化等工作，促进安全、有效、经济、适用的卫生技术在农村基层医疗卫生机构的推广普及和规范应用，优化基层卫生机构技术结构，提高基层卫生服务能力，为解决群众看病就医难的问题，提高农村基本医疗卫生技术应用能力和水平，提供有力的技术支撑和科学保障。

在此谨向承担调研工作的卫生部卫生技术评估重点实验室以及 10 省（区、市）卫生厅的同志及参加调查的专家和相关人员表示衷心感谢。

2012 年 12 月 6 日

目　录

农村基层医疗卫生机构适宜技术使用现状和需求情况调研工作方案 …… （ 1 ）

一、上海市"农村基层医疗卫生机构适宜卫生技术使用现状和需求"

　　调研报告 ……………………………………………………… （ 5 ）

二、浙江省"农村基层医疗卫生机构适宜卫生技术使用现状和需求"

　　调研报告 ……………………………………………………… （ 43 ）

三、安徽省"农村基层医疗卫生机构适宜卫生技术使用现状和需求"

　　调研报告 ……………………………………………………… （ 77 ）

四、江西省"农村基层医疗卫生机构适宜卫生技术使用现状和需求"

　　调研报告 ……………………………………………………… （113）

五、广东省"农村基层医疗卫生机构适宜卫生技术使用现状和需求"

　　调研报告 ……………………………………………………… （150）

六、云南省"农村基层医疗卫生机构适宜卫生技术使用现状和需求"

　　调研报告 ……………………………………………………… （190）

七、辽宁省"农村基层医疗卫生机构适宜卫生技术使用现状和需求"

　　调研报告 ……………………………………………………… （223）

八、甘肃省"农村基层医疗卫生机构适宜卫生技术使用现状和需求"

　　调研报告 ……………………………………………………… （252）

九、内蒙古自治区"农村基层医疗卫生机构适宜卫生技术使用现状和

　　需求"调研报告 ………………………………………………… （288）

十、新疆维吾尔自治区"农村基层医疗卫生机构适宜卫生技术使用

　　现状和需求"调研报告 ………………………………………… （313）

农村基层医疗卫生机构适宜技术使用
现状和需求情况调研工作方案

1　调查目的

1.1　了解农村基层医疗卫生机构门诊和住院诊疗常见病、多发病所使用的基本卫生技术；

1.2　了解农村基层医疗机构人员、设备及药品等配置和利用情况。

1.3　了解医务人员的卫生技术需求情况，提出淘汰和更新的卫生技术目录。

2　调查内容

2.1　农村基层医疗机构治疗常见病、多发病所使用的卫生技术调查。

调查指定病种（15 种常见病、多发病）病例的门诊和住院治疗方案、门诊和住院治疗过程中使用的药物、检验、影像检查、化验项目、手术、康复及其他治疗措施。

2.2　农村基层医疗卫生机构调查。

调查乡镇中心卫生院基本情况、人力资源配置、医疗服务和公共卫生服务量、设备、药品和信息系统配置情况。

2.3　农村基层医疗机构适宜技术需求访谈。

对医务、医技、科研和管理人员进行知情人访谈，了解农村基层卫生机构适宜卫生技术的需求，包括药品、实验室检查、影像学检查、手术、其他治疗、医院电子信息系统。列举出需要淘汰的卫生技术和需要增加的卫生技术。

3　调查方法

3.1　抽样

3.1.1　基层医疗卫生机构抽样

综合考虑地域、民族特点和经济、文化差异，从中国东、中、西部选取上海、浙江、广东、云南、安徽、江西、甘肃、内蒙古、新疆和辽宁 10 省（区、市）作为现场调查项目省。每个省按经济发展水平，选取经济发达县和经济欠发达县各 1 个，每个县选取乡镇中心卫生院 1 家参与调查。

3.1.2　门诊、住院病例抽样

以乡镇中心卫生院为抽样单元，每一个病种采用系统抽样法抽取门诊病例 10 例，住院病历 20 例，病例数不够可以在该卫生院 2010 或 2012 年病例中补足；或在其他规模差不多的乡镇中心卫生院病例中补足。

如有电子病历或书面记录，信息符合调查要求，则进行回顾性调查。以在某农村基层医疗卫生机构抽取一个病种为例，抽样前收集该机构 2011 年第一诊断为该病种的门诊/住院病人门诊/住院编号，将所有编号按升序排列后，按等距抽样原则，抽取 10 例（门诊）/20 例（住院）作为调查对象。

如无电子病历或书面记录，则进行前瞻性调查。以在某农村基层医疗卫生机构抽取一个病种为例，从调查当日起开始抽样计数，直到满足样本量要求。

3.1.3　知情人访谈抽样

从样本乡镇中心卫生院中选择工作经验丰富的医务、医技、科研和管理人员 10 名进行面对面访谈。

3.2 调查工具

3.2.1 门诊病例调查表

3.2.2 住院病例调查表

3.2.3 基层医疗机构调查表

3.2.4 知情人访谈提纲

3.3 质量控制

3.3.1 预调查

各省应选择 1 个基层医疗机构进行机构预调查，同时选择 3~5 例门诊病例进行门诊病例预调查，3~5 例住院病例进行住院病例预调查，检验调查表合理性及调查存在的问题。

3.3.2 调查人员的选择与培训

选择具有基本临床医疗知识的卫生工作人员和管理人员作为调查人员。

调查人员必须责任心强、工作认真、耐心细致并且有一定社会交往能力。对调查方法开展统一培训，了解各项调查指标的含义和调查表格的填写要求。

3.3.3 建立调查质量核查制度

各省项目小组应指定质量控制指导员，负责调查质量控制工作。在每个病例询问并记录完毕后，调查员应进行自查；每日调查完成后，质量控制指导员要对问卷进行抽查，认真核实无误后，方可验收。

3.4 数据录入和分析

各项目省研究小组负责完成当地数据录入和分析，数据分析结果包括：当地农村基层医疗机构治疗 15 种指定疾病的相关卫生技术应用目录和频数。

3.5 现场调查工作报告

调查结束后，各项目省研究小组应撰写现场调查工作报告，内容包括：现场调查的具体安排（调查了哪些机构、哪些人员，什么时候完成的等）；开展现场调查期间的体会（现场安排时是否遇到困难，调查对象是否配合，调查工具使用过程中是否出现问题等）。

附表 1：常见病、多发病的定义及病种

附表 2：各省市调研现场

附表 1：常见病、多发病的定义及病种

常见病、多发病是指按照农村地区患病率、死亡率高及基层医疗机构就诊率高的疾病，主要是指慢性疾病。根据各项目省的常见病、多发病情况，综合考虑确定该项目研究的 15 种常见病、多发病如下：

表 1　调查 15 病种情况表

序号	病种
1	冠心病（包括急性心肌梗塞院前急救）
2	脑梗死（康复期）
3	高血压（原发性高血压）
4	糖尿病（Ⅱ型）
5	慢性肾炎
6	胆石症和胆囊炎
7	呼吸道感染（肺炎、支气管炎、上感）
8	慢性阻塞性肺病
9	胃及十二指肠溃疡
10	急性阑尾炎
11	腹腔疝
12	四肢长骨骨折
13	子宫肌瘤
14	正常分娩
15	意外伤害（急救技术）

附表2：各省市调研现场

按照调研工作方案要求，各省市分别根据各地的经济发展水平，选取经济发达县区和经济欠发达县区的乡镇中心卫生院各1个作为调查现场，病例不足的由县级医院补充。各省市主要选择的调研现场如下：

表2　各省市调查现场选择情况

省份	主要调查现场
安徽省	滁州市天长县汊涧镇中心卫生院、天长市人民医院
安徽省	阜阳市颍上县南照镇中心卫生院、颍上县人民医院
甘肃省	皋兰县西岔中心卫生院
甘肃省	永靖县盐锅峡中心卫生院
广东省	深圳市宝安区西乡人民医院
广东省	深圳市宝安区石岩人民医院
江西省	新建县长埻卫生院、新建县人民医院
江西省	井冈山市拿山乡卫生院、井冈山市人民医院
江西省	吉水县人民医院
云南省	玉溪市红塔区北城中心卫生院
云南省	玉溪市红塔区大营街中心卫生院
云南省	宜良县九街乡镇卫生院
云南省	宜良县北古城中心卫生院
新疆维吾尔自治区	库尔勒和静县巴润哈尔莫墩镇中心卫生院
新疆维吾尔自治区	昌吉市玛纳斯县乐土驿镇中心卫生院
内蒙古自治区	赤峰市松山区初头朗镇中心卫生院
内蒙古自治区	克什克腾旗经棚镇新庙乡卫生院
浙江省	绍兴市绍兴县钱清社区服务中心
浙江省	杭州市萧山区瓜沥医院
上海市	松江区泗泾医院、松江区中心医院
上海市	嘉定区南翔医院、嘉定区中心医院
辽宁省	沈阳市辽中县第三人民医院
辽宁省	海城市腾鳌镇中心卫生院

上海市"农村基层医疗卫生机构适宜卫生技术使用现状和需求"调研报告

上海市卫生局科教处　张　勘

上海市卫生技术评估研究中心（上海市医学科学技术情报研究所）　王海银

卫生部卫生技术评估重点实验室（复旦大学）　陈　洁

一、卫生技术利用情况

（一）调查病例基本情况

本次共调查病例899例，其中门诊病例299人，住院病例600人。门诊病例中腹腔疝19例，其他均为20例。住院病例慢性阻塞性肺病37例，其他均为40例及以上。男女性别比约为1.15∶1，其中门诊病例为1.1∶1，住院病例为1.2∶1。

各病种平均年龄差异明显，慢性心脑血管系统及呼吸道系统疾病病例平均年龄较外科疾病高。其中脑梗塞、冠心病、高血压、慢性阻塞性肺病等平均年龄较高，最高值为77岁；正常分娩、急性阑尾炎、意外伤害、子宫肌瘤等平均年龄较低，最低值为25岁。门诊病例和住院病例平均年龄构成基本相同（表1～表2）。

各病种诊疗费用各异，外科疾病诊疗费用相对较高。其中门诊病例中糖尿病、脑梗塞及慢性肾炎等门诊费用较高，腹腔疝、子宫肌瘤及胆囊炎等费用较低。住院病例中高血压、慢性阻塞性肺病及脑梗塞等住院天数高，住院费用高；四肢长骨骨折费用最高，为12300元。正常分娩住院天数及住院费用均为最低值（表3～表4）。

住院病例和门诊病例的医疗支付方式构成明显不同。其中门诊病例主要为城镇职工，占病例数的57%，其次为自费，为35%；住院病例医疗保险构成主要为自费病人，占总病例数的58%；其次是城镇职工，为29%（表5～表6）。

（二）卫生技术利用分布情况

住院病例利用卫生技术种类明显高于门诊病例，主要为药物和化验。其中慢性肾炎、脑梗塞利用种类较多，四肢长骨骨折、正常分娩等使用种类较低。卫生技术主要为药物和化验。其中门诊病例中慢性肾炎的卫生技术种类为最大值，达130项；药物的应用比例平均约为55%，最大值约为79%；住院病例中慢性肾炎种类最多，达439种。药物的应用比例平均约为50%，最大值约为60%（表7）。

各病种的卫生技术人均利用频次表现不同，住院病例高于门诊病例，化验高于检查。其中住院病例不同病种卫生技术利用次数和人数化验均高于检查。化验均种次数和人数最多的病种是胆石症伴胆囊炎，最低的病种是慢性肾炎；检查最多的是脑梗塞；最少为急性阑尾炎。门诊病例中化验人均次数最多的病种是冠心病，其次是正常分娩；检查最多的是高血压和糖尿病；检查和化验人均次数绝大多数大于1（表8）。

住院病例各病种前十位药物应用人数及种类比例不一。其中正常分娩应用人数比例为75%，其次为腹腔疝，为58%。占总使用种类数整体偏低，其中最高为正常分娩，为29.41%。脑梗塞最低，为4.65%。前十位药物应用人数占总人数的比例平均约为36%，而前十位药物仅占总使用种类数的

8%（表9）。

（三）单病种卫生技术情况

（1）冠心病检查主要采用 x 线、超声、心电图等诊断技术，化验主要采用肝功能、肾功能、电解质、血脂等 8 类，具体排在前 5 位门诊化验项目依次是尿液分析、血细胞分析、肌酐测定、尿沉渣测定及尿素分析等，住院为血清天门冬氨酸氨基转移酶测定，钾测定，氯测定，钠测定，血清碳酸氢盐测定等。药物主要采用中成活血化瘀药、降压药、扩张冠脉药、利尿药、强心药等 13 类，具体药物门诊应用前 5 位依次为麝香保心丸，酒石酸美托洛尔片，阿司匹林肠溶片，硝酸异山梨酯片、银杏叶片等，住院为阿司匹林肠溶片，螺内酯片，单硝酸异山梨酯缓释片，酒石酸美托洛尔片，呋塞米片等。其他治疗主要为静脉输液、静脉注射、氧气吸入等（表10～表13）。

（2）脑梗塞检查主要采用 CT、超声、X 线、心电图等诊断技术，化验主要采用电解质、肝功能、肾功能、血常规、血脂等 7 类，具体排在前 5 位门诊化验项目依次是尿素测定、血清尿酸测定、葡萄糖测定、血清 γ-谷氨酰基转移酶测定、血清白蛋白测定等，住院为血清天门冬氨酸氨基转移酶测定、氯测定、钾测定、血清白蛋白测定等。药物主要采用中成活血化瘀药、改善微循环药、降压药、抗血小板药、维生素等 7 类，具体药物门诊应用前 5 位依次为阿司匹林肠溶片、银杏达莫注射液、尼莫地平片、强力天麻杜仲胶囊、珍菊降压片等，住院为阿司匹林肠溶片、辛伐他汀片、银杏达莫注射液、甘油果糖注射液、注射用奥扎格雷钠等。其他治疗主要为静脉输液、静脉注射、动静脉置管等（表14～表17）。

（3）高血压检查主要采用 X 线、超声、心电图等诊断技术，化验主要采用电解质、肝功能、肾功能、血常规、血脂、甲状腺化验等 7 类，具体排在前 5 位门诊化验项目依次是血细胞分析、血清高密度脂蛋白胆固醇测定、血清尿酸测定、葡萄糖测定、肌酐测定等，住院为血细胞分析、钾测定、氯测定、钠测定、血清碳酸氢盐测定等。药物主要采用降压药、抗血小板药、活血化瘀药等 8 类，具体门诊药物应用前 5 位依次为缬沙坦胶囊、珍菊降压片、苯磺酸氨氯地平片、苯磺酸左旋氨氯地平片、吲达帕胺胶囊等，住院为阿司匹林肠溶片、缬沙坦胶囊、银杏达莫注射液、硝苯地平片、酒石酸美托洛尔片等。其他治疗主要为静脉输液、静脉注射、氧气吸入等（表18～表21）。

（4）糖尿病检查主要采用 CT、X 线、超声、心电图等诊断技术，化验主要采用电解质、肝功能、肾功能、血常规、尿常规、血糖等 7 类，具体排在前 5 位门诊化验项目依次是葡萄糖测定、血细胞分析、尿液分析、尿素测定、糖化血红蛋白测定等，住院为葡萄糖测定、钾测定、氯测定、钠测定、血清碳酸氢盐测定等。药物主要采用降糖药、抗血小板药、电解质调节药等 10 类，具体门诊药物应用前 5 位依次为阿卡波糖片、格列美脲胶囊、盐酸二甲双胍片、格列齐特Ⅱ片、伏格列波糖分散片等，住院为生物合成人胰岛素注射液、精蛋白锌重组人胰岛素混合注射液、氯化钾注射剂、生脉注射液、银杏达莫注射液等。其他治疗主要为静脉输液、静脉注射、导尿等（表22～表25）。

（5）慢性肾炎检查主要采用 X 线、超声、心电图等诊断技术，化验主要采用电解质、肝功能、肾功能、血脂、尿常规、肝炎抗体等 8 类，具体排在前 5 位门诊化验项目依次是尿液分析、尿沉渣定量、尿微量白蛋白测定、肌酐测定、血清尿酸测定等，住院为钾、尿素、葡萄糖测定、氯、钠等。药物主要采用电解质调节药、活血化瘀药、降压药、纠正贫血药、抗血小板药、喹诺酮类、理气益肾药等 13 类，具体门诊药物应用前 5 位依次为金水宝胶囊、肾炎四味片、骨化三醇胶丸、甲雷公藤多苷片、叶酸片等，住院为可乐定片、肾上腺色腙片、氯沙坦钾片、氯化钾针、重组人红细胞生成素益比奥等。其他治疗主要为静脉输液、静脉注射、肾穿刺术等（表26～表29）。

（6）胆囊结石伴胆囊炎检查主要采用 X 线、超声、心电图等诊断技术，化验主要采用电解质、肝功能、血凝、肾功能、血糖等 10 类，具体排在前 5 位门诊化验项目依次是血细胞分析、淀粉酶测定、葡萄糖测定、C-反应蛋白测定、HBsAg 等，住院为血清丙氨酸氨基转移酶测定、血清直接胆红素测定、血清总胆红素测定、血清总蛋白测定、血清白蛋白测定等。药物主要采用促消化药、代谢调节药、电解质调节药、降糖药、解痉药等 17 类，具体药物门诊应用前 5 位依次为盐酸消旋山莨菪碱注射剂、胆舒胶囊、注射用头孢美唑、盐酸消旋山莨菪碱注射液注射用头孢呋辛钠等，住院为注射用盐酸头孢替安、维生素B6注射液、维生素C注射液、甲磺酸加贝酯注射液、乳酸钠林格注射液等。其他治疗主要为静脉输液、静脉注射、心电监测等（表30～表33）。

（7）肺炎和支气管炎检查主要采用X线、超声、CT等诊断技术，化验主要采用电解质、粪便常规、肝功能、肝炎抗体、尿常规、肾功能等9类，具体排在前5位门诊化验项目依次是血细胞分析、C-反应蛋白测定、葡萄糖测定、肺炎支原体血清学试验、肌酐测定等，住院为肺炎支原体血清学试验、血细胞分析、尿液分析、粪便常规定等。药物主要采用大环内酯类、解热镇痛药、肾上腺皮质激素、化痰药、抗过敏药、抗病毒药、平喘药等13类，具体药物门诊应用前5位依次为注射用头孢呋辛钠、安乃近片、注射用阿奇霉素、阿奇霉素胶囊、地塞米松磷酸钠注射液等，住院为糜蛋白酶注射剂、注射用阿莫西林钠克拉维酸钾、炎琥宁针、盐酸氨溴索注射液、注射用盐酸氨溴索等。其他治疗主要为静脉输液、雾化吸入、心电监测等（表34～表37）。

（8）慢性阻塞性肺病检查主要采用心电图、X线、超声、CT等诊断技术，化验主要采用血常规、血糖、电解质、肾功能、血气分析、肝功能、血脂等8类，具体排在前5位门诊化验项目依次是血细胞分析、C-反应蛋白测定、葡萄糖测定、钾测定、氯测定等，住院为血细胞分析、钾测定、氯测定、钠测定、尿素测定等。药物主要采用扩张冠脉药、肾上腺皮质药、平喘药、解热抗敏药、利尿药等11类，具体药物门诊应用前5位依次为地塞米松磷酸钠注射液、二羟丙茶碱注射剂、硫酸特布他林片、注射用头孢呋辛钠、注射用盐酸氨溴索等，住院为注射用盐酸氨溴索、呋塞米片、螺内酯片、二羟丙茶碱注射液、盐酸丙卡特罗片等。其他治疗主要为静脉输液、雾化吸入、氧气吸入等（表38～表41）。

（9）胃及十二指肠溃疡检查主要采用心电图、X线、超声、电子胃十二指肠镜、上消化道造影等诊断技术，化验主要采用血常规、淀粉酶、血糖、肝功能、胰岛素测定、粪便常规等12类，具体排在前5位门诊化验项目依次是血细胞分析、淀粉酶测定、葡萄糖测定、血清白蛋白测定、血清丙氨酸氨基转移酶测定等，住院为血细胞分析、血清白蛋白测定、血清总蛋白测定、血清直接胆红素测定、血清总胆红素测定等。药物主要采用青霉素类抗菌药、抑酸药、氨基酸类药、胃粘膜保护药、抗厌氧菌药、解痉止痛、中成药等16类，具体药物门诊应用前5位依次为雷贝拉唑钠肠溶片、奥美拉唑肠溶胶囊、奥美拉唑胶囊剂、铝碳酸镁咀嚼片、曲美布汀胶囊等，住院为维生素B6注射液、乳酸钠林格注射液、氯化钾注射剂、奥美拉唑钠、铝碳酸镁咀嚼片等。其他治疗主要为胃穿孔修补术、剖腹探查术、胃肠减压等（表42～表45）。

（10）急性阑尾炎检查主要采用X线、超声、电子结肠镜、心电图等诊断技术，化验主要采用血常规、尿常规、血糖、电解质、妊娠试验、肾功能、肝功能等8类，具体排在前5位门诊化验项目依次是血细胞分析、尿液分析、尿沉渣定量、葡萄糖测定等，住院为血细胞分析、尿素测定、血清白蛋白测定、血清丙氨酸氨基转移酶测定、血清碱性磷酸酶测定等。药物主要采用止血药、抑酸药、解热镇痛药、喹诺酮类、抗厌氧菌药、电解质调节药等14类，具体药物门诊应用前5位依次为甲硝唑注射液、替硝唑氯化钠注射液、注射用头孢美唑钠、注射用头孢噻吩钠、甲硝唑氯化钠注射液等，住院为乳酸钠林格注射液、注射用盐酸头孢替安、维生素B6注射液、维生素C注射液、二乙酰氨乙酸乙二胺注射液等。其他治疗主要为椎管内麻醉、腰麻下行阑尾切除术、肠粘连松解术等（表46～表49）。

（11）腹腔疝检查主要采用X线、超声、心电图等诊断技术，化验主要采用尿常规、血常规、肾功能、血糖、肝功能、血脂、电解质等7类，具体排在前5位门诊化验项目依次是尿液分析、尿沉渣定量、血细胞分析、C-反应蛋白测定、肌酐测定等，住院为血细胞分析、葡萄糖测定、钾测定、氯测定、钠测定等。药物主要采用肾上腺皮质药、止血药、抑酸药、止咳药、中成药、维生素类、解痉药、理气益肾，中成药等17类，具体药物门诊应用前5位依次为盐酸坦洛新缓释胶囊、地塞米松磷酸钠注射液、癃闭舒胶囊、热淋清胶囊、头孢呋辛酯片等，住院为乳酸钠林格注射液、盐酸布比卡因注射液、二乙酰氨乙酸乙二胺注射液、维生素 C 注射液、维生素 B6 注射液等。其他治疗主要为椎管内麻醉、腹股沟疝修补术、充填式无张力疝修补术等（表 50 ~ 表 53）。

（12）四肢长骨骨折检查主要采用 X 线、心电图、CT 等诊断技术，化验主要采用血常规、肝功能、肾功能、血凝、肝炎抗体等 5 类，具体排在前 5 位住院化验项目依次是血细胞分析、血清丙氨酸氨基转移酶测定、血清白蛋白测定、血清直接胆红素测定、血清总胆红素测定等，药物主要采用活血化瘀药、中成药、解热镇痛药、抗精神病药、脱水药、补肾活血、壮骨药等 14 类，具体药物门诊应用前 5 位依次为迈之灵片、美洛昔康分散片、活血止痛胶囊、洛索洛芬分散片、二乙酰氨乙酸乙二胺等，住院为乳酸钠林格注射液、甘露醇注射液、甘油果糖注射液、二乙酰氨乙酸乙二胺注射、伤科接骨片等。其他治疗主要为桡尺骨干骨折切开复位内固定术、科雷氏骨折切开复位内固定术、胫骨干骨折切开复位内固定术等（表 54 ~ 表 57）。

（13）子宫肌瘤检查主要采用超声、X 线、心电图等诊断技术，化验主要采用妊娠试验、尿常规、血常规、阴道分泌物检查、肿瘤筛查、雌二醇测定等 11 类，具体排在前 5 位门诊化验项目依次是尿妊娠试验、尿液分析、血细胞分析、阴道分泌物常规检查、尿沉渣定量等，住院为血细胞分析、葡萄糖测定、肌酐测定、血清丙氨酸氨基转移酶测定、尿液分析等。药物主要采用镇静催眠药、肾上腺皮质药、养血利湿药、中成药、止血药、精神类药物、清热利湿解毒药，中成药等 20 类，具体药物门诊应用前 5 位依次为止痛化癥胶囊、平消片、妇炎消胶囊、盐酸左氧氟沙星注射液、独活寄生合剂等，住院为乳酸钠林格注射液、地西泮片、羟乙基淀粉氯化钠注射液、硫酸阿托品注射剂、二乙酰氨乙酸乙二胺注射液等。其他治疗主要为腹式全子宫切除术、经腹子宫肌瘤剔除术、宫颈息肉切除术等（表 58 ~ 表 61）。

（14）正常分娩检查主要采用超声、产前检查、胎心监测、胎儿生物物理相评分等诊断技术，化验主要采用血常规、尿常规、肾功能、血糖、肝功能、肝炎抗体、血凝等 7 类，具体排在前 5 位门诊化验项目依次是血细胞分析、尿液分析、肌酐测定、葡萄糖测定、血清丙氨酸氨基转移酶测定等，住院为血细胞分析、活化部分凝血活酶时间测定、凝血酶时间测定 TT、血浆凝血酶原时间测定 PT、肌酐测定等。药物主要采用全麻药、补气养血、抗贫血药、清热凉血、大环内酯类抗菌药、孕激素、子宫收缩药等 18 类，具体药物门诊应用前 5 位依次为葡萄糖酸钙锌口服溶液、多维铁口服溶液、赖氨肌醇维 B12 口服溶液、琥珀酸亚铁片、缩宫素注射液等，住院为缩宫素注射剂、复方黄松洗液、盐酸利多卡因注射剂、产复康颗粒、盐酸利多卡因注射液等。其他治疗主要为单胎顺产接生、宫颈内口探查术、人工破膜术等（表 62 ~ 表 65）。

（15）意外伤害检查主要采用 X 线、超声、CT、心电图等诊断技术，化验主要采用血常规、血糖、肾功能、肝功能、电解质等 6 类，具体排在前 5 位住院化验项目依次是血细胞分析、葡萄糖测定、肌酐测定、尿素测定、血清尿酸测定等。药物主要采用活血化瘀药、中成药、解热镇痛药、止痛活血药、中成药、抗破伤风药、壮骨药、林可霉素类抗菌药等 17 类，具体药物门诊应用前 5 位依次为美洛昔康分散片、甲马破伤风免疫球蛋白、头孢克肟胶囊、头孢氨苄缓释胶囊、活血止痛胶囊等，住院为乳酸钠林格注射液、维生素 B6 注射液、氯化钠注射液、维生素 C 注射液等。其他治疗主要为屈伸指肌腱吻合术、石膏固定术（小）短臂托、手外伤清创术（小）等（表 66 ~ 表 68）。

二、基层医疗机构调查

（一）人员配置和服务情况

调查机构职称以初级为主，职业种类以护士和医生为主。其中初级职称平均水平为 59%，其次是中级 34%；职业种类护士比例最高，占 52%，其次是医生，占 45%，公共卫生医师约 2%（表 69）。

门诊服务量内科、外科、儿科、妇产科四科室总量约占一半，均在 10% 左右；出院服务量则主要是妇产科，占总数的43%，内科、儿科、外科均在15%以上（表70～表71）。

（二）设备配置情况

设备配置率在95%以上，主要问题是型号的登记不完整，登记完整率约65%左右。设备的使用情况维持较高水平（表72）。

（三）药品配置情况

药品以国家及省市基本药物配置为主体。其中国家基本药物配置比例为27%，上海市基本药物33%，其他药物为40%。（表73）。

（四）信息系统配置情况

调查的19个信息系统中基本均已建成并投入使用。其中已建信息系统占75%，投入常规应用的比例占50%左右，尚未建立的主要为疾病预防控制信息系统。由于调查其中一家医院未开设疾病预防服务，其相关的疾病预防系统未开展（表74）。

三、专家咨询

（一）需淘汰或增加的技术

针对各病种基本需要的技术占实际应用的比例较低，需淘汰和增加的卫生技术数量亦较少（图1～图2）。共有9种病涉及45项卫生技术需要淘汰，其中脑梗塞、慢性肾炎、急性阑尾炎淘汰的技术较多。技术类种主要集中在药物，占78%左右。共有12病种约有82类技术需要增加，其中肺炎和支气管炎、慢性肾炎、高血压等需增加较多。需增加的技术种类药物、化验和检查均占34%左右。

其中各病种需要淘汰的化验如下，冠心病为红细胞沉降率测定；脑梗塞为红细胞比积测定、红细胞沉降率测定、红细胞流变特性检测、糖化血红蛋白测定等；慢性肾炎为红细胞流变特性检查、全血黏度测定、血浆黏度测定等；子宫肌瘤为膀胱残余尿量测定。

其中各病种需要淘汰的药物如下，脑梗死为硝苯地平片、氯化钾缓释片、单硝酸异山梨酯缓释片、大黄碳酸氢钠片、替米沙坦片、注射用头孢他定、注射用丹参多酚酸盐等；高血压为珍菊降压片、复方利血平、丹参片、艾司唑仑片、杞菊地黄胶囊、松龄血脉康胶囊、吡拉西坦注射液等；慢性肾炎为补肾强身胶囊、螺旋藻胶囊、盐酸氨基葡萄糖片、地塞米松针、硫糖铝混悬液、包醛氧淀粉等；胃及十二指肠溃疡为铝碳酸镁咀嚼片、头孢拉定胶囊、头孢克肟胶囊、酪酸梭菌活菌片等；急性阑尾炎为注射用头孢美唑钠、注射用头孢噻吩钠、注射用头孢美唑、甲磺酸帕珠沙星注射液、注射用头孢硫脒、硫酸依替米星注射液、奥硝唑氯化钠注射液等；四肢长骨为注射用头孢硫脒等；子宫肌瘤为金水宝胶囊、纳米银妇女外用抗菌器等；正常分娩为复方黄松洗液。

专家建议冠心病需要增加的为心脏临时起搏器、NT-PROBNP测定、华法令、血地高辛浓度测定、心先胺、地高硫辛片、拖拉塞米等；高血压为ABI测定、血同型半胱氨酸酶测定、天麻素注射液、BAPWV测定、NT-PROBNP测定、依那普利叶酸片、肾动脉彩超、尿-17羟、尿-17酮等。糖尿病为肌电图、动态血糖、胰岛类似物、神经传导速度、眼底含钙、胰岛素等；慢性肾炎为蓝奎胶囊、导尿管、血尿胺胶囊、胃肠减压术、肾穿刺活检术、强的松、雾化吸入、肾脏病理、加强龙针、血糖监测、肾脏穿刺彩超定位、环磷酰胺、血压监测、环孢素、动静脉内瘘术后护理、minF、FK-506等；胆囊炎为CT、尿淀粉酶、MASA药物等；肺炎为降钙素原测定、绿脓杆菌药物、BF、痰脱落细胞检查、Anti-hiv、RPR、ANCA、CANCA、PANCA、EB病毒抗体检测、科萨奇病毒血清标志物检测、抗单纯疱疹病毒抗体检测、抗风疹病毒抗体检测、军团杆菌抗体等；慢性阻塞性肺病为导出NO检测、HRCT、降钙素原测定、多索茶碱、地尔硫卓、免疫球蛋白、胸腺肽、抗生素（masa、绿脓杆菌、真菌）等；胃十二指肠为胃肠镜、内镜、呼气试验等；急性阑尾炎为渗出物培养、药敏等；长骨骨折为克林霉素注射液。子宫肌瘤为 TCT、阴式子宫肌瘤、腹腔镜子宫肌瘤剔除、腹腔镜次子宫切除、腹腔镜子宫全切等；正常分娩为脐血流、大畸形筛查等。

（二）医疗技术配置存在问题

根据上海对基层医院的功能定位（如开展常见病和多发病的诊治，重病实施前期救治和转移，发现疑难病例转诊等），①人才目前可以满足当前医疗工作的需求。但面临外来人口的大量导入，医院面临着人才短缺的巨大挑战。一方面目前人员数量不充足，人员周转紧张；其次人员的层次结构不合理，很多科室高级职称少。人才的引进政策也一定程度上限制了高级人才的流动，目前仅对正高职称人员有补助，副高没有相关措施。另外晋升的要求高，医院医生的晋升难。②设备配置基本合理，但部分需要更新。医院的设备资金大，但医院设备管理人员不足，领导重视程度不够；其次对淘汰的医疗设备要进行区域整合和二次利用。最后，由于医院功能定位的限制，导致用于诊疗区域性疾病的设备亦不能购置，目前医院需要更新的设备有数字化 X 线摄影系统、彩色多普勒超声诊断仪、全自动生化仪、电子胃肠机系统、腹腔镜系统、16 排 CT 等。③药品基本满足常规需求。药品由政府统一采购，控制严格。但药品招标存在厂家不生产，缺货、断货等现象。其次，基本药物目录部分药品不良反应率高，成本高，不适宜给病人治疗。部分疗效好，成本低的药物由于医院功能限制不能购置。另外部分药品无需求，基本药物应考虑各地的病种分布。一些抢救药品如凝血酶原复合物、纤维蛋白原、血液类如血小板，由于政策限制，尚无配置。

四、讨论和建议

卫生技术是指用于卫生保健和医疗服务系统的特定知识体系，包括药物、医疗器械、卫生材料、医疗方案、技术程序、后勤支持系统和行政管理组织，或泛指一切用于疾病预防、筛查、诊断、治疗、康复及健康促进、提高生存质量和生存期的技术手段[1]。2007 年 WHO 强调循证评估和监测医疗设备和技术、提高患者安全及医疗服务质量的重要性[2]。本调查从卫生技术利用的角度出发，探索其使用现状和存在的不合理性，为进一步提高医疗服务质量和管理提供依据。

（一）卫生技术利用

1. 卫生技术使用种类多，不合理应用存在可能。调查显示门诊和住院病例使用的卫生技术种类多，住院病例使用的卫生技术最大值为 439 种。可能原因为未限定并发症病例的纳入或医疗技术的过多使用。化验和检查的种类多可能与当前的医疗环境差，医患矛盾紧张下医生的自保行为有关[4]。每种化验技术的平均使用人数普遍高于检查的使用人数，提示可能存在一定的不合理使用。专家咨询发现针对单纯性的疾病诊治需要的技术种类仅约为实际应用的 50%～60%，其可能与病例纳入未严格限制并发症或不合理医疗有关。其次不合理应用如需要淘汰或增加的达 127 项。部分卫生技术需要淘汰，如根据专家经验判断的成本高、效果差部分药物；说明当前的诊疗活动中存在着部分不合理的应用情况。需要增加的技术提示目前在卫生技术配置上尚需加强，如基层紧急救治需要的血液制品或药品没有，另外如符合诊疗所需的常规药物配置等。

2. 加强监督管理和培训，减少不合理使用。首先，医院应加强医务人员的技术培训和知识更新，同时政府积极动态地开展卫生技术应用评价和监督管理，建立奖惩机制，减少过度使用和使用不当的行为。其次政府应根据实际情况建立科学、有效、灵活、合理的技术配置政策，如加强急救药品的配置权限和针对不同地区疾病谱特点而放宽相应诊疗技术的配置权限。最后应加强医务人员的医德教育和人群的卫生知识健康教育，引导科学理性的诊疗和就医新秩序。

（二）机构配置

1. 医院卫生技术配置基本合理，但尚有待加强。调查显示根据医院的功能定位，人才、药品、器械及信息化建设均能够有效满足目前的工作需要，但也存在一定的问题。首先，医务人员主要为初级职称，高级技术人员稀少；在人才的引进政策上也存在部分的限制。学科发展不明确，没有明确的科室划分,医务人员多承担多部门诊疗活动,限制了其纵深发展,不利于培养核心竞争力。其次,药品统一采购存在厂家不生产,缺货、断货等现象。另外基本药物目录部分药品不良反应率高,成本高,不适宜给病人治疗。而部分疗效好,成本低的药物由于医院功能限制不能购置。一些抢救药品如凝血酶原复合物、纤维蛋白原、血液类如血小板,由于政策限制无配置。药物管理政策的转变及临床药师的配置要求,基层药师能应付而不能有效应对,基层药师的业务能力也有待于加强。其次医院的设备管理人员不足,领导重视程度不够;对淘汰的医疗设备没有进行区域整合和二次利用。

2. 明确功能定位,加强内涵发展。首先,从功能定位的角度出发,加强以提高诊疗质量为目的的人才、药物和设备配置。当前部分配置是依据其医院级别而设置,没有根据区域特点和诊疗特点提供全方位配置,这一方面要加强;其次,基层不能低水平的托词,在医生能力的培养和管理制度建设上应加强内涵建设,提升医疗服务水平。基层医疗水平的提高是新医改改革成功关键点之一。最后,适当放宽人才引进的政策,加强基层高级医务人员供给。

(三) 适宜技术

1. 适宜技术认知水平低,基层应用少。调查发现医务人员和管理人员对适宜技术的了解少,认识不足,接受推广培训少,单位开展相关的适宜技术推广少。

2. 加强制度保障,提高地区适应性。(1) 适宜技术的推广要与考核挂钩,从外部到医院内部的绩效考核。(2) 加强对适宜技术的政策补助,促进人群接受该技术。如医保应对适宜技术报销比例的倾斜和激励机制。(3) 应以区域需求为基础,考虑当地病人的接受性,扩大宣传和随访力度。适宜技术的推广应考虑当地人群的特殊性。如上海外来人口多,新的适宜技术推广应考虑纳入外地人群。另外应加强区域性疾病的适宜技术的推广应用。最后应根据区域情况在不同医院进行适当的分配。(4) 适宜技术应加强宣传力度,改变患者的不正确认识,提高患者的依从性。调查中也发现基层医院实施的单病种预付制度对诊疗费用和技术应用起到了一定限制作用,如何将适宜技术与单病种预付管理或临床路径进行整合,加强其应用的制度保障是值得探索的方向。

(四) 调查存在的问题

本次调查选取了两所二乙医院作为研究现场,其功能定位主要为常见病、多发病的诊疗。其中一家医院兼具有社区卫生服务的功能。在一定程度上对基层医疗机构有代表性。由于上海市电子病历信息系统发展早,门诊病例的信息可通过电子档案提取,减少了调查过程中的信息偏倚;另外正式调查前开展了预调查,对疾病进行了具体的定义和限定,减少了可能的选择偏倚;本次研究的不足是依据首要诊断为调研病种名称开展病例收集,未对并发症进行明确严格地限制纳入,因此卫生技术的利用可能包含了并发的疾病利用情况,作为单纯性疾病的卫生技术利用的依据支持力度低。其次本次调查每种疾病系统随机选择的病例数少,代表各病种的诊疗总体可能受到一定影响。再次技术的评价采用专家咨询法,其证据力度有限,需要进一步科学评估。

综合上述,通过现场调查和专家咨询,初步了解和掌握了上海市基层医疗机构卫生技术应用的现状、机构配置状况及提出了适宜技术应用和推广的建议。但对提出的淘汰和增加的卫生技术尚应根据科学的卫生技术评估来进行,需要进一步的研究和证实。目前,在进一步深化医药卫生体制改革过程中,应加强对卫生技术的动态检测和评价,规范医疗技术行为,推广科学的临床路径[4,5]和单病种付费支付方式,优化医疗质量,同时应加强基层医疗机构卫生适宜技术的推广应用。

致谢:感谢上海市卫生局科教处王剑萍副处长对现场调研工作的组织领导;感谢上海市卫生技术评估研究中心杨晓娟、上海市医学科学技术情报研究所胡苑之、林海及上海交通大学博士生张安等现场调研工作所做出的贡献,也感谢松江区卫生局、松江区泗泾医院、嘉定区卫生局、嘉定区南翔医院等领导及医院工作人员对调研的大力支持和帮助。

参 考 文 献

[1] 陈洁. 卫生技术评估. 北京：人民卫生出版社，2008.

[2] 张鸣明，李幼平，艾昌林，等. WHO 启动基本卫生技术决策与实践. 中国循证医学杂志. 2007，7（3）：162 - 164.

[3] 史兆荣. 综合性医院过度医疗成因的新思考. 医学研究生学报. 2011，24（8）：853 - 855.

[4] 朱士俊. 临床路径在医疗质量实时控制中的应用研究. 中华医院管理杂志. 2003，19（10）：594 - 596.

[5] 肖月，宋文舸，赵琨. 农村诊治技术优化的现实意义及途径选择. 中国卫生经济. 2011，30（8）：5 - 7.

上海市"农村基层医疗卫生机构适宜卫生技术使用现状和需求"调研报告附表

表1　门诊病例年龄性别分布表

病种	调查人数	年龄		性别		病例来源
	样本量	均数	标准差	男	女	
冠心病	20	67	14	13	7	二乙
脑梗塞	20	72	9	10	10	二乙
高血压	20	57	11	12	8	二乙
糖尿病	20	61	12	11	9	二乙
慢性肾炎	20	59	16	7	13	二甲
胆石症和胆囊炎	20	44	16	10	10	二乙
呼吸道感染	20	37	16	10	10	二乙
慢性阻塞性肺病	20	72	11	16	4	二乙
胃及十二指肠溃疡	20	52	16	16	4	二乙
急性阑尾炎	20	33	16	9	11	二乙
腹腔疝	19	61	18	16	1	二乙
四肢长骨骨折	20	45	20	14	6	二乙
子宫肌瘤	20	42	8	0	20	二乙
正常分娩	20	29	5	0	20	二乙
意外伤害	20	30	13	9	11	二乙
合计	299	–	–	153	144	

表2　住院病例年龄性别分布表

病种	调查人数	年龄		性别		病例来源
	样本量	均数	标准差	男	女	
冠心病	42	77	10	23	19	二乙
脑梗塞	41	75	14	22	19	二乙
高血压	40	74	13	17	23	二乙
糖尿病	40	60	17	23	17	二乙
慢性肾炎	40	46	15	14	26	二甲
胆石症和胆囊炎	40	57	14	17	23	二乙
呼吸道感染	40	29	29	26	14	二乙
慢性阻塞性肺病	37	75	10	29	8	二乙
胃及十二指肠溃疡	40	44	18	36	4	二乙
急性阑尾炎	40	39	17	23	17	二乙
腹腔疝	40	59	13	40	0	二乙
四肢长骨骨折	40	45	15	24	16	二乙
子宫肌瘤	40	44	6	1	39	二乙
正常分娩	40	25	5	0	40	二乙
意外伤害	40	39	18	29	11	二乙
合计	600	–	–	324	276	

表 3 门诊病例费用情况

病种	门诊费用（元）				
	样本量	均数	标准差	最大值	最小值
冠心病	20	818.5	1054.7	3578.9	5.5
脑梗塞	20	1663.0	1476.8	5932.1	219.1
高血压	20	605.1	662.1	3006.9	98.0
糖尿病	20	1677.4	1551.6	5703.6	22.0
慢性肾炎	20	1598.5	1653.7	7035.0	82.6
胆石症和胆囊炎	20	274.6	209.0	1030.0	50.2
呼吸道感染	20	255.6	194.0	847.4	41.6
慢性阻塞性肺病	20	599.1	480.0	1653.5	2.8
胃及十二指肠溃疡	20	303.2	270.2	890.0	23.7
急性阑尾炎	20	420.8	266.4	1314.7	110.0
腹腔疝	19	134.9	208.5	927.8	0.0
四肢长骨骨折	20	541.9	341.0	1430.0	130.0
子宫肌瘤	20	218.4	251.1	1014.5	8.4
正常分娩	20	798.6	361.8	1500.0	154.0
意外伤害	20	237.8	219.0	830.0	39.0
合计	299	–	–	–	–

表 4 住院病例住院天数和住院费用情况

病种	样本	住院天数		住院费用（元）			
		均数	标准差	均数	标准差	最大值	最小值
冠心病	42	13.1	7.1	5024.8	3189.5	18551.2	1534.5
脑梗塞	41	14.9	9.2	6905.2	5162.2	25136.8	1074.6
高血压	40	18.2	18.7	3782.8	2331.8	10164.4	0.0
糖尿病	40	10.5	5.2	3417.4	1910.3	7228.5	314.3
慢性肾炎	40	8.1	4.4	5317.7	3567.4	15618.5	26.8
胆石症和胆囊炎	40	7.2	3.1	6312.6	3521.0	13138.4	1246.5
呼吸道感染	40	9.8	5.6	2955.9	2272.5	10277.6	7.0
慢性阻塞性肺病	37	16.9	13	6407.9	3826.1	17317.0	161.2
胃及十二指肠溃疡	40	8	3.1	5313.7	3065.8	10698.1	1346.1
急性阑尾炎	40	6.2	2.5	3333.4	1182.4	5353.8	782.3
腹腔疝	40	8.8	3.4	6612.4	2382.6	13381.2	449.0
四肢长骨骨折	40	11	6.3	12300.0	8631.1	26696.2	348.8
子宫肌瘤	40	8.7	3.4	5562.5	1926.0	8939.0	644.5
正常分娩	40	4.3	1.6	1933.2	424.4	3455.0	1068.3
意外伤害	40	6.8	5.9	3498.4	3233.8	17723.4	558.9

表5　门诊病例医疗保险情况

病种	医疗制度				合计
	城镇职工	城镇居民	新农合	自费	
冠心病	17	1	2	0	20
脑梗塞	16	3	0	1	20
高血压	12	0	1	7	20
糖尿病	16	0	1	3	20
慢性肾炎	16	1	1	2	20
胆石症和胆囊炎	12	0	1	7	20
呼吸道感染	9	2	0	9	20
慢性阻塞性肺病	16	1	0	3	20
胃及十二指肠溃疡	6	0	3	11	20
急性阑尾炎	2	0	0	18	20
腹腔疝	9	3	2	5	19
四肢长骨骨折	11	2	0	7	20
子宫肌瘤	16	0	1	3	20
正常分娩	10	0	0	10	20
意外伤害	2	0	0	18	20
合计	170	13	12	104	299

表6　住院病例医疗保险情况

病种	医疗制度					合计
	城镇职工	城镇居民	新农合	自费	其他	
冠心病	23	7	0	8	4	42
脑梗塞	20	10	0	7	4	41
高血压	15	9	0	13	3	40
糖尿病	12	3	0	21	4	40
慢性肾炎	21	1	1	15	2	40
胆石症和胆囊炎	9	16	1	14	0	40
呼吸道感染	4	16	1	15	4	40
慢性阻塞性肺病	13	10	0	9	5	37
胃及十二指肠溃疡	12	3	0	24	1	40
急性阑尾炎	16	4	1	19	0	40
腹腔疝	14	8	0	16	2	40
四肢长骨骨折	5	3	0	32	0	40
子宫肌瘤	7	8	0	24	1	40
正常分娩	0	1	0	39	0	40
意外伤害	4	2	0	34	0	40
合计	175	101	4	290	30	600

表7 卫生技术种类利用情况表

病种	类型	卫生技术利用种类					合计
		检查	化验	药物	手术	其他治疗	
冠心病	门诊	7	21	50	0	1	79
	住院	23	104	200	0	6	333
脑梗塞	门诊	5	28	92	0	1	126
	住院	24	104	215	0	21	364
高血压	门诊	1	19	26	0	0	46
	住院	21	104	149	0	6	280
糖尿病Ⅱ型	门诊	3	31	54	0	1	89
	住院	25	108	152	0	11	296
慢性肾炎	门诊	2	48	75	1	4	130
	住院	29	194	194	0	22	439
胆石症伴胆囊炎	门诊	2	24	35	0	2	63
	住院	20	67	142	8	18	255
肺炎和支气管炎	门诊	3	9	51	0	2	65
	住院	13	86	97	0	11	207
慢性阻塞性肺病	门诊	8	24	52	0	3	87
	住院	24	105	155	0	8	292
胃及十二指肠溃疡	门诊	4	40	17	0	0	61
	住院	16	79	134	4	19	252
急性阑尾炎	门诊	5	12	36	0	1	54
	住院	12	66	98	7	13	196
腹腔疝	门诊	5	21	10	0	0	36
	住院	19	63	55	6	9	152
四肢长骨骨折	门诊	2	0	23	1	3	29
	住院	15	66	114	13	11	219
子宫肌瘤	门诊	6	29	13	0	0	48
	住院	17	83	104	15	20	239
正常分娩	门诊	9	48	19	1	5	82
	住院	8	57	34	6	10	115
意外伤害	门诊	2	0	30	4	10	46
	住院	15	80	115	15	15	240

表8　卫生技术利用频次分布表

病种	类型	检查			化验		
		次数（次）	人数（人）	人均利用次数（人次）	次数（次）	人数（人）	人均次数
冠心病	门诊	44	16	2.75	30	29	1.03
	住院	482	240	2.01	1963	1458	1.35
脑梗塞	门诊	13	12	1.08	104	75	1.39
	住院	908	270	3.36	2326	1480	1.57
高血压	门诊	3	3	1.00	71	22	3.23
	住院	514	187	2.75	1612	1280	1.26
糖尿病Ⅱ型	门诊	11	7	1.57	153	64	2.39
	住院	368	197	1.87	2651	1528	1.73
慢性肾炎	门诊	5	5	1.00	340	192	1.77
	住院	319	164	1.95	2262	1947	1.16
胆石症伴胆囊炎	门诊	17	13	1.31	46	43	1.07
	住院	430	146	2.95	1681	1307	1.29
肺炎和支气管炎	门诊	11	11	1.00	26	26	1.00
	住院	127	106	1.20	1228	1075	1.14
慢性阻塞性肺病	门诊	29	27	1.07	75	57	1.32
	住院	249	182	1.37	1779	1302	1.37
胃及十二指肠溃疡	门诊	5	5	1.00	72	55	1.31
	住院	284	118	2.41	1636	1280	1.28
急性阑尾炎	门诊	29	26	1.12	60	56	1.07
	住院	76	65	1.17	953	934	1.02
腹腔疝	门诊	21	17	1.24	32	30	1.07
	住院	233	180	1.29	1488	1400	1.06
四肢长骨骨折	门诊	41	25	1.64	–	–	–
	住院	169	126	1.34	1495	1430	1.05
子宫肌瘤	门诊	32	28	1.14	49	47	1.04
	住院	242	123	1.97	1489	1382	1.08
正常分娩	门诊	172	85	2.02	351	285	1.23
	住院	196	93	2.11	998	950	1.05
意外伤害	门诊	33	27	1.22	–	–	–
	住院	115	80	1.44	981	845	1.16

表9 住院病例前十位药物使用人数及比例

病种	药物			
	前十位使用人数（例）	总使用人数（例）	使用人数比例（%）	占总使用种类比例（%）
冠心病	205	665	30.83	5.00
脑梗塞	211	753	28.02	4.65
高血压	142	441	32.20	6.71
糖尿病	134	428	31.31	6.58
慢性肾炎	93	438	21.23	5.15
胆石症和胆囊炎	206	762	27.03	7.04
呼吸道感染	193	447	43.18	10.31
慢性阻塞性肺病	220	624	35.26	6.45
胃及十二指肠溃疡	193	447	43.18	7.46
急性阑尾炎	259	611	42.39	10.20
腹腔疝	175	303	57.76	18.18
四肢长骨骨折	193	516	37.40	8.77
子宫肌瘤	214	607	35.26	9.62
正常分娩	167	221	75.57	29.41
意外伤害	165	405	40.74	8.70
合计	2770	7668	36.12	7.66

表10 冠心病检查前5位使用表

技术类别	冠心病			
	门诊	人数	住院	人数
检查	电脑多导联心电图	6	计算机 X 线摄影	25
	彩色多普勒超声常规检查	2	常规心电图检查	23
	计算机 X 线摄影	2	彩色多普勒超声常规检查	23
	颅内多普勒血流图	2	单脏器彩色多普勒超声检查	22
	动态血压监测	1	心脏彩色多普勒超声	22

表11 冠心病化验前15位使用表

技术类别	冠心病			
	门诊	人数	住院	人数
化验	尿液分析	3	血清天门冬氨酸氨基转移酶测定	32
	血细胞分析	3	钾测定	31
	肌酐测定	2	氯测定	28
	尿沉渣定量	2	钠测定	28
	尿素测定	2	血清碳酸氢盐测定	28
	血清尿酸测定	2	肌酐测定	26
	红细胞沉降率测定	1	尿素测定	26
	尿微量白蛋白测定	1	血清尿酸测定	26
	葡萄糖测定	1	血细胞分析	26
	血清 γ-谷氨酰基转移酶测定	1	血清白蛋白测定	26
	血清白蛋白测定	1	血清丙氨酸氨基转移酶测定	23
	血清丙氨酸氨基转移酶测定	1	血清直接胆红素测定	23
	血清低密度脂蛋白胆固醇测定	1	血清总胆红素测定	23
	血清甘油三酯测定	1	血清总蛋白测定	23
	血清高密度脂蛋白胆固醇测定	1	血清低密度脂蛋白胆固醇测定	21

表 12　冠心病药物前 15 位使用表

技术类别	冠心病			
	门诊	人数	住院	人数
药物	麝香保心丸	9	阿司匹林肠溶片	27
	酒石酸美托洛尔片	5	螺内酯片	26
	阿司匹林肠溶片	4	单硝酸异山梨酯缓释片	22
	硝酸异山梨酯片	3	酒石酸美托洛尔片	22
	银杏叶片	3	呋塞米片	21
	珍菊降压片	3	单硝酸异山梨酯注射液	21
	螺内酯片	2	银杏达莫注射液	19
	单硝酸异山梨酯片	2	辛伐他汀片	18
	丹红注射液	2	氯化钾缓释片	15
	地高辛片	2	地高辛片	14
	辛伐他汀片	2	单硝酸异山梨酯片	13
	心安胶囊	2	丹红注射液	11
	替米沙坦片	2	缬沙坦胶囊	10
	稳心颗粒	2	注射用盐酸头孢替安	10
	丹参片	2	注射用盐酸氨溴索	10

表 13　冠心病其他治疗前 5 位使用表

技术类别	冠心病			
	门诊	人数	住院	人数
其他治疗	静脉输液	3	静脉输液	37
			静脉注射	27
			肌肉注射	7
			氧气吸入	5
			动静脉置管护理	3

表 14　脑梗塞检查前 5 位使用表

技术类别	脑梗塞			
	门诊	人数	住院	人数
检查	数字化医疗影像数据及介质	3	计算机 X 线摄影	31
	CT 平扫	3	单脏器彩色多普勒超声检查	25
	颈部血管彩色多普勒超声	2	彩色多普勒超声常规检查	24
	X 线计算机体层	1	颈部血管彩色多普勒超声	22
	电脑多导联心电图	1	常规心电图检查	21

表15 脑梗塞检查前15位使用表

技术类别	脑梗塞			
	门诊	人数	住院	人数
化验	尿素测定	4	血清天门冬氨酸氨基转移酶测定	37
	血清尿酸测定	4	氯测定	36
	葡萄糖测定	3	钾测定	36
	血清 γ-谷氨酰基转移酶测定	3	血清白蛋白测定	36
	血清白蛋白测定	3	血清丙氨酸氨基转移酶测定	36
	血清丙氨酸氨基转移酶测定	3	血清直接胆红素测定	36
	血清低密度脂蛋白胆固醇测定	3	血清总胆红素测定	36
	血清甘油三酯测定	3	血清碱性磷酸酶测定	36
	血清高密度脂蛋白胆固醇测定	3	尿液分析	36
	血清碱性磷酸酶测定	3	血清低密度脂蛋白胆固醇测定	36
	血清天门冬氨酸氨基转移酶测定+同	3	血清高密度脂蛋白胆固醇测定	36
	血清直接胆红素测定	3	钠测定	35
	血清总胆固醇测定	3	血清碳酸氢盐测定	35
	血清总胆红素测定	3	血细胞分析	35
	血清总蛋白测定	3	尿素测定	35

表16 脑梗塞药物前15位使用表

技术类别	脑梗塞			
	门诊	人数	住院	人数
药物	阿司匹林肠溶片	9	阿司匹林肠溶片	34
	银杏达莫注射液	6	辛伐他汀片	34
	尼莫地平片	4	银杏达莫注射液	27
	强力天麻杜仲胶囊	4	甘油果糖注射液	23
	珍菊降压片	4	注射用奥扎格雷钠	18
	银杏叶胶囊	4	吡拉西坦注射液	16
	注射用灯盏花素	3	开塞露	16
	血塞通软胶囊	3	氯化钾注射剂	15
	松龄血脉康胶囊	3	氯化钾缓释片	15
	甲血塞通注射剂	3	注射用盐酸头孢替安	13
	吡拉西坦注射液	2	注射用盐酸甲氯芬酯	12
	人参再造丸	2	丹红注射液	11
	丹红注射液	2	氯化钾注射液	11
	红花注射液	2	低分子量肝素钠注射液	11
	华佗再造丸	2	酒石酸美托洛尔片	11

表 17 脑梗塞手术及其他治疗前 15 位使用表

技术类别	脑梗塞			
	门诊	人数	住院	人数
其他治疗	静脉输液	13	静脉输液	37
	–		静脉注射	25
	–		肌肉注射	18
	–		静脉穿刺置管术	7
	–		动静脉置管护理	6

表 18 高血压检查前 5 位使用表

技术类别	高血压			
	门诊	人数	住院	人数
检查	电脑多导联心电图	3	计算机 X 线摄影	25
	–		彩色多普勒超声常规检查	16
	–		电脑多导联心电图	16
	–		单脏器彩色多普勒超声检查	15
	–		心脏彩色多普勒超声	14

表 19 高血压化验前 15 位使用表

技术类别	高血压			
	门诊	人数	住院	人数
化验	血细胞分析	3	血细胞分析	34
	血清高密度脂蛋白胆固醇测定	1	钾测定	33
	血清尿酸测定	1	氯测定	33
	葡萄糖测定	1	钠测定	33
	肌酐测定	1	血清碳酸氢盐测定	33
	尿素测定	1	血清天门冬氨酸氨基转移酶测定	33
	血清甲状腺素 T4 测定	1	血清白蛋白测定	33
	糖化血红蛋白测定	1	血清丙氨酸氨基转移酶测定	33
	血清三碘甲状原氨酸 T3 测定	1	血清碱性磷酸酶测定	33
	血清游离甲状腺素 FT4 测定	1	血清直接胆红素测定	33
	血清游离三碘甲状原氨酸 FT3 测定	1	血清总胆红素测定	33
	血清促甲状腺激素测定	1	血清总蛋白测定	33
	血清低密度脂蛋白胆固醇测定	1	血清低密度脂蛋白胆固醇测定	33
	血清甘油三脂测定	1	血清高密度脂蛋白胆固醇测定	33
	血清总胆固醇测定	1	血清总胆固醇测定	33

表20　高血压药物前15位使用表

技术类别	高血压			
	门诊	人数	住院	人数
药物	缬沙坦胶囊	6	阿司匹林肠溶片	26
	珍菊降压片	5	缬沙坦胶囊	21
	苯磺酸氨氯地平片	4	银杏达莫注射液	18
	苯磺酸左旋氨氯地平片	4	硝苯地平片	14
	吲达帕胺胶囊	3	酒石酸美托洛尔片	14
	氢氯噻嗪片	3	辛伐他汀片	11
	硝苯地平缓释片	3	苯磺酸氨氯地平	10
	硝苯地平控释片	2	单硝酸异山梨酯缓释片	10
	酒石酸美托洛尔片	2	尼莫地平片	9
	替米沙坦片	2	螺内酯片	9
	厄贝沙坦片	2	丹参注射液	8
	银杏叶片	2	呋塞米片	8
	阿司匹林肠溶片	2	盐酸丁咯地尔氯化钠注射液	8
	硝酸异山梨酯片	1	卡托普利片	8
	复方卡托普利片	1	硝苯地平缓释片	8

表21　高血压手术及其他治疗前5位使用表

技术类别	高血压			
	门诊	人数	住院	人数
其他治疗	–		静脉输液	31
	–		静脉注射	11
	–		肌肉注射	5
	–		氧气吸入	2
	–		气管切开护理	1

表22　糖尿病检查前5位使用表

技术类别	糖尿病			
	门诊	人数	住院	人数
检查	CT平扫	3	计算机X线摄影	27
	计算机X线摄影CR	2	单脏器彩色多普勒超声检查	26
	电脑多导联心电图	1	彩色多普勒超声常规检查	26
	动态血压监测	1	常规心电图检查	24
			电脑多导联心电图	18

表 23 糖尿病化验前 15 位使用表

技术类别	糖尿病			
	门诊	人数	住院	人数
化验	葡萄糖测定	14	葡萄糖测定	39
	血细胞分析	5	钾测定	38
	尿液分析	4	氯测定	38
	尿素测定	3	钠测定	38
	糖化血红蛋白测定	3	血清碳酸氢盐测定	38
	血清尿酸测定	3	血细胞分析	36
	钙测定	2	血清天门冬氨酸氨基转移酶测定	35
	氯测定	2	血清尿酸测定	35
	钠测定	2	血清白蛋白测定	35
	尿沉渣定量	2	血清丙氨酸氨基转移酶测定	35
	血清碳酸氢盐 HCO3 测定	2	血清碱性磷酸酶测定	35
	血清总胆固醇测定	2	血清直接胆红素测定	35
	血清胰岛素测定	1	血清总胆红素测定	35
	β2 微球蛋白测定	1	血清总蛋白测定	35
	尿微量白蛋白测定	1	肌酐测定	34

表 24 糖尿病药物前 15 位使用表

技术类别	糖尿病			
	门诊	人数	住院	人数
药物	阿卡波糖片	10	生物合成人胰岛素注射液	32
	格列美脲胶囊	4	精蛋白锌重组人胰岛素混合注射液	17
	盐酸二甲双胍片	4	氯化钾注射剂	15
	格列齐特II片	4	生脉注射液	13
	伏格列波糖分散片	4	银杏达莫注射液	12
	盐酸吡格列酮胶囊	3	单硝酸异山梨酯缓释片	10
	银杏叶胶囊	3	阿司匹林肠溶片	10
	格列吡嗪控释片	3	氯化钾注射液	9
	艾司唑仑片	3	维生素 C 注射剂	8
	精蛋白生物合成人胰岛素注射	2	格列美脲胶囊	8
	格列吡嗪片	2	乳酸钠林格注射液	8
	瑞格列奈片	2	精蛋白生物合成人胰岛素注射液	7
	格列喹酮片	2	辛伐他汀片	7
	格列齐特片	2	精蛋白生物合成人胰岛素	7
	奥美拉唑肠溶胶囊	2	胰岛素注射液	6

表25 糖尿病手术及其他治疗前15位使用表

技术类别	糖尿病			
	门诊	人数	住院	人数
	静脉输液	3	静脉输液	33
	–		肌肉注射	29
其他治疗	–		静脉注射	22
	–		导尿	2
	–		动静脉置管护理	1

表26 慢性肾炎检查前5位使用表

技术类别	慢性肾炎			
	门诊	人数	住院	人数
	计算机X线摄影	3	常规彩超	15
	电脑多导联心电图	1	DR数字化摄影	14
检查	数字化医疗影像数据及介质	1	彩色多普勒超声常规检查	14
			电脑多导联心电图	14
			单脏器彩色多普勒超声检查	13

表27 慢性肾炎化验前15位使用表

技术类别	慢性肾炎			
	门诊	人数	住院	人数
	尿液分析	11	钾	36
	尿沉渣定量	9	尿素	36
	尿微量白蛋白测定	8	葡萄糖测定	35
	肌酐测定	8	氯	35
	血清尿酸测定	8	钠	35
	尿素测定	7	血清碱性磷酸酶	35
	血清低密度脂蛋白胆固醇测定	6	凝血酶时间测定TT	35
化验	血清高密度脂蛋白胆固醇测定	6	血浆凝血酶原时间测定	35
	血清总胆固醇测定	6	血细胞分析	34
	血清白蛋白测定	6	乙型肝炎表面抗原测定	27
	血清丙氨酸氨基转移酶测定	6	无机磷	26
	血清碱性磷酸酶测定	6	乙型肝炎e抗体测定	26
	血清直接胆红素测定	6	乙型肝炎e抗原测定	26
	血清总胆红素测定	6	乙型肝炎表面抗体测定	26
	血清总蛋白测定	6	尿液分析	19

表28 慢性肾炎药物前15位使用表

技术类别	慢性肾炎			
	门诊	人数	住院	人数
药物	金水宝胶囊	10	可乐定片	9
	肾炎四味片	7	肾上腺色腙片	9
	骨化三醇胶丸	3	氯沙坦钾片	9
	甲雷公藤多苷片	3	氯化钾针	8
	叶酸片	2	重组人红细胞生成素益比奥	7
	吲达帕胺胶囊	2	碳酸钙片	6
	红花注射液	2	叶酸片	6
	甲缬沙坦胶囊	2	贝那普利	6
	艾司唑仑片	2	甲磺酸帕珠沙星注射液	6
	阿司匹林肠溶片	2	硝苯地平控释片	6
	缬沙坦胶囊	2	肾衰宁胶囊	5
	盐酸拉贝洛尔片	2	冬氨酸钾镁片	5
	丹参片	2	舒血宁注射液	5
	双嘧达莫片	2	盐酸左氧氟沙星注射液	5
	替米沙坦片	2	腹透液1.5%	5

表29 慢性肾炎手术及其他治疗前5位使用表

技术类别	慢性肾炎			
	门诊	人数	住院	人数
其他治疗	静脉输液	1	静脉输液	16
	肌肉注射	1	肌肉注射	15
	大换药	3	肾穿刺术	9
	特大换药	1	静脉注射	8
	–		氧气吸入	7

表30 胆囊结石伴胆囊炎检查前5位使用表

技术类别	胆囊结石伴胆囊炎			
	门诊	人数	住院	人数
检查	彩色多普勒超声常规检查	9	计算机X线摄影	34
	单脏器彩色多普勒超声检查	4	电脑多导联心电图	28
	–		数字化医疗影像数据及介质	17
	–		彩色多普勒超声常规检查	16
	–		单脏器彩色多普勒超声检查	12

表 31 胆囊结石伴胆囊炎化验前 15 位使用表

技术类别	胆囊结石伴胆囊炎			
	门诊	人数	住院	人数
	血细胞分析	11	血清丙氨酸氨基转移酶测定	36
	淀粉酶测定	6	血清直接胆红素测定	36
	葡萄糖测定	4	血清总胆红素测定	36
	C-反应蛋白测定	2	血清总蛋白测定	36
	HBsAg	1	血清白蛋白测定	36
	钙测定	1	血清碱性磷酸酶测定	35
	肌酐测定	1	血细胞分析	35
化验	钾测定	1	钾测定	35
	氯测定	1	氯测定	35
	钠测定	1	钠测定	35
	尿素测定	1	血清碳酸氢盐测定	34
	尿液分析	1	血浆纤维蛋白原测定	34
	无机磷测定	1	活化部分凝血活酶时间测定	34
	血清 a-L-岩藻糖苷酶测定	1	凝血酶时间测定	34
	血清 r-谷氨酰转移酶测定	1	血浆凝血酶原时间测定	34

表 32 胆囊结石伴胆囊炎药物前 15 位使用表

技术类别	胆囊结石伴胆囊炎			
	门诊	人数	住院	人数
	盐酸消旋山莨菪碱注射剂	6	注射用盐酸头孢替安	26
	胆舒胶囊	5	维生素 B6 注射液	22
	注射用头孢美唑	5	维生素 C 注射液	18
	盐酸消旋山莨菪碱注射液	4	甲磺酸加贝酯注射液	17
	注射用头孢呋辛钠	4	乳酸钠林格注射液	17
	法莫替丁注射剂	3	氯化钾注射剂	16
	消炎利胆片	3	奥美拉唑钠	14
药物	头孢克肟胶囊	3	丙泊酚注射液	14
	甲硝唑注射液	2	法莫替丁注射液	13
	注射用头孢美唑钠	2	注射用还原型谷胱甘肽	12
	注射用头孢他啶	2	胆舒胶囊	11
	替硝唑氯化钠注射液	2	三磷酸腺苷辅酶胰岛素针	11
	复方阿嗪米特肠溶片	2	注射用盐酸氨溴索	10
	磺酸帕珠沙星注射液	2	二乙酰氨乙酸乙二胺注射液	10
	去痛片	1	氨甲环酸氯化钠注射液	10

表33 胆囊结石伴胆囊炎手术及其他治疗前5位使用表

技术类别	胆囊结石伴胆囊炎			
	门诊	人数	住院	人数
其他治疗	肌肉注射	3	静脉输液	39
	静脉输液	11	静脉注射	35
	–		肌肉注射	16
	–		心电监测	12
	–		手术标本检查与诊断	12

表34 肺炎和支气管炎检查前5位使用表

技术类别	肺炎和支气管炎			
	门诊	人数	住院	人数
检查	计算机X线摄影	6	数字化医疗影像数据及介质	20
	数字化医疗影像数据及介质	3	CT平扫	19
	彩色多普勒超声常规检查	1	常规心电图检查	17
	单脏器彩色多普勒超声检查	1	单脏器彩色多普勒超声检查	15
			彩色多普勒超声常规检查	14

表35 肺炎和支气管炎化验前15位使用表

技术类别	肺炎和支气管炎			
	门诊	人数	住院	人数
化验	血细胞分析	11	肺炎支原体血清学试验	37
	C-反应蛋白测定	4	血细胞分析	35
	葡萄糖测定	5	尿液分析	35
	肺炎支原体血清学试验	1	粪便常规	31
	肌酐测定	1	钾测定	19
	尿素测定	1	氯测定	19
	糖化血红蛋白测定	1	钠测定	19
	血清丙氨酸氨基转移酶测定	1	钙测定	19
	血清尿酸测定	1	无机磷测定	19
			血清碳酸氢盐测定	19
	–		肌酐测定	19
	–		尿素测定	19
	–		血清天门冬氨酸氨基转移酶测定	19
	–		HBeAg	19
	–		血清白蛋白测定	19

表36 肺炎和支气管炎药物前15位使用表

技术类别	肺炎和支气管炎			
	门诊	人数	住院	人数
药物	注射用头孢呋辛钠	6	糜蛋白酶注射剂	20
	安乃近片	6	注射用阿莫西林钠克拉维酸钾	18
	注射用阿奇霉素	5	炎琥宁针	17
	阿奇霉素胶囊	5	盐酸氨溴索注射液	17
	地塞米松磷酸钠注射液	5	注射用盐酸氨溴索	15
	盐酸氨溴索片	5	利巴韦林注射剂	11
	富马酸酮替芬片	4	硫酸沙丁胺醇雾化溶液	11
	酚氨咖敏片	4	注射用青霉素钠	10
	蛇胆川贝胶囊	3	硫酸沙丁胺醇雾化溶液甲	9
	蛇胆川贝枇杷膏	3	盐酸氨溴索片	8
	右美沙芬愈创甘油醚糖浆	3	富马酸酮替芬片	8
	维生素 B6 注射液	2	维生素 C 注射液	8
	牛黄蛇胆川贝液	2	复方桔梗氯化铵口服溶液	8
	注射用盐酸氨溴索	2	硫酸特布他林片	7
	氨酚伪麻美芬片/氨麻美敏片	2	盐酸丙卡特罗片	7

表37 肺炎和支气管炎手术及其他治疗前5位使用表

技术类别	肺炎和支气管炎			
	门诊	人数	住院	人数
其他治疗	静脉输液	12	静脉输液	37
	特大换药	1	雾化吸入	20
	–		动静脉置管护理	16
	–		静脉注射	15
	–		肌肉注射	13

表38 慢性阻塞性肺病检查前5位使用表

技术类别	慢性阻塞性肺病			
	门诊	人数	住院	人数
检查	电脑多导联心电图	7	计算机 X 线摄影	19
	数字化医疗影像数据及介质	6	常规心电图检查	16
	CT 平扫	5	电脑多导联心电图	13
	计算机 X 线摄影	3	B 超常规检查	13
	心电监测	1	单脏器彩色多普勒超声检查	13

表39 慢性阻塞性肺病化验前15位使用表

技术类别	慢性阻塞性肺病			
	门诊	人数	住院	人数
化验	血细胞分析	10	血细胞分析	34
	C-反应蛋白测定	6	钾测定	34
	葡萄糖测定	6	氯测定	34
	钾测定	3	钠测定	34
	氯测定	3	尿素测定	32
	钠测定	3	血清尿酸测定	32
	尿素测定	3	肌酐测定	32
	血清尿酸测定	3	血清低密度脂蛋白胆固醇测定	32
	肌酐测定	2	血清高密度脂蛋白胆固醇测定	32
	钙测定	2	血清总胆固醇测定	32
	无机磷测定	2	血清白蛋白测定	31
	血清碳酸氢盐 HCO3 测定	2	血清直接胆红素测定	31
	血气分析	1	血清总胆红素测定	31
	血清 γ-谷氨酰基转移酶测定	1	血清丙氨酸氨基转移酶测定	31
	血清白蛋白测定	1	血清碱性磷酸酶测定	31

表40 慢性阻塞性肺病药物前15位使用表

技术类别	慢性阻塞性肺病			
	门诊	人数	住院	人数
药物	地塞米松磷酸钠注射液	12	注射用盐酸氨溴索	32
	二羟丙茶碱注射剂	8	呋塞米片	27
	硫酸特布他林片	6	螺内酯片	22
	注射用头孢呋辛钠	6	二羟丙茶碱注射液	21
	二羟丙茶碱注射液	5	盐酸丙卡特罗片	19
	注射用盐酸氨溴索	4	注射用盐酸头孢替安	17
	盐酸溴己新注射液	4	地塞米松磷酸钠注射液	16
	注射用头孢噻吩钠	3	二羟丙茶碱注射剂	15
	硫酸沙丁胺醇气雾剂	3	硫酸特布他林片	15
	盐酸氨溴索片	3	盐酸氨溴索片	14
	注射用盐酸头孢替安	3	单硝酸异山梨酯缓释片	13
	盐酸左氧氟沙星注射液	3	甲泼尼龙注射剂	12
	注射用头孢他啶	2	注射用甲泼尼龙琥珀酸钠	12
	头孢氨卞缓释片	2	注射用头孢呋辛钠	11
	酚麻美敏片	2	氯化钾缓释片	11

表 41 慢性阻塞性肺病手术及其他治疗前 5 位使用表

技术类别	慢性阻塞性肺病			
	门诊	人数	住院	人数
其他治疗	静脉输液	13	静脉输液	35
	氧气吸入	1	静脉注射	31
	静脉注射	2	氧气吸入	15
	–		肌肉注射	11
	–		雾化吸入	4

表 42 胃及十二指肠溃疡检查前 5 位使用表

技术类别	胃及十二指肠溃疡			
	门诊	人数	住院	人数
检查	电脑多导联心电图	2	计算机 X 线摄影	18
	彩色多普勒超声常规检查	1	电子胃十二指肠镜检查	14
	单脏器彩色多普勒超声检查	1	电脑多导联心电图	12
	上消化道造影	1	彩色多普勒超声常规检查	12
			单脏器彩色多普勒超声检查	12

表 43 胃及十二指肠溃疡化验前 15 位使用表

技术类别	胃及十二指肠溃疡			
	门诊	人数	住院	人数
化验	血细胞分析	5	血细胞分析	36
	淀粉酶测定	4	血清白蛋白测定	36
	葡萄糖测定	2	血清总蛋白测定	36
	血清白蛋白测定	2	血清直接胆红素测定	36
	血清丙氨酸氨基转移酶测定	2	血清总胆红素测定	36
	血清碱性磷酸酶测定	2	血清丙氨酸氨基转移酶测定	36
	血清天门冬氨酸氨基转移酶测定	2	血清碱性磷酸酶测定	36
	血清直接胆红素测定	2	葡萄糖测定	35
	血清总胆红素测定	2	钾测定	35
	血清总蛋白测定	2	氯测定	35
	血清胰岛素测定	1	钠测定	35
	粪便常规	1	血清碳酸氢盐 HCO3 测定	35
	隐血试验	1	血浆纤维蛋白原测定	31
	14 碳-呼气试验	1	肌酐测定	30
	红细胞沉降率测定	1	血浆凝血酶原时间测定 PT	29

表 44　胃及十二指肠溃疡药物前 15 位使用表

技术类别	胃及十二指肠溃疡			
	门诊	人数	住院	人数
	雷贝拉唑钠肠溶片	11	维生素 B6 注射液	22
	奥美拉唑肠溶胶囊	5	乳酸钠林格注射液	21
	奥美拉唑胶囊剂	4	氯化钾注射剂	21
	铝碳酸镁咀嚼片	4	奥美拉唑钠	16
	曲美布汀胶囊	4	铝碳酸镁咀嚼片	16
	健胃愈疡片	3	氯化钾注射液	15
	泮托拉唑肠溶胶囊	2	注射用奥美拉唑钠	13
药物	头孢拉定胶囊	2	克拉霉素片	13
	胃力康颗粒	2	奥美拉唑肠溶胶囊	12
	甲硝唑片	1	奥美拉唑胶囊剂	11
	头孢克肟胶囊	1	盐酸利多卡因胶浆	11
	阿莫西林胶囊	1	维生素 C 注射剂	11
	复方维 U 颠茄铋铝片	1	羟乙基淀粉氯化钠注射液	11
	康复新液	1	复方氨基酸注射液	11
	兰索拉唑片	1	葡萄糖氯化钠注射液	10

表 45　胃及十二指肠溃疡手术及其他治疗前 5 位使用表

技术类别	胃及十二指肠溃疡			
	门诊	人数	住院	人数
	–		胃肠穿孔修补术	–
	–		剖腹探查术	–
其他治疗	–		静脉输液	36
	–		静脉注射	32
	–		胃肠减压	17

表 46　急性阑尾炎检查前 5 位使用表

技术类别	急性阑尾炎			
	门诊	人数	住院	人数
	彩色多普勒超声常规检查	9	计算机 X 线摄影	24
	电脑多导联心电图	4	电脑多导联心电图	17
检查	计算机 X 线摄影	4	数字化医疗影像数据及介质	7
	数字化医疗影像数据及介质	3	彩色多普勒超声常规检查	5
	经阴道 B 超检查	3	电子结肠镜检查	4

表 47 急性阑尾炎化验前 15 位使用表

技术类别	急性阑尾炎			
	门诊	人数	住院	人数
	血细胞分析	18	血细胞分析	39
	尿液分析	15	尿素测定	37
	尿沉渣定量	7	血清白蛋白测定	37
	葡萄糖测定	5	血清丙氨酸氨基转移酶测定	37
	C-反应蛋白测定	4	血清碱性磷酸酶测定	37
	钙测定	1	血清直接胆红素测定	37
	钾测定	1	血清总胆红素测定	37
化验	氯测定	1	血清总蛋白测定	37
	镁测定	1	肌酐测定	36
	钠测定	1	钾测定	36
	尿妊娠试验	1	氯测定	36
	无机磷测定	1	钠测定	36
	–		血清尿酸测定	36
	–		血清碳酸氢盐 HCO3 测定	36
	–		血清天门冬氨酸氨基转移酶测定	36

表 48 急性阑尾炎药物前 15 位使用表

技术类别	急性阑尾炎			
	门诊	人数	住院	人数
	甲硝唑注射液	5	乳酸钠林格注射液	33
	替硝唑氯化钠注射液	4	注射用盐酸头孢替安	28
	注射用头孢美唑钠	4	维生素 B6 注射液	25
	注射用头孢噻吩钠	4	维生素 C 注射液	25
	甲硝唑氯化钠注射液	4	氯化钾注射剂	19
	法莫替丁注射液	3	二乙酰氨乙酸乙二胺注射液	19
	注射用盐酸头孢替安	3	三磷酸腺苷辅酶胰岛素针	19
药物	注射用头孢呋辛钠	3	盐酸布比卡因注射液	19
	注射用头孢美唑	2	葡萄糖氯化钠注射液	18
	甲磺酸帕珠沙星注射液	2	法莫替丁注射剂	17
	5% 葡萄糖氯化钠注射液	2	氯化钾注射液	17
	注射用头孢硫脒	2	甲硝唑注射液	16
	维生素 C 注射液	2	维生素 C 注射剂	14
	酚氨咖敏片	2	注射用脂溶性维生素	13
	注射用头孢唑肟钠	2	注射用维生素 B6	12

表 49 急性阑尾炎手术及其他治疗前 5 位使用表

技术类别	急性阑尾炎			
	门诊	人数	住院	人数
	静脉输液	18	椎管内麻醉	
	–		腰麻下行阑尾切除术	
其他治疗	–		肠粘连松解术	
	–		静脉输液	40
	–		静脉注射	24

表 50 腹腔疝检查前 5 位使用表

技术类别	腹腔疝			
	门诊	人数	住院	人数
	浅表器官彩色多普勒超声检查	10	计算机 X 线摄影	36
	彩色多普勒超声常规检查	4	电脑多导联心电图	34
检查	单脏器彩色多普勒超声检查	1	彩色多普勒超声常规检查	22
	CT 平扫	1	数字化医疗影像数据及介质	19
	电脑多导联心电图	1	单脏器彩色多普勒超声检查	15

表 51 腹腔疝化验前 15 位使用表

技术类别	腹腔疝			
	门诊	人数	住院	人数
	尿液分析	4	血细胞分析	40
	尿沉渣定量	3	葡萄糖测定	40
	血细胞分析	3	钾测定	40
	C-反应蛋白测定	2	氯测定	40
	肌酐测定	1	钠测定	40
	尿素测定	1	血清碳酸氢盐 HCO3 测定	40
	葡萄糖测定	1	血清碱性磷酸酶测定	40
化验	糖化血红蛋白测定	1	血清直接胆红素测定	40
	血清 r-谷氨酰转移酶测定	1	血清总胆红素测定	40
	血清白蛋白测定	1	血清总蛋白测定	40
	血清丙氨酸氨基转移酶测定	1	肌酐测定	40
	血清低密度脂蛋白胆固醇测定	1	血清丙氨酸氨基转移酶测定	40
	血清甘油三脂测定	1	血清尿酸测定	40
	血清高密度脂蛋白胆固醇测定	1	血清白蛋白测定	39
	血清碱性磷酸酶测定	1	尿素测定	39

表 52　腹腔疝药物前 15 位使用表

技术类别	腹腔疝			
	门诊	人数	住院	人数
药物	盐酸坦洛新缓释胶囊	1	乳酸钠林格注射液	20
	地塞米松磷酸钠注射液	1	盐酸布比卡因注射液	20
	癃闭舒胶囊	1	二乙酰氨乙酸乙二胺注射液	20
	热淋清胶囊	1	维生素 C 注射液	19
	静脉注射	1	维生素 B6 注射液	13
	葡萄糖注射液	1	氯化钾注射液	12
	头孢呋辛酯片	1	法莫替丁注射液	11
	维生素 C 注射液	1	注射用盐酸头孢替安	10
	复方甘草酸苷片	1	酚磺乙胺注射液	10
	盐酸西替利嗪片	1	复方维生素注射液	8
	–		注射用头孢拉定	7
	–		硫酸阿托品注射液	6
	–		注射用脂溶性维生素	5
	–		盐酸昂丹司琼注射液	5
	–		盐酸甲氧氯普胺注射液	5

表 53　腹腔疝手术及其他治疗前 5 位使用表

技术类别	腹腔疝			
	门诊	人数	住院	人数
其他治疗	–		椎管内麻醉	
	–		腹股沟疝修补术	
	–		充填式无张力疝修补术	
	–		静脉输液	34
	–		术后镇痛	19

表 54　四肢长骨骨折检查前 5 位使用表

技术类别	四肢长骨骨折			
	门诊	人数	住院	人数
检查	计算机 X 线摄影	14	计算机 X 线摄影	30
	数字化医疗影像数据及介质	7	电脑多导联心电图	18
	CT 平扫	4	数字化医疗影像数据及介质	16
			激光片	15
	–		常规心电图检查	11

表 55 四肢长骨骨折化验前 15 位使用表

技术类别	四肢长骨骨折			
	门诊	人数	住院	人数
	–		血细胞分析	37
	–		血清丙氨酸氨基转移酶测定	37
	–		血清白蛋白测定	37
	–		血清直接胆红素测定	37
	–		血清总胆红素测定	37
	–		血清总蛋白测定	37
	–		血清碱性磷酸酶测定	37
化验	–		肌酐测定	36
	–		尿素测定	36
	–		血清尿酸测定	36
	–		血浆纤维蛋白原测定	36
	–		Anti-HBc	35
	–		Anti-HBe	35
	–		Anti-HBs	35
	–		HBeAg	35

表 56 四肢长骨骨折药物前 15 位使用表

技术类别	四肢长骨骨折			
	门诊	人数	住院	人数
	迈之灵片	4	乳酸钠林格注射液	26
	美洛昔康分散片	4	甘露醇注射液	25
	医用固定带	4	甘油果糖注射液	19
	活血止痛胶囊	3	二乙酰氨乙酸乙二胺注射	17
	洛索洛芬分散片	3	伤科接骨片	16
	外固定支具	3	注射用盐酸头孢替安	15
	二乙酰氨乙酸乙二胺注射	2	维生素 C 注射液	15
药物	骨肽片	2	美洛昔康分散片	13
	骨松宝颗粒	2	羟乙基淀粉氯化钠注射液	13
	伤科接骨片	2	盐酸布比卡因注射液	12
	接骨七厘片	2	苯巴比妥钠注射剂	12
	愈伤灵胶囊	2	盐酸利多卡因注射剂	11
	短腿管型石膏	2	氟哌利多注射剂	11
	头孢克肟胶囊	1	迈之灵片	10
	独一味胶囊	1	独一味软胶囊	10

表 57　四肢长骨骨折手术及其他治疗前 5 位使用表

技术类别	四肢长骨骨折			
	门诊	人数	住院	人数
其他治疗	石膏固定术	2	桡尺骨干骨折切开复位内固定术	6
	大换药	2	科雷氏骨折切开复位内固定术	5
	清创缝合	1	胫骨干骨折切开复位内固定术	4
	人体残伤测定	1	胫骨髁间骨折切开复位内固定术	3
	–		桡骨头骨折切开复位内固定术	2

表 58　子宫肌瘤检查前 5 位使用表

技术类别	子宫肌瘤			
	门诊	人数	住院	人数
检查	腔内彩色多普勒超声检查	10	计算机 X 线摄影	32
	经阴道 B 超检查	7	电脑多导联心电图	20
	彩色多普勒超声常规检查	3	数字化医疗影像数据及介质	18
	单脏器彩色多普勒超声检查	3	彩色多普勒超声常规检查	17
	电脑多导联心电图	3	单脏器彩色多普勒超声检查	9

表 59　子宫肌瘤化验前 15 位使用表

技术类别	子宫肌瘤			
	门诊	人数	住院	人数
化验	尿妊娠试验	7	血细胞分析	37
	尿液分析	6	葡萄糖测定	36
	血细胞分析	4	肌酐测定	36
	阴道分泌物常规检查	3	血清丙氨酸氨基转移酶测定	36
	尿沉渣定量	2	尿液分析	35
	糖类抗原测定 CA125	1	ABO 血型鉴定	35
	癌胚抗原测定 CEA	1	Anti-HBc	35
	雌二醇测定	1	Anti-HBe	35
	甲胎蛋白测定 AFP	1	Anti-HBs	35
	糖类抗原测定 CA-125	1	HBeAg	35
	糖类抗原测定 CA15-3	1	HBsAg	35
	糖类抗原测定 CA19-9	1	Rh 血型鉴定	35
	脱落细胞学检查	1	尿素测定	35
	维生素 B6 注射液	1	血清白蛋白测定	35
	细菌性阴道病唾液酸酶测定	1	血清尿酸测定	35

表 60　子宫肌瘤药物前 15 位使用表

技术类别	子宫肌瘤			
	门诊	人数	住院	人数
药物	止痛化癥胶囊	3	乳酸钠林格注射液	32
	平消片	2	地西泮片	21
	妇炎消胶囊	1	羟乙基淀粉氯化钠注射液	17
	盐酸左氧氟沙星注射液	1	硫酸阿托品注射剂	16
	独活寄生合剂	1	二乙酰氨乙酸乙二胺注射液	15
	关节止痛膏	1	盐酸布比卡因注射液	15
	桂枝茯苓胶囊	1	盐酸利多卡因注射剂	14
	甲米非司酮片	1	氟哌利多注射剂	13
	金水宝胶囊	1	枸橼酸芬太尼注射液	12
	纳米银妇女外用抗菌器	1	地塞米松磷酸钠注射液	12
	硝酸咪康唑阴道软胶囊	1	盐酸布比卡因注射剂	12
	盐酸消旋山莨菪碱注射液	1	苯巴比妥钠注射剂	12
	茵花洗液	1	硝唑氯化钠注射液	11
	–		复方维生素注射液	11
			维生素 C 注射液	11

表 61　子宫肌瘤手术及其他治疗前 5 位使用表

技术类别	子宫肌瘤			
	门诊	人数	住院	人数
其他治疗	–		腹式全子宫切除术	
	–		经腹子宫肌瘤剔除术	
	–		宫颈息肉切除术	
	–		输卵管切除术	
	–		肠粘连松解术	

表 62　正常分娩检查前 5 位使用表

技术类别	正常分娩			
	门诊	人数	住院	人数
检查	彩色多普勒超声常规检查	19	胎心监测	35
	产前检查	15	产前检查	20
	电脑多导联心电图	15	常规心电图检查	10
	胎心监测	9	B 超常规检查	9
	胎儿生物物理相评分	7	彩色多普勒超声常规检查	7

表63 正常分娩化验前15位使用表

技术类别	正常分娩			
	门诊	人数	住院	人数
化验	血细胞分析	20	血细胞分析	40
	尿液分析	15	活化部分凝血活酶时间测定	40
	肌酐测定	10	凝血酶时间测定 TT	40
	葡萄糖测定	10	血浆凝血酶原时间测定 PT	40
	血清丙氨酸氨基转移酶测定	10	肌酐测定	39
	血清直接胆红素测定	10	血浆纤维蛋白原测定	39
	血清白蛋白测定	10	血清丙氨酸氨基转移酶测定	39
	血清碱性磷酸酶测定	10	血清天门冬氨酸氨基转移酶测定	36
	血清尿酸测定	10	尿素测定	33
	血清总胆红素测定	10	血清尿酸测定	33
	血清总蛋白测定	10	血清总胆红素测定	31
	乙型肝炎 e 抗体测定	9	血清总蛋白测定	31
	乙型肝炎表面抗原测定	9	血清白蛋白测定	30
	丙型肝炎抗体测定	9	血清直接胆红素测定	30
	尿素测定	9	尿液分析	29

表64 正常分娩药物前15位使用表

技术类别	正常分娩			
	门诊	人数	住院	人数
药物	葡萄糖酸钙锌口服溶液	7	缩宫素注射剂	20
	多维铁口服溶液	7	缩宫素注射液	20
	赖氨肌醇维 B12 口服溶液	2	复方黄松洗液	20
	琥珀酸亚铁片	2	盐酸利多卡因注射剂	19
	缩宫素注射液	2	产复康颗粒	17
	注射用绒促性素注射液	2	盐酸利多卡因注射液	17
	妇炎消胶囊	1	头孢克洛胶囊	16
	黄体酮注射液	1	五加生化胶囊	13
	灭菌注射用水	1	益母草胶囊	9
	红霉素肠溶胶囊	1	卡前列甲酯栓	9
	裸花紫珠片	1	头孢呋辛钠注射粉针	4
	维生素 E 软胶囊	1	乳酸钠林格注射液	4
	益母草颗粒	1	维生素 C 注射剂甲	3
	茵花洗液	1	新血宝胶囊	3
	丙泊酚注射液	1	琥珀酸亚铁片	2

表 65　正常分娩手术及其他治疗前 5 位使用表

技术类别	正常分娩			
	门诊	人数	住院	人数
	人工流产术	1	单胎顺产接生	
	肌肉注射	1	宫颈内口探查术	
其他治疗	氧气吸入	1	人工破膜术	
	静脉输液	1	手取胎盘术	
	麻醉中监测	1	静脉输液	24

表 66　意外伤害检查前 5 位使用表

技术类别	意外伤害			
	门诊	人数	住院	人数
	计算机 X 线摄影 CR	11	电脑多导联心电图	17
	数字化医疗影像数据及介质	11	计算机 X 线摄影	16
检查	计算机 X 线摄影	3	数字化医疗影像数据及介质	8
	心电监测	1	彩色多普勒超声常规检查	5
	CT 平扫	1	单脏器彩色多普勒超声检查	5

表 67　意外伤害化验前 15 位使用表

技术类别	意外伤害			
	门诊	人数	住院	人数
	–		血细胞分析	32
	–		葡萄糖测定	31
	–		肌酐测定	28
	–		尿素测定	28
	–		血清尿酸测定	28
	–		血清丙氨酸氨基转移酶测定	26
	–		血清直接胆红素测定	26
化验	–		血清总胆红素测定	26
	–		血清白蛋白测定	26
	–		血清总蛋白测定	26
	–		钾测定	23
	–		氯测定	23
	–		钠测定	23
	–		血清碱性磷酸酶测定	23
	–		血清天门冬氨酸氨基转移酶测定	21

表 68 意外伤害药物前 15 位使用表

技术类别	意外伤害			
	门诊	人数	住院	人数
药物	美洛昔康分散片	7	乳酸钠林格注射液	19
	甲马破伤风免疫球蛋白	6	维生素 B6 注射液	17
	头孢克肟胶囊	5	氯化钠注射液	15
	头孢氨苄缓释胶囊	4	维生素 C 注射液	14
	活血止痛胶囊	3	马破伤风免疫球蛋白	14
	林可霉素利多卡因凝胶	3	氯化钾注射剂	12
	洛索洛芬分散片	3	盐酸利多卡因注射液	11
	马破伤风免疫球蛋白	3	美洛昔康分散片	9
	独一味软胶囊	2	头孢唑啉钠针	8
	接骨七厘片	2	盐酸布比卡因注射液	8
	通迪胶囊	2	头孢克洛胶囊	6
	氯化钠注射液	2	硫酸阿托品注射液	6
	注射用头孢美唑	1	注射用盐酸头孢替安	5
	二乙酰氨乙酸乙二胺注射	1	盐酸戊乙奎醚针	5
	维生素 K1 注射液	1	注射用头孢拉定	5

表 68 意外伤害手术及其他治疗前 5 位使用表

技术类别	意外伤害			
	门诊	人数	住院	人数
其他治疗	短臂管型	4	屈伸指肌腱吻合术	
	局部浸润麻醉	3	石膏固定术（小）短臂托	
	手外伤清创术（小）	3	手外伤清创术（小）	
	中清创缝合	2	局部浸润麻醉	
	大换药	2	石膏固定术（小）前臂托	

表 69 调查机构人员配置情况

类别		医院 1		医院 2		合计	
		数量	百分比	数量	百分比	数量	百分比
职称	高级	35	9%	17	5%	52	7%
	中级	133	35%	115	34%	248	34%
	初级	217	56%	210	61%	427	59%
种类	公共卫生	2	1%	10	3%	12	2%
	中医	6	2%	10	3%	16	2%
	护士	202	52%	173	51%	375	52%
	医技	175	45%	149	44%	324	45%
合计		385	100%	342	100%	727	100%

表70 调查机构门急诊服务量情况

服务量		医院1		医院2		合计	
		数量	百分比	数量	百分比	数量	百分比
门急诊	内科	57470	11%	102291	23%	159761	16%
	外科	40444	8%	53969	12%	94413	10%
	妇产科	59525	12%	60961	13%	120486	12%
	儿科	71450	14%	37288	8%	108738	11%
	其他	287579	56%	199830	44%	487409	50%
合计		516468	100%	454339	100%	970807	100%

表71 调查机构出院病人服务量情况

服务量		医院1		医院2		合计	
		数量	百分比	数量	百分比	数量	百分比
出院	内科	1179	14%	2125	23%	3304	18%
	外科	904	11%	1712	18%	2616	15%
	妇产科	3760	44%	3885	41%	7645	43%
	儿科	1384	16%	1585	17%	2969	17%
	其他	1334	16%	57	1%	1391	8%
合计		8561	100%	9364	100%	17925	100%

表72 调查机构设备配置情况表

配置情况	应配置	医院1		医院2	
		数量	配置比例	数量	百分比
设备配备	39	38	97%	37	95%
型号登记	39	26	67%	25	64%
数量	–	540	–	156	
使用情况	39	38	97%	37	95%

表73 调查机构基本药物配置情况

类别	医院1		医院2	
	数量	配置比例	数量	百分比
国家基本药物	214	24.7%	184	31.0%
上海市基本药物	260	30.0%	215	36.3%
其他药物	393	45.3%	194	32.7%
合计	867	100.0%	593	100.0%

表74 调查机构信息系统建设情况

分类	医院1		医院2	
	数量	比例	数量	比例
已常规使用	9	45%	11	55%
未常规应用	0	0%	4	20%
未建	11	55%	5	25%
合计	20	1	20	1

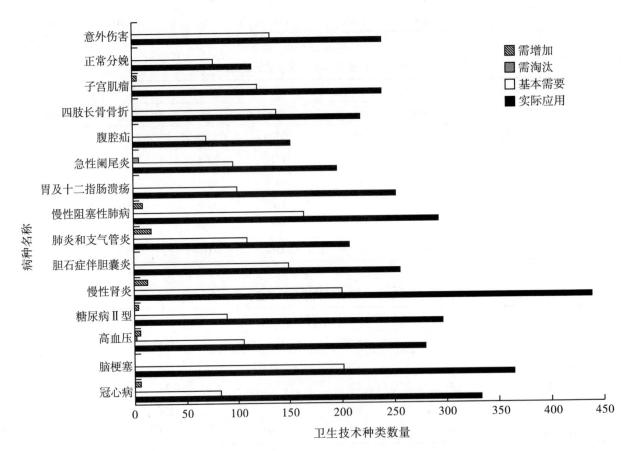

图1 调查病种卫生技术专家咨询情况

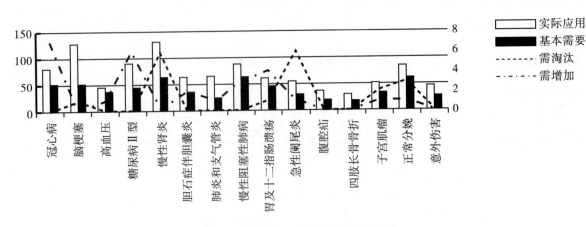

图2 调查病种卫生技术专家咨询情况

浙江省"农村基层医疗卫生机构适宜卫生技术使用现状和需求"调研报告

浙江省卫生厅科教处　曹启峰　朱　炜

杭州师范大学　任建萍　卫　萍　颜丹丹

浙江省医学科技教育发展中心　夏志俊　温　馨

一、卫生技术利用情况

（一）调查病例基本情况

本次共调查门诊病例562例，住院病例723例。门诊病例腹腔疝15例，其余均在20例以上；住院病例胆石症和胆囊炎37例，其他均为40例及以上。男女性别比约为1.1∶1，其中门诊病例为1∶1，住院病例为1.2∶1。

各病种平均年龄差异明显，慢性心脑血管系统疾病病例平均年龄较外科疾病高。其中脑梗塞、冠心病、高血压、糖尿病、慢性阻塞性肺病等平均年龄较高，其中冠心病平均年龄最大，为78岁；呼吸道感染、正常分娩、急性阑尾炎、意外伤害等平均年龄较低，其中呼吸道感染平均年龄最小，为23岁。门诊病例和住院病例平均年龄构成基本相同（表1～表2）。

各病种诊疗费用各异，外科疾病诊疗费用相对较高。其中慢性肾炎、意外伤害和十二指肠溃疡的门诊费用位列前三，分别为1002.37元、343.92元及278.49元；呼吸道感染门诊费用最低，为41.26元；住院病例中脑梗塞、四肢长骨骨折和子宫肌瘤为前三位，分别为12593.14元、11536.42元及6536.1元，呼吸道感染住院费用为最低值，为2176.01元（表3～表4）。

住院病例和门诊病例的医疗支付方式构成明显不同。门诊病历的医保构成主要为自费，占病历数的58.54%（329人），其次为新农合，为117人（20.82%），第三位为城镇医保110人，占19.57%；住院病历的医保构成主要为新农合，占病历数的41.91%，其次为自费，为34.02%（表5～表6）。

（二）卫生技术利用分布情况

对15病种卫生技术利用种类分析显示：首先，门诊使用卫生技术种类的数量明显低于住院，主要表现为化验和药物的使用，但也有部分病种如冠心病、高血压的住院卫生技术利用种类数量低于门诊使用量。其次，不同病种使用的卫生技术情况差异明显，住院前三位分别为糖尿病、意外伤害和脑梗塞；门诊分别为胆石症伴胆囊炎、冠心病和慢性肾炎（表7）。

（三）单病种卫生技术情况

对15种常见病、多发病病种（冠心病、脑梗塞、高血压、糖尿病、慢性肾炎、胆石症和胆囊炎、呼吸道感染、慢性阻塞性肺病、胃及十二指肠溃疡、急性阑尾炎、腹腔疝、四肢长骨骨折、子宫肌瘤、正常分娩、意外伤害）卫生技术的使用人数进行排序，列出每病种检查的前5位，化验和药物的前15位，手术和其他治疗的前5位值。其中化验项目由于常规检查较多，此处在列出相关病种特殊检查的基础上列出一部分常规检查；手术和其他治疗项目在列出手术项目的基础上列出一部分其他治疗项目（表8）。以下以冠心病为例进行说明。

冠心病门诊检查主要采用数字化摄影（DR）、心脏彩色多普勒超声、常规心电图检查等诊断技术。门诊化验前 15 位依次是肝功能检查、电解质检查、血脂常规检查、心血管类检查、肾功能常规检查、微量元素检查、粪便常规、尿常规等；住院化验前 15 位依次是葡萄糖测定、隐血试验、凝血功能常规检查、ABO 血型鉴定、血浆 D-二聚体测定、心肌酶、血同型半胱氨酸测定、糖类抗原测定等。门诊药物前 15 位依次是麝香保心丸、稳心颗粒、阿司匹林、曲美他嗪、螺内酯、呋塞米、美托洛尔、替米沙坦；住院药物前 15 位依次是呋塞米、阿司匹林、参麦注射液、螺内酯、曲美他嗪、单硝酸异山梨酯、地高辛片、美托洛尔。门诊其他治疗前 5 位依次是心电监护、氧气吸入、拔罐疗法（火罐）、导尿、低频脉冲电治疗；住院其他治疗前 5 位依次是静脉注射、等级护理、氧气吸入、皮试等（表 8 ~ 表 11）。

脑梗塞检查项目中门诊主要是 CT，住院多为 CT、心电图和 B 超项目；化验项目常规检查较多；药物项目以阿司匹林等为主；其他治疗项目以心电监护为主，住院还有普通针刺和运动疗法等特殊项目（表 12 ~ 表 15）。

高血压检查项目中门诊项目较少，住院多为心电图和胸片项目；化验项目常规检查较多；药物项目以左旋氨氯地平等为主；其他治疗项目无相关手术治疗项目。（表 16 ~ 表 19）。

糖尿病检查项目中门诊项目较少，住院多为心电图、B 超和胸片；化验项目常规检查较多；药物项目以阿司匹林、二甲双胍和阿卡波糖等为主；其他治疗项目无相关手术治疗项目（表 20 ~ 表 23）。

慢性肾炎检查项目中门诊项目较少，住院多为心电图和 B 超；化验项目常规检查较多；药物项目以低分子肝素等为主；其他治疗项目以血液透析为主（表 24 ~ 表 27）。

胆囊结石伴胆囊炎检查项目中门诊项目较少，住院多为心电图、B 超、胸片和 CT；化验项目常规检查较多；药物项目以泮托拉唑等为主；其他治疗项目以胃肠减压和胆囊切除术为主（表 28 ~ 表 31）。

呼吸道感染检查项目较少；化验项目常规检查较多；药物项目较多且不集中；其他治疗项目无相关手术治疗项目（表 32 ~ 表 35）。

慢性阻塞性肺病检查项目中门诊项目较少，住院多为心电图；化验项目常规检查较多；药物项目以氨溴索和复方甲氧那明等为主；其他治疗项目无相关手术治疗项目（表 36 ~ 表 39）。

胃及十二指肠溃疡检查项目中门诊项目多为内镜组织活检检查，住院多为心电图；化验项目常规检查较多；药物项目以奥美拉唑等为主；其他治疗项目以胃镜治疗为主（表 40 ~ 表 43）。

急性阑尾炎检查项目中门诊项目较少，住院多为胸片；化验项目常规检查较多；药物项目以利多卡因、罗哌卡因、芬太尼和普鲁卡因等为主；其他治疗项目以阑尾切除术为主（表 44 ~ 表 47）。

腹腔疝检查项目中门诊项目较少，住院多为 B 超、心电图和胸片；化验项目常规检查较多；药物项目较多且不集中；其他治疗项目以充填式无张力疝修补术和腹股沟疝修补术为主（表 48 ~ 表 51）。

四肢长骨骨折检查项目中门诊项目较少，住院多为心电图；化验项目常规检查较多；药物项目以舒筋活血片和云南白药等为主；其他治疗项目以石膏固定术为主（表 52 ~ 表 55）。

子宫肌瘤检查项目中门诊项目较少，住院多为 B 超；化验项目常规检查较多；药物项目以头孢唑林等为主；其他治疗项目多为妇科手术（表 56 ~ 表 59）。

检查项目中门诊项目较少，住院多为 B 超、胎儿心率监测、产前检查和心电图等；化验项目常规检查较多；药物项目以缩宫素等为主；其他治疗项目以单胎顺产接生术为主（表 60 ~ 表 63）。

意外伤害检查项目中门诊项目较少，住院多为心电图和 B 超；化验项目常规检查较多；药物项目以泮托拉唑等为主；其他治疗项目多为外科手术（表 64 ~ 表 67）。

二、基层医疗机构调查

（一）人员配置和服务情况

调查机构职称以初级为主，其中初级职称平均水平为55.87%，其次是中级38.10%；医务人员中护士比例最高，占44.13%，其次是医技，占39.68%（表68）。

门诊服务量中内科比例较大，占29.53%，外科、儿科、妇产科四科室均在13%左右；出院服务量中内科、外科、妇产科总量占83.11%，均占25%以上，其次是儿科，占16.87%（表69~表70）。

（二）设备配置情况

调查机构设备配置率平均为89.74%，但型号登记均不完善，低于50%。数量上两家医院配置水平不同，B医院配置比例显著高于A医院。设备的使用情况均维持较高水平，但B医院的设备使用情况优于A医院（表71）。

（三）药品配置情况

调查机构的基本药物配置量约占国家/本省基本药物数的50%左右，A医院的基本药物占单位药物总数的79.64%，20.36%的药物为其他药物，而B医院的基本药物数只占38.49%，61.51%为其他药物（表72）。

（四）信息系统配置情况

调查的20个信息系统中，A医院已常规应用的比例明显高于B医院，达90%。B医院有35%系统未建设，包括排队叫号系统、居民健康档案信息管理系统、妇女保健信息管理系统、儿童保健信息管理系统、计划免疫信息管理系统等，其中健康教育管理系统、计划生育管理系统在被调查的两家机构中都未建设（表73）。

三、专家咨询

各病种基本需要的技术占实际应用的比例较低，需淘汰和增加的卫生技术数量亦较少。共有12种病涉及27项卫生技术需要淘汰或更新，其中胆石症和胆囊炎、胃及十二指肠溃疡、四肢长骨骨折淘汰或更新的技术较多，技术种类主要集中在检查。共有8病种约有17类技术需要增加，其中冠心病、意外伤害等需增加较多，需增加的技术种类主要集中在检查、化验上。

（一）需淘汰的卫生技术

各病种需要淘汰的检查：胆石症和胆囊炎为胆绞痛的针灸缓解、胆囊炎的中医治疗、取石保胆技术；心脏正位片；胃及十二指肠溃疡为中药针灸治疗消化系统疾病；腹腔疝为张力性疝修补术；四肢长骨骨折为夹板外固定、手法复位、扩髓治疗。

其中各病种需要淘汰的药物：冠心病为利血平片、慢性阻塞性肺炎为吸入用激素、β受体激动剂。

其中需要淘汰的其他技术：脑梗塞为放射检查；高血压为耳尖放血；糖尿病为甲状腺康复技术。

（二）需增加的卫生技术

专家建议需要增加的技术：冠心病为增加冠脉CT、数字减影血管造影（DSA）、16排CT检查项目，尿钠肽等心衰指标化验项目、糖化血蛋白反应等；脑梗塞为MRI检查；糖尿病为胰岛素释放试验、周围神经康复筛选；慢性阻塞性肺炎为肺功能监测；胃及十二指肠溃疡为胃肠镜、螺杆菌监测等；腹腔疝为腹腔镜下疝修补术；四肢长骨骨折为残疾人康复技术；意外伤害为微创内固定术、自体血回输技术等。

四、讨论

（一）基层卫生技术人才缺乏，人才流失严重

目前基层医疗机构面临最大的问题是卫生技术人才不能满足当前医疗工作的需求的趋势。由于患者不断增加，医院面临着人才短缺的巨大挑战。首先，医务人员数量不能很好满足需要。医护人员常常由于工作过于繁重而无法按规定正常休息，他们的超负荷作业，直接影响医疗质量。其次，人才配置存在结构不合理的问题。具体来说就是高端人才尚且满足需求，但年轻有资历的技术人才，也就是实干型人才明显缺乏。再次，人才流失现象严重、人才引进难也是值得注意的。基层医院都位于乡镇区域，无论是地域还是待遇均无法对人才产生足够的吸引力，加上存在医学生本地生源日趋减少、人才的引进政策不完善等原因，人才引进难度不小，再者由于无倾斜性优惠政策，晋升要求高、难度大，常常出现现有人才跳槽、调动等人才流失现象，使得医疗队伍更加不稳定；另外小专科专业人才不足，如眼科、耳鼻咽喉、皮肤科、口腔等，对于这些专科，基层卫生机构的专业技术培训力度不够也是不可小视的问题。

（二）设备配置率有待提高，登记管理需要完善

首先是大型医疗设备缺乏，当地卫生部门限制了大型设备的配备数量，部分适宜技术因为缺乏相应的设备而无法开展，很多基层常见病多发病等不到明确诊断。其次是部分设备投入经大资金购入，但是由于管理人员经验不足和领导重视程度不够，直接导致设备利用率低，无端损耗大。另外随着医院的发展，一些设备明显不适应新技术发展的需要，且由于医院功能定位的限制，导致用于诊疗区域性疾病的设备亦不能购置，目前医院需要更新的设备有 DR、C 臂机、冠脉 CT、胃肠镜、16 排 CT 等。

（三）基本药物不能很好满足常规需求，基本药物目录针对性不强

药品由政府统一采购，控制严格。但药品超标存在厂家不生产，缺货、断货等现象。其次，基本药物目录部分药品不良反应率高，成本高，不适宜给病人治疗，如利血平片、心脏正位片等需要淘汰。部分疗效好，成本低的药物由于医院功能限制不能购置。另外社保药品目录设置有问题，部分药品无需求，基本药物应考虑各地的病种分布。例如骨科专用活血药物缺乏，多数活血药物说明书中标注为"心脑血管用药"，骨科使用后会被社保扣款。

（四）政府财政投入不足，信息化管理水平相对不高

适宜技术的优势就在于经济有效、易于操作，特别适用于经济发展水平较低的基层地区，有利于满足广大基层群众的基本医疗卫生服务需求。但是由于当前政府对基层医疗卫生机构的财政投入不足，其运行机制就不可避免地受到市场经济的调节与制约。对于价格低廉的卫生适宜技术，基层医疗机构与医务人员的积极性明显不足，因为这会给医疗机构和个人的经济收入带来消极影响，客观上就抑制了应用适宜技术的积极性与主动性。同时对于适宜技术来说，本身价格就较低廉，造成就医的大多是自费病人，也抑制了其使用该技术的积极性。同时，此次调研发现，门诊和住院病例相差较大，信息化管理水平落后。主要表现在门诊的电子病历较不完善，信息短缺严重。医院的信息化管理水平落后，没有建立起规范的信息化管理系统，数据查询困难。

（五）适合当地的卫生适宜技术数量不足，未能满足居民需求

"适宜技术"定位是安全、有效、成熟、经济、可接受、方便易行、可持续应用的预防、诊断、治疗及计划生育技术。一些技术虽较成熟但已显落后，并不适宜多数县、乡开展，有的并不方便易行。推荐技术中真正适合乡、村卫生机构，为目前乡村医务人员可接受并实际需要的技术项目不太多；有的对设备、条件要求并不低；有的诊疗技术患者接受度不高；有的诊疗技术所用的试剂、药品、器具购买难度大或价格不菲；有的诊疗技术的疗效与常规方法比较并无优势；有的技术持有单

位不太配合等等，这些均对卫生适宜技术的需求产生不同程度影响。同时居民的需求不一，对一些高端技术的需求随着经济水平的提高而日趋增长，这些都是现有的卫生适宜技术无法满足的。

五、建议

（一）重视培养与引进人才

卫生适宜技术推广应用需要专门的技术人才，应对基层医院定向培养专业人员，在政策上及经济上向基层医院倾向，尤其在职务晋升中予以照顾，这样才利于基层医院更好的引进和留住人才，这是开展适宜技术的基础和核心问题。同时也可加强适宜卫生技术的规范化培训，多创造机会让基层医务人员进修、学习，开拓一个良好的循环。

（二）提高设备的使用效率，引进适宜设备

由于适宜检查设备的缺乏，在基层一些疾病无法确诊，而这些疾病得到确诊后是完全可以在基层医院解决的，因此需要在现有设备的基础上提高其使用效率，并配合适宜技术引进适当的设备，这样一来将大大提高适宜技术的应用。

（三）适当放宽基本药物种类限制

被调查机构的基本药物配置量约占国家/省的50%左右。调研反映实行基本药物以来，老百姓的用药需求与国家的规定仍有一定差异。特别是在经济较为发达地区，群众的用药要求较多、较高，建议能对基本药物目录适当放宽或与县级医院接轨。

（六）加强医院信息化管理水平

信息化建设需要医院投入一定的人力、物力、财力，可能遇到一定的难题与阻力。院领导应高度重视这项工作，建立、健全管理组织，保证此项工作健康有序的开展。同时根据医院自身的需要和承受能力分步实施计算机信息管理，逐步完善配套医疗信息管理子系统与行政管理子系统，加强乡镇医院的信息化管理水平。同时也希望医院信息化管理能够统一标准，注重全局和系统设计，在区域或全省、全国实行统一标准，实现信息互通、共享。

（五）因地制宜，扩大适宜技术宣传力度

适宜技术的开展应根据区域情况在不同医院进行推广应用，并以区域需求为基础，考虑当地病人的接受性，扩大宣传和随访力度。加强患者到三级医院就诊的引导，对于常见病、多发病尽可能在基层医疗机构就诊，减少他们到省级大医院治疗的比率，这样有利于适宜技术被充分使用和有效推广。

（四）建立适宜技术使用激励机制

构建适宜技术推广的良好外部环境，建立起相应的激励与约束机制，探索有利于适宜技术使用的经济补偿机制，只有对一些成本低廉的适宜技术进行经济补偿，才能提高医疗机构和医务人员学习使用适宜技术的积极性，同时为社会和患者节省更多的医疗费用。医保政策和基本药物制度也应该对适宜技术报销提供优惠利好政策，对其适度倾斜。加强对适宜技术的补助政策，适宜技术的有关补贴和补偿要及时到位，同时要顾及适宜技术安全性的问题，这样才能使适宜技术得到可持续的良好的发展和推广。

浙江省"农村基层医疗卫生机构
适宜卫生技术使用现状和需求"调研报告附表

表1　15病种门诊病例年龄性别分布表

病种	调查人数	年龄		性别		病例来源	
	样本量	均数	标准差	男	女	A 医院	B 医院
冠心病	48	72	13	25	23	33	15
脑梗塞	25	72	10	16	9	10	15
高血压	60	58	15	33	27	45	15
糖尿病	49	60	13	24	25	34	15
慢性肾炎	37	57	17	17	20	22	15
胆石症和胆囊炎	48	47	17	16	32	33	15
呼吸道感染	56	23	20	35	21	41	15
慢性阻塞性肺病	25	58	26	16	9	10	15
胃及十二指肠溃疡	26	38	14	24	2	11	15
急性阑尾炎	41	34	15	20	21	26	15
腹腔疝	15	51	21	13	2	0	15
四肢长骨骨折	50	48	19	35	15	35	15
子宫肌瘤	32	44	5	0	32	17	15
正常分娩	25	26	4	0	25	10	15
意外伤害	25	36	20	11	14	10	15
合计	562	–	–	285	277	337	225

表2　15病种住院病例年龄性别分布表

病种	调查人数	年龄		性别		病例来源	
	样本量	均数	标准差	男	女	A 医院	B 医院
冠心病	50	78	12	29	21	20	30
脑梗塞	42	70	14	29	13	13	29
高血压	50	68	15	25	25	20	30
糖尿病	50	68	13	21	29	20	30
慢性肾炎	41	58	14	24	17	1	40
胆石症和胆囊炎	37	60	17	11	26	7	30
呼吸道感染	49	27	27	25	24	19	30
慢性阻塞性肺病	50	75	10	33	17	20	30
胃及十二指肠溃疡	71	47	22	46	25	41	30
急性阑尾炎	50	38	14	28	22	20	30
腹腔疝	50	46	25	46	4	20	30
四肢长骨骨折	40	49	17	27	13	4	36
子宫肌瘤	47	40	12	0	47	0	47
正常分娩	50	28	6	0	50	20	30
意外伤害	43	51	19	32	11	20	23
合计	720	–	–	376	344	245	475

表3　15 病种门诊病例费用情况

病种	费用				
	样本量	均数	标准差	最大值	最小值
冠心病	48	164.38	135.73	530.94	0.65
脑梗塞	25	248.29	216.11	714.66	2.5
高血压	60	119.63	110.78	476.9	0.9
糖尿病	49	213.02	180.14	916	3.5
慢性肾炎	37	1002.37	2099.13	6362	0.45
胆石症和胆囊炎	48	121.69	137.06	569.02	0.08
呼吸道感染	56	41.26	42.58	215.16	3.5
慢性阻塞性肺病	25	88.79	118.51	398.92	2.5
胃及十二指肠溃疡	26	278.49	176.12	573.1	57.6
急性阑尾炎	41	95.71	129.83	575.58	0
腹腔疝	15	102.23	133.81	499.9	2.5
四肢长骨骨折	50	110.52	127.04	609.5	6
子宫肌瘤	32	93.45	106.59	392.79	2.3
正常分娩	25	185.6	124.52	425.6	4
意外伤害	25	343.92	315.48	1107.9	13.4
合计	562	–	–	–	–

注：慢性肾炎门诊费用最大值为6362元，其中血液透析13次（共计3900元），其他化验及材料项目共达292项。

表4　15 病种住院病例费用情况

病种	费用				
	样本量	均数	标准差	最大值	最小值
冠心病	50	3912.07	2749.45	15579.8	293.48
脑梗塞	42	9370.04	24883.41	60885.91	8.6
高血压	50	2896.31	4240.40	30397.67	805.16
糖尿病	50	6058.18	7489.80	44926.86	380.69
慢性肾炎	41	5120.78	5063.63	24124.01	446.63
胆石症和胆囊炎	37	3815.21	2952.13	11360.89	726.36
呼吸道感染	49	2176.02	1728.48	6644.83	229.09
慢性阻塞性肺病	50	5564.46	5950.81	41488.79	728.93
胃及十二指肠溃疡	71	2493.68	2654.75	22364.85	306.28
急性阑尾炎	50	3935.13	2236.76	7809.34	430.9
腹腔疝	50	4811.28	3608.06	15038.26	445.61
四肢长骨骨折	40	7547.17	18958.89	41574.99	716.87
子宫肌瘤	47	4375.76	16260.37	41574.99	381.1
正常分娩	50	3654.8	2229.69	7753.28	118
意外伤害	43	6015.38	8093.51	12955.13	227.05
合计	720	–	–	–	–

表5　15 病种门诊病例医疗保险情况

病种	医疗制度				合计
	城镇医保	新农合	自费	其他	
冠心病	11	27	10	0	48
脑梗塞	4	8	13	0	25
高血压	15	16	29	0	60
糖尿病	17	19	12	1	49
慢性肾炎	15	9	13	0	37
胆石症和胆囊炎	8	6	34	0	48
呼吸道感染	4	10	42	0	56
慢性阻塞性肺病	8	3	14	0	25
胃及十二指肠溃疡	1	0	24	1	26
急性阑尾炎	7	4	30	0	41
腹腔疝	4	0	11	0	15
四肢长骨骨折	5	8	36	1	50
子宫肌瘤	6	3	22	1	32
正常分娩	3	0	20	2	25
意外伤害	2	4	19	0	25
合计	110	117	329	6	562

注：其他种类的医疗保险是指瓜沥镇医院的特殊惠民医保，推行的"十免十减半五减免一控制一优惠"措施。

表6　15 病种住院病例医疗保险情况

病种	医疗制度				合计
	城镇医保	新农合	自费	其他	
冠心病	11	38	0	1	50
脑梗塞	6	22	10	4	42
高血压	7	28	12	3	50
糖尿病	19	27	4	0	50
慢性肾炎	13	21	3	4	41
胆石症和胆囊炎	7	20	4	6	37
呼吸道感染	1	26	15	7	49
慢性阻塞性肺病	10	36	2	2	50
胃及十二指肠溃疡	4	28	29	10	71
急性阑尾炎	5	14	20	11	50
腹腔疝	6	23	17	4	50
四肢长骨骨折	1	5	32	2	40
子宫肌瘤	4	5	32	6	47
正常分娩	1	0	39	10	50
意外伤害	4	11	25	3	43
合计	99	304	244	73	720

注：其他种类的医疗保险是指瓜沥镇医院的特殊惠民医保，推行的"十免十减半五减免一控制一优惠"措施。

表7 15 病种卫生技术种类利用情况表

病种	类型	卫生技术利用种类数量					合计
		检查	化验	药物	手术	其他治疗	
冠心病	门诊（48 例）	3	88	218	3	15	327
	住院（50 例）	14	112	181	2	15	324
脑梗塞	门诊（25 例）	1	76	116	2	26	221
	住院（42 例）	11	111	242	4	32	400
高血压	门诊（60 例）	3	72	123	1	14	213
	住院（50 例）	13	94	107	1	11	226
糖尿病Ⅱ型	门诊（49 例）	2	59	144	0	7	212
	住院（50 例）	19	116	303	4	33	475
慢性肾炎	门诊（37 例）	0	80	210	3	13	306
	住院（41 例）	12	111	209	7	28	367
胆石症伴胆囊炎	门诊（48 例）	4	51	106	1	10	172
	住院（37 例）	16	111	228	3	34	392
呼吸道感染	门诊（56 例）	0	39	117	0	5	161
	住院（49 例）	11	105	93	6	31	246
慢性阻塞性肺病	门诊（25 例）	1	55	36	0	7	99
	住院（50 例）	8	82	169	1	12	272
胃及十二指肠溃疡	门诊（26 例）	1	54	36	4	13	108
	住院（71 例）	11	105	138	2	21	277
急性阑尾炎	门诊（41 例）	2	8	31	1	7	49
	住院（50 例）	8	95	113	2	30	248
腹腔疝	门诊（15 例）	3	71	41	4	17	136
	住院（50 例）	14	94	135	9	32	284
四肢长骨骨折	门诊（50 例）	1	1	53	3	8	66
	住院（40 例）	7	83	59	6	28	183
子宫肌瘤	门诊（32 例）	2	1	41	0	7	51
	住院（47 例）	16	102	126	14	47	305
正常分娩	门诊（25 例）	1	52	28	2	23	106
	住院（50 例）	15	75	77	11	33	211
意外伤害	门诊（25 例）	2	29	17	1	12	61
	住院（43 例）	17	118	202	14	59	410

表 8　冠心病检查前 5 位使用表

技术类别	门诊	使用人数	住院	使用人数
检查	左心功能测定	1	常规心电图检查	33
	数字化摄影（DR）	1	彩色多普勒超声常规检查	25
	心脏彩色多普勒超声	1	数字化摄影（CR）	17
	–	–	螺旋 CT 平扫	9
	–	–	血氧饱和度监测	7

表 9　冠心病化验前 15 位使用表

技术类别	门诊	使用人数	住院	使用人数
化验	肝功能检查	28	葡萄糖测定	34
	电解质检查	22	隐血试验	29
	血脂常规检查	17	凝血功能常规检查	27
	心血管类检查	12	ABO 血型鉴定	22
	肾功能常规检查	10	血浆 D-二聚体测定	21
	微量元素检查	7	心肌酶	20
	粪便常规	6	血同型半胱氨酸测定	18
	尿常规	6	糖类抗原测定	15
	血常规检查	6	淀粉酶测定	11
	乙肝检查	6	血清胆碱脂酶测定	11
	凝血功能常规检查	4	血游离脂肪酸测定	11
	人免疫缺陷病毒测定	4	Rh 血型鉴定	10
	葡萄糖测定	3	全血粘度测定（包括高切、中切等）	10
	心肌酶	3	血浆粘度测定	10
	隐血试验	3	肿瘤标志物常规筛查	10

表 10　冠心病药物前 15 位使用表

技术类别	门诊	使用人数	住院	使用人数
药物	麝香保心丸	22	呋塞米	36
	稳心颗粒	18	阿司匹林	35
	阿司匹林	14	参麦注射液	30
	曲美他嗪	14	螺内酯	26
	螺内酯	12	曲美他嗪	26
	呋塞米	9	单硝酸异山梨酯	24
	美托洛尔	9	地高辛片	22
	替米沙坦	9	美托洛尔	20
	单硝酸异山梨酯	7	维生素 B6	17
	复方鲜竹沥	7	盐酸氨溴索	17
	氨氯地平片	6	维生素 C 注射液	16
	地高辛片	6	替米沙坦	15
	茯苓	6	左氧氟沙星	15
	辛伐他汀片	6	多潘立酮片	14
	丹参注射液	5	雷贝拉唑钠	12

表 11　冠心病其他治疗前 5 位使用表

技术类别	门诊	使用人数	住院	使用人数
手术及其他治疗	心电监护	2	静脉注射	39
	氧气吸入	2	等级护理	37
	拔罐疗法（火罐）	1	氧气吸入	36
	导尿	1	皮试	22
	低频脉冲电治疗	1	–	–

表 12　脑梗塞检查项目名称前 5 位使用表

技术类别	门诊	使用人数	住院	使用人数
检查	螺旋 CT 平扫	6	螺旋 CT 平扫	26
			常规心电图检查	25
			彩色多普勒超声常规检查	24
			心脏彩色多普勒超声	11
			左心功能测定	11

表 13　脑梗塞化验前 15 位使用表

技术类别	门诊	使用人数	住院	使用人数
化验	肾功能常规检查	20	粪便常规	36
	尿常规	15	凝血功能常规检查	29
	微量元素检查	15	ABO 血型鉴定	28
	葡萄糖测定	11	隐血试验	25
	粪便常规	9	血浆 D-二聚体测定	24
	血常规检查	9	Rh 血型鉴定	21
	ABO 血型鉴定	8	活化部分凝血活酶时间测定	19
	凝血功能常规检查	8	血浆纤维蛋白原测定	19
	Rh 血型鉴定	7	糖类抗原测定	17
	血浆 D-二聚体测定	7	淀粉酶测定	16
	活化部分凝血活酶时间测定	6	血清胆碱脂酶测定	15
	血浆纤维蛋白原测定	6	血游离脂肪酸测定	15
	隐血试验	6	癌胚抗原测定（CEA）	13
	癌胚抗原测定（CEA）	4	心肌酶	12
	–	–	糖化血红蛋白测定	11

表 14　脑梗塞药物前 15 位使用表

技术类别	门诊	使用人数	住院	使用人数
药物	阿司匹林	15	阿司匹林	32
	脑心通胶囊	9	胞磷胆碱钠	18
	维生素 B6	6	依达拉奉注射液	18
	维生素 C	6	银杏达莫注射液	18
	复方氯化钠	5	氨氯地平片	15
	氨氯地平片	4	盐酸氨溴索	14
	胞磷胆碱钠	4	脑心通胶囊	13
	尼莫地平	4	阿托伐他汀钙胶囊	12
	盐酸氨溴索	4	奥扎格雷钠氯化钠注射液	12
	依达拉奉注射液	4	雷贝拉唑钠	12
	银杏达莫注射液	4	氯化钠	12
	丹参酮 ⅡA 磺酸钠注射液	3	维生素 B6 注射液	12
	丹参注射液	3	维生素 C 注射液	12
	肝素钠注射液	3	复方氯化钠	10
	开塞露	3		

表 15　脑梗塞其他治疗前 5 位使用表

技术类别	门诊	使用人数	住院	使用人数
手术及其他治疗	心电监护	5	心电监护	12
	血氧饱和度监测	4	普通针刺	9
	留置导尿护理	3	运动疗法	9
	一般专项护理	3	低频脉冲电治疗	7
	ICU 单元治疗（14 日内）	1	慢性小脑电刺激术	2

表 16　高血压检查项目名称前 5 位使用表

技术类别	门诊	使用人数	住院	使用人数
检查	螺旋 CT 平扫	1	常规心电图检查	21
	双肾及肾血管彩色多普勒超声	1	彩色多普勒超声常规检查	20
	彩色多普勒超声常规检查	1	数字化摄影（CR）	16
	–	–	数字化摄影（DR）	5
	–	–	螺旋 CT 平扫	4

表 17 高血压化验前 15 位使用表

技术类别	门诊	使用人数	住院	使用人数
	肝功能检查	44	肾功能常规检查	44
	电解质检查	13	粪便常规	39
	肾功能常规检查	10	血常规检查	35
	血脂常规检查	10	微量元素检查	34
	心血管类检查	7	尿常规	30
	乙肝检查	6	葡萄糖测定	26
	尿常规	5	ABO 血型鉴定	21
化验	葡萄糖测定	5	凝血功能常规检查	21
	微量元素检查	5	隐血试验	21
	血常规检查	4	心肌酶	18
	ABO 血型鉴定	3	血同型半胱氨酸测定	17
	Rh 血型鉴定	3	血浆 D-二聚体测定	10
	粪便常规	2	糖化血红蛋白测定	9
	活化部分凝血活酶时间测定	2	全血粘度测定（包括高切、中切）	8
	凝血功能常规检查	2	血浆粘度测定	8

表 18 高血压药物前 15 位使用表

技术类别	门诊	使用人数	住院	使用人数
	厄贝沙坦片	20	阿卡波糖	3
	左氨氯地平片	20	安神补脑液	3
	缬沙坦	18	奥美拉唑	3
	氨氯地平片	15	苁蓉通便口服液	3
	替米沙坦	14	二甲双胍	3
	阿莫西林	8	桂哌齐特注射液	3
	左氨氯地平施慧达	8	硝苯地平缓释	3
药物	头孢羟氨苄	7	硝苯地平控释片	3
	二甲双胍	6	硝苯地平片	3
	稳心颗粒	6	盐酸特拉唑嗪	3
	对乙酰氨基酚	5	依达拉奉注射液	3
	清开灵片	5	阿莫西林克拉维酸钾	2
	硝苯地平缓释	5	奥美拉唑	2
	非洛地平缓释胶囊	4	苯巴比妥鲁米那钠针	2
	酚麻美敏片	4	地奥心血康胶囊	2

表 19　高血压其他治疗前 5 位使用表

技术类别	门诊	使用人数	住院	使用人数
手术及其他治疗	静脉注射	8	氧气吸入	7
	等级护理	3	心电监护	2
	肌肉注射	2	心电电极	2
	红外线治疗	1	留置导尿护理	2
	氧气吸入	1		

表 20　糖尿病检查项目名称前 5 位使用表

技术类别	门诊	使用人数	住院	使用人数
检查	彩色多普勒超声常规检查	1	常规心电图检查	41
	螺旋 CT 平扫	1	彩色多普勒超声常规检查	38
	–	–	数字化摄影（CR）	18
	–	–	螺旋 CT 平扫	15
	–	–	数字化摄影（DR）	13

表 21　糖尿病化验前 15 位使用表

技术类别	门诊	使用人数	住院	使用人数
化验	肝功能检查	19	隐血试验	38
	电解质检查	12	ABO 血型鉴定	34
	血脂常规检查	9	凝血功能常规检查	31
	心血管类检查	5	糖类抗原测定	31
	肾功能常规检查	4	糖化血红蛋白测定	28
	微量元素检查	4	淀粉酶测定	23
	葡萄糖测定	3	Rh 血型鉴定	22
	糖化血红蛋白测定	3	血清胆碱脂酶测定	22
	粪便常规	2	血游离脂肪酸测定	22
	尿常规	2	癌胚抗原测定（CEA）	21
	血常规检查	2	心肌酶	18
	癌胚抗原测定（CEA）	1	血浆 D-二聚体测定	17
	淀粉酶测定	1	活化部分凝血活酶时间测定	14
	凝血功能常规检查	1	血浆纤维蛋白原测定	14
	全血粘度测定	1	血同型半胱氨酸测定	13

表 22　糖尿病药物前 15 位使用表

技术类别	门诊	使用人数	住院	使用人数
	阿卡波糖	20	阿司匹林	20
	格列美脲分散片	18	二甲双胍	16
	盐酸二甲双胍肠溶胶囊	10	阿卡波糖	15
	二甲双胍	8	维生素 C 片	15
	艾司唑仑	7	雷贝拉唑钠	14
	氯沙坦钾片	6	阿托伐他汀钙胶囊	13
	阿莫西林	5	维生素 B6 注射液	13
药物	生地	5	复方氯化钠	12
	二甲双胍	5	开塞露	12
	阿莫西林克拉维酸钾	4	银杏达莫注射液	12
	柴胡	4	参麦注射液	11
	炒黄芩	4	替米沙坦	11
	川贝	4	氨氯地平片	10
	淮山药	4	丹参注射液	10
	松龄血脉康胶囊	4	呋塞米	10

表 23　糖尿病其他治疗前 5 位使用表

技术类别	门诊	使用人数	住院	使用人数
	氧气吸入	2	氧气吸入	17
	肌肉注射	2	一般灌肠	3
手术及 其他治疗	雾化吸入	1	ICU 单元治疗（14 日内）	2
	–	–	慢性小脑电刺激术	1
	–	–	胸腔穿刺术	1

5 慢性肾炎

检查

表 24　慢性肾炎检查项目名称前 5 位使用表

技术类别	门诊	使用人数	住院	使用人数
	–	–	常规心电图检查	24
	–	–	彩色多普勒超声常规检查	21
检查	–	–	螺旋 CT 平扫	15
	–	–	数字化摄影（CR）	15
	–	–	心脏彩色多普勒超声	15

表25 慢性肾炎化验前15位使用表

技术类别	门诊	使用人数	住院	使用人数
化验	肾功能常规检查	32	ABO 血型鉴定	31
	人免疫缺陷病毒测定	28	Rh 血型鉴定	30
	尿常规	12	血浆 D-二聚体测定	26
	微量元素检查	12	淀粉酶测定	25
	心血管类检查	11	血清胆碱脂酶测定	25
	葡萄糖测定	10	血游离脂肪酸测定	25
	甲状旁腺激素测定	9	凝血功能常规检查	24
	梅毒螺旋体特异抗体测定	8	活化部分凝血活酶时间测定	23
	凝血功能常规检查	8	血浆纤维蛋白原测定	23
	血浆 D-二聚体测定	8	粪便常规	17
	丙型肝炎检查	7	甲状旁腺激素测定	17
	活化部分凝血活酶时间测定	7	隐血试验	16
	血浆纤维蛋白原测定	7	丙型肝炎检查	13
	ABO 血型鉴定	5	梅毒螺旋体特异抗体测定	13
	血常规检查	5	内生肌酐清除率试验	12

表26 慢性肾炎药物前15位使用表

技术类别	门诊	使用人数	住院	使用人数
药物	炒黄芩	11	呋塞米	20
	川贝	11	重组人促红素注射液	18
	麸炒白术	11	维生素 B6 片	16
	连翘	11	低分子肝素钙注射液	14
	生黄芪	11	肝素钠注射液	14
	银花	11	金水宝胶囊	14
	陈皮	10	卡维地洛片	14
	茯苓	10	氨溴索氯化钠注射液	13
	生地	10	拉氧头孢粉针	13
	铁皮石斛	10	地塞米松	12
	泽泻	10	阿魏酸哌嗪片	11
	重组人促红素注射液	10	低分子量肝素钙针	11
	白茅根	9	葡萄糖酸钙	11
	丹皮	9	头孢地秦粉针	11
	蒲公英	9	维生素 C 注射液	11

表 27　慢性肾炎其他治疗前 5 位使用表

技术类别	门诊	使用人数	住院	使用人数
手术及 其他治疗	血液透析	10	血液透析	19
	动静脉置管护理	7	手工分红细胞悬液（CRCS）	7
	充填式无张力疝修补术	1	局部浸润麻醉	5
	动静脉人工内瘘成形术	1	麻醉中监测（<4 小时）	4
			动静脉人工内瘘成形术	3

表 28　胆石症和胆囊炎检查项目名称前 5 位使用表

技术类别	门诊	使用人数	住院	使用人数
检查	彩色多普勒超声常规检查	7	常规心电图检查	28
	数字化摄影（DR）	3	彩色多普勒超声常规检查	25
	螺旋 CT 平扫	1	数字化摄影（DR）	22
	浅表器官彩色多普勒超声检查	1	螺旋 CT 平扫	19
			局部切取组织活检检查与诊断	9

表 29　胆石症和胆囊炎化验前 15 位使用表

技术类别	门诊	使用人数	住院	使用人数
化验	肝功能检查	28	葡萄糖测定	36
	电解质检查	10	淀粉酶测定	33
	心血管类检查	9	隐血试验	33
	淀粉酶测定	7	粪便常规	30
	肾功能常规检查	7	ABO 血型鉴定	29
	血脂常规检查	5	乙肝检查	28
	尿常规	4	血清胆碱脂酶测定	26
	微量元素检查	4	血游离脂肪酸测定	26
	葡萄糖测定	3	Rh 血型鉴定	25
	ABO 血型鉴定	2	凝血功能常规检查	25
	Rh 血型鉴定	2	活化部分凝血活酶时间测定	19
	粪便常规	1	糖类抗原测定	19
	活化部分凝血活酶时间测定	1	血浆 D-二聚体测定	19
	凝血功能常规检查	1	血浆纤维蛋白原测定	19
	血常规检查	1	癌胚抗原测定（CEA）	13

表 30　胆石症和胆囊炎药物前 15 位使用表

技术类别	门诊	使用人数	住院	使用人数
药物	阿洛西林粉针	1	泮托拉唑钠	25
	阿洛西林钠	2	维生素 C 片	24
	阿米卡星	4	维生素 B6 注射液	20
	阿莫西林	2	复方氯化钠	19
	阿莫西林克拉维酸钾	2	头孢唑林粉针	17
	阿奇霉素	1	消旋山莨菪碱	14
	阿司匹林	1	普鲁卡因注射液	12
	阿托伐他汀钙胶囊	2	头孢地秦粉针	10
	阿托品	5	左氧氟沙星	9
	阿昔洛韦软膏	1	阿托品	8
	安乃近注射液	1	奥硝唑	8
	奥美拉唑	3	丙泊酚注射液	8
	奥硝唑	1	芬太尼注射液	8
	贝那普利洛汀新	1	甲硝唑氯化钠注射液	8
	荜澄茄	2	氯诺昔康	8

表 31　胆石症和胆囊炎其他治疗前 5 位使用表

技术类别	门诊	使用人数	住院	使用人数
手术及其他治疗	大换药	3	胃肠置管减压	10
	小换药	3	ICU 单元治疗（14 日内）	9
	更换引流袋	2	术后镇痛	8
	心电监护	2	全身麻醉	8
	血氧饱和度监测	2	胆囊切除术	8

表 32　呼吸道感染检查项目名称前 5 位使用表

技术类别	门诊	使用人数	住院	使用人数
检查	–	–	彩色多普勒超声常规检查	7
	–	–	常规心电图检查	7
	–	–	数字化摄影（CR）	7
	–	–	产前检查	1
	–	–	多普勒听胎心	1

表33 呼吸道感染化验前15位使用表

技术类别	门诊	使用人数	住院	使用人数
化验	肝功能检查	13	粪便常规	41
	乙肝检查	5	尿常规	29
	电解质检查	4	心血管类检查	29
	血脂常规检查	4	肾功能常规检查	25
	心血管类检查	3	乙肝检查	19
	粪便常规	2	隐血试验	19
	尿常规	1	微量元素检查	18
	凝血功能常规检查	1	血常规检查	16
	葡萄糖测定	1	肺炎支原体血清学试验	12
	肾功能常规检查	1	心肌酶	10
	糖化血红蛋白测定	1	副流感病毒抗体测定	8
	微量元素检查	1	ABO血型鉴定	7
	心肌酶	1	凝血功能常规检查	7
	血常规检查	1	葡萄糖测定	7
	血清C肽测定	1	人免疫缺陷病毒测定	4

表34 呼吸道感染药物前15位使用表

技术类别	门诊	使用人数	住院	使用人数
药物	牛黄上清胶囊	14	盐酸氨溴索	18
	芙朴感冒颗粒	13	头孢他啶	15
	布洛芬混悬液	10	孟鲁司特钠	9
	更昔洛韦针	10	氯化钾针	6
	克林霉素针	7	复方甲氧那明	5
	头孢克洛	7	复方鲜竹沥	5
	头孢噻肟钠针	7	红霉素	5
	阿奇霉素	6	阿司匹林	4
	氨酚黄那敏冲剂	6	复方氯化钠	4
	利巴韦林	6	曲美他嗪	4
	头孢呋辛钠	6	硝苯地平缓释	4
	奥美拉唑	5	左氧氟沙星	4
	对乙酰氨基酚	5	参麦注射液	3
	复方甲麻口服溶液	4	肝素钠注射液	3
	复方鲜竹沥	4	利多卡因	3

表35 呼吸道感染其他治疗前5位使用表

技术类别	门诊	使用人数	住院	使用人数
手术及其他治疗	等级护理	1	氧气吸入	4
	肌肉注射	1	椎管内麻醉	2
	–	–	心电监护	2
	–	–	麻醉中监测（<4小时）	2
	–	–	ICU单元治疗（14日内）	2

表36 慢性阻塞性肺病检查项目名称前5位使用表

技术类别	门诊	使用人数	住院	使用人数
检查	数字化摄影（DR）	3	常规心电图检查	22
	–	–	彩色多普勒超声常规检查	17
	–	–	数字化摄影（CR）	16
	–	–	螺旋CT平扫	5
	–	–	心脏彩色多普勒超声	4

表37 慢性阻塞性肺病化验前15位使用表

技术类别	门诊	使用人数	住院	使用人数
化验	血脂常规检查	25	粪便常规	40
	电解质检查	20	肾功能常规检查	40
	心血管类检查	20	微量元素检查	38
	肾功能常规检查	15	血常规检查	33
	尿常规	10	尿常规	29
	微量元素检查	10	葡萄糖测定	24
	葡萄糖测定	7	隐血试验	21
	血常规检查	6	心肌酶	19
	乙肝检查	6	凝血功能常规检查	18
	ABO血型鉴定	5	ABO血型鉴定	17
	Rh血型鉴定	5	血浆D-二聚体测定	12
	常规药敏定量试验（MIC）	5	血同型半胱氨酸测定	9
	淀粉酶测定	5	肿瘤标志物常规筛查	7
	血气分析	5	Rh血型鉴定	6
	血清胆碱脂酶测定	5	淀粉酶测定	6

表 38　慢性阻塞性肺病药物前 15 位使用表

技术类别	门诊	使用人数	住院	使用人数
药物	复方甲氧那明	7	复方甲氧那明	30
	氨茶碱	6	盐酸氨溴索	22
	氨溴索氯化钠注射液	5	参麦注射液	17
	甲泼尼龙粉针	4	头孢他啶	16
	阿莫西林	3	氯化钾针	14
	氨溴索	3	头孢呋辛	13
	布地奈德	3	曲美他嗪	12
	氯化钠	3	二羟丙茶碱针	10
	沙美特罗替卡松干粉剂	3	替米沙坦	10
	头孢羟氨苄	3	布地奈德	9
	头孢唑林粉针	3	氨溴索	8
	维生素 B6	3	多潘立酮片	8
	氨酚黄那敏冲剂	2	复方鲜竹沥	8
	氨氯地平片	2	氨溴索氯化钠注射液	7
	布洛芬混悬液	2	丹参注射液	7

表 39　慢性阻塞性肺病其他治疗前 5 位使用表

技术类别	门诊	使用人数	住院	使用人数
手术及其他治疗	雾化吸入	3	氧气吸入	36
	氧气吸入	2	雾化吸入	9
	椎管内麻醉	1	心电电极	2
	硬膜外连续镇痛	1	导尿	1
	麻醉中监测（＜4 小时）	1	–	–

表 40　胃及十二指肠溃疡检查项目名称前 5 位使用表

技术类别	门诊	使用人数	住院	使用人数
检查	内镜组织活检检查与诊断	11	常规心电图检查	39
	–	–	数字化摄影（CR）	36
	–	–	彩色多普勒超声常规检查	31
	–	–	胃十二指肠镜检查	15
	–	–	内镜组织活检检查与诊断	8

表 41　胃及十二指肠溃疡化验前 15 位使用表

技术类别	门诊	使用人数	住院	使用人数
化验	血脂常规检查	5	微量元素检查	64
	乙肝检查	5	心血管类检查	64
	电解质检查	4	肾功能常规检查	62
	心血管类检查	4	尿常规	59
	肾功能常规检查	3	血常规检查	43
	尿常规	2	凝血功能常规检查	42
	微量元素检查	2	隐血试验	39
	ABO 血型鉴定	1	ABO 血型鉴定	36
	Rh 血型鉴定	1	心肌酶	35
	淀粉酶测定	1	乙肝检查	26
	活化部分凝血活酶时间测定	1	葡萄糖测定	22
	凝血功能常规检查	1	丙型肝炎检查	17
	葡萄糖测定	1	梅毒螺旋体特异抗体测定	16
	血常规检查	1	肿瘤标志物常规筛查	10
	血浆 D-二聚体测定	1	淀粉酶测定	9

表 42　胃及十二指肠溃疡药物前 15 位使用表

技术类别	门诊	使用人数	住院	使用人数
药物	兰索拉唑	11	氯化钾针	37
	雷贝拉唑钠	10	复方氯化钠	33
	甲硝唑片	9	奥美拉唑	20
	曲美布汀胶囊	8	复方氨基酸	17
	克拉霉素分散片	7	铝碳酸镁	14
	铝碳酸镁	7	利多卡因	13
	阿莫西林	4	泮托拉唑钠	13
	胃康胶囊	4	氨甲苯酸	11
	泮托拉唑钠	3	头孢曲松针	11
	甲钴胺	2	罗哌卡因蒙安达	10
	胃苏颗粒	2	头孢呋辛	10
	阿托品	1	盐酸哌替啶（度冷丁）针	10
	奥美拉唑	1	盐酸氨溴索	9
	白眉蛇毒血凝酶粉针	1	脂肪乳	9
	丹参酮 ⅡA 磺酸钠注射液	1	参麦注射液	8

表 43　胃及十二指肠溃疡其他治疗前 5 位使用表

技术类别	门诊	使用人数	住院	使用人数
	胃十二指肠镜检查	11	阑尾切除术	13
手术及	肌腱吻合术	1	–	–
其他治疗	神经吻合术	1	–	–
	神经阻滞麻醉	1	–	–
	麻醉中监测（<4 小时）	1	–	–

表 44　急性阑尾炎检查项目名称前 5 位使用表

技术类别	门诊	使用人数	住院	使用人数
	彩色多普勒超声常规检查	11	数字化摄影（CR）	43
	数字化摄影（DR）	1	常规心电图检查	35
检查	–	–	彩色多普勒超声常规检查	32
	–	–	手术标本检查与诊断	24
	–	–	局部切取组织活检检查与诊断	4

表 45　急性阑尾炎化验前 15 位使用表

技术类别	门诊	使用人数	住院	使用人数
	心血管类检查	10	人免疫缺陷病毒测定	75
	ABO 血型鉴定	9	尿常规	72
	Rh 血型鉴定	9	粪便常规	52
	肝功能检查	5	血常规检查	42
	活化部分凝血活酶时间测定	5	凝血功能常规检查	38
	凝血功能常规检查	5	丙型肝炎检查	34
	血浆 D-二聚体测定	5	葡萄糖测定	34
化验	血浆纤维蛋白原测定	5	ABO 血型鉴定	31
	–	–	淀粉酶测定	31
	–	–	隐血试验	31
	–	–	血清胆碱脂酶测定	29
	–	–	血游离脂肪酸测定	29
	–	–	常规药敏定量试验（MIC）	28
	–	–	一般细菌培养及鉴定	28
	–	–	梅毒螺旋体特异抗体测定	27

表46　急性阑尾炎药物前15位使用表

技术类别	门诊	使用人数	住院	使用人数
	头孢羟氨苄片	6	复方氯化钠	42
	头孢呋辛钠	5	维生素C注射液	29
	头孢哌酮舒巴坦钠	5	利多卡因	28
	左氧氟沙星	5	罗哌卡因注射液	28
	牛黄上清胶囊	4	芬太尼注射液	27
	头孢呋辛	4	普鲁卡因注射液	25
	头孢克洛	4	羟乙基淀粉	24
药物	头孢唑肟钠针	3	托烷司琼粉针	22
	消旋山莨菪碱	3	咪达唑仑注射液	21
	异帕米星注射液	3	头孢唑林粉针	20
	奥美拉唑	2	阿托品	19
	复方氯化钠	2	氨甲环酸	19
	克林霉素磷酸酯针	2	氯诺昔康	19
	兰索拉唑	2	维生素B6注射液	19
	双黄连	2	氯化钾针	18

表47　急性阑尾炎其他治疗前5位使用表

技术类别	门诊	使用人数	住院	使用人数
	尿妊娠试验	1	椎管内麻醉	41
	心电监护	1	阑尾切除术	41
手术及	血氧饱和度监测	1	麻醉中监测（<4小时）	28
其他治疗	–	–	硬膜外连续镇痛	27
	–	–	术后镇痛	14

表48　腹腔疝检查项目名称前5位使用表

技术类别	门诊	使用人数	住院	使用人数
	浅表器官彩色多普勒超声检查	8	常规心电图检查	48
	彩色多普勒超声常规检查	2	彩色多普勒超声常规检查	41
检查	数字化摄影（DR）	1	数字化摄影（DR）	29
	–	–	浅表器官彩色多普勒超声检查	22
	–	–	数字化摄影（CR）	17

表 49　腹腔疝化验前 15 位使用表

技术类别	门诊	使用人数	住院	使用人数
	尿常规	14	ABO 血型鉴定	49
	微量元素检查	13	血常规检查	49
	ABO 血型鉴定	9	凝血功能常规检查	48
	Rh 血型鉴定	9	隐血试验	44
	活化部分凝血活酶时间测定（APTT）	8	人免疫缺陷病毒测定	42
	凝血功能常规检查	8	梅毒螺旋体特异抗体测定	37
	人免疫缺陷病毒测定	8	葡萄糖测定	33
化验	血浆 D-二聚体测定	8	Rh 血型鉴定	30
	血浆纤维蛋白原测定	8	丙型肝炎检查	30
	葡萄糖测定	7	活化部分凝血活酶时间测定（APTT）	30
	血常规检查	7	血浆 D-二聚体测定	30
	淀粉酶测定	6	血浆纤维蛋白原测定	30
	粪便常规	6	淀粉酶测定	26
	血清胆碱脂酶测定	6	血清胆碱脂酶测定	26
	血游离脂肪酸测定	6	血游离脂肪酸测定	26

表 50　腹腔疝药物前 15 位使用表

技术类别	门诊	使用人数	住院	使用人数
	阿托品	7	丹参酮ⅡA 磺酸钠注射液	5
	利多卡因	7	头孢丙烯	5
	罗哌卡因注射液	7	头孢克洛	5
	咪达唑仑注射液	7	盐酸氨溴索	5
	普鲁卡因注射液	7	阿托伐他汀钙胶囊	5
	托烷司琼粉针	7	甲氧氯普胺	5
	复方氯化钠	6	美托洛尔	5
药物	氯诺昔康	6	麝香保心丸	5
	维生素 C 注射液	6	稳心颗粒	5
	芬太尼注射液	5	辛伐他汀片	5
	头孢唑林粉针	5	氨溴索	4
	肝素钠注射液	4	布比卡因注射液	4
	维生素 B6 注射液	4	参麦注射液	4
	氨甲环酸	3	对乙酰氨基酚	4
	丹参酮ⅡA 磺酸钠注射液	3	肾上腺素注射液	4

表51 腹腔疝其他治疗前5位使用表

技术类别	门诊	使用人数	住院	使用人数
手术及其他治疗	椎管内麻醉	44	充填式无张力疝修补术	24
	充填式无张力疝修补术	4	腹股沟疝修补术	23
	腹股沟疝修补术	3	睾丸切除术（单侧）	2
	红外线治疗	2	附睾肿物切除术	1
	附睾肿物切除术	1	经尿道前列腺电切术	1

表52 四肢长骨骨折检查项目名称前5位使用表

技术类别	门诊	使用人数	住院	使用人数
检查	数字化摄影（DR）	8	常规心电图检查	10
	–	–	螺旋CT平扫	6
	–	–	数字化摄影（DR）	5
	–	–	数字化摄影（CR）	4
	–	–	血氧饱和度监测	3

表53 四肢长骨骨折化验前15位使用表

技术类别	门诊	使用人数	住院	使用人数
化验	葡萄糖测定	1	心血管类检查	32
	–	–	肾功能常规检查	31
	–	–	微量元素检查	21
	–	–	尿常规	20
	–	–	乙肝检查	18
	–	–	粪便常规	14
	–	–	血常规检查	14
	–	–	ABO血型鉴定	13
	–	–	凝血功能常规检查	11
	–	–	葡萄糖测定	10
	–	–	Rh血型鉴定	9
	–	–	隐血试验	9
	–	–	淀粉酶测定	8
	–	–	活化部分凝血活酶时间测定	8
	–	–	血浆D-二聚体测定	8

表54 四肢长骨骨折药物前15位使用表

技术类别	门诊	使用人数	住院	使用人数
药物	独一味	17	恒古骨伤愈合剂	7
	活血止痛胶囊	12	依替米星氯化钠	6
	云南白药	11	致康胶囊	6
	复方氯唑沙宗片	10	丹红注射液	5
	阿莫西林克拉维酸钾	7	雷尼替丁	5
	济安舒能	7	血凝酶粉针	5
	克林霉素针	7	脂溶性维生素粉针（Ⅱ）	5
	破伤风抗毒素	7	醋氯芬酸胶囊	4
	阿奇霉素	4	复方氯化钠	4
	恒古骨伤愈合剂	4	克林霉素磷酸酯针	4
	双氯芬酸钠	4	鹿瓜多肽粉针	4
	头孢克洛	4	麝香追风止痛膏	4
	头孢羟氨苄	4	肝素钠注射液	3
	麝香追风止痛膏	3	利多卡因	3
	头孢拉啶胶囊	3	龙血竭胶囊	3

表55 四肢长骨骨折其他治疗前5位使用表

技术类别	门诊	使用人数	住院	使用人数
手术及其他治疗	石膏固定术	9	石膏固定术	10
	局部浸润麻醉	5	腓骨骨折切开复位内固定术	1
	中药硬膏热贴敷治疗	4	肌腱吻合术	1
	中清创（缝合）	3	胫骨干骨折切开复位内固定术	1
	小清创（缝合）	1	内外踝骨折切开复位内固定术	1

表56 子宫肌瘤检查项目名称前5位使用表

技术类别	门诊	使用人数	住院	使用人数
检查	彩色多普勒超声常规检查	11	彩色多普勒超声常规检查	26
	液基薄层细胞制片术	2	手术标本检查与诊断	10
	－	－	数字化摄影（DR）	10
	－	－	常规心电图检查	9
	－	－	螺旋CT平扫	7

表 57 子宫肌瘤化验前 15 位使用表

技术类别	门诊	使用人数	住院	使用人数
	其他各类病原体 DNA 测定	2	微量元素检查	38
	–	–	人免疫缺陷病毒测定	36
	–	–	葡萄糖测定	30
	–	–	血常规检查	28
	–	–	ABO 血型鉴定	27
	–	–	Rh 血型鉴定	27
	–	–	活化部分凝血活酶时间测定	26
化验	–	–	凝血功能常规检查	26
	–	–	血浆 D-二聚体测定	26
	–	–	血浆纤维蛋白原测定	26
	–	–	粪便常规	23
	–	–	丙型肝炎检查	16
	–	–	淀粉酶测定	15
	–	–	快速血浆反应素试验（RPR）	15
	–	–	血清胆碱脂酶测定	15

表 58 子宫肌瘤药物前 15 位使用表

技术类别	门诊	使用人数	住院	使用人数
	氨甲苯酸	12	氨甲环酸	18
	替硝唑	10	头孢唑林粉针	17
	妇宝颗粒	7	葆宫止血颗粒	14
	妇科千金	6	缩宫素	14
	左氧氟沙星	4	头孢丙烯	13
	洁尔阴	3	鲜益母草胶囊	13
	头孢呋辛酯	2	利多卡因	12
药物	益母草	2	米索前列醇	11
	倍他司汀	1	维生素 C 注射液	11
	炒白芍	1	复方氯化钠	10
	川贝枇杷膏	1	头孢唑肟粉针	10
	川芎	1	致康胶囊	10
	当归	1	丙泊酚注射液	9
	党参	1	生血宁片	8
	杜仲	1	五水头孢唑林粉针	8

表 59　子宫肌瘤其他治疗前 5 位使用表

技术类别	门诊	使用人数	住院	使用人数
手术及其他治疗	−	−	石膏固定术	9
	−	−	刮宫术	8
	−	−	人工流产术	7
	−	−	单胎顺产接生	2
	−	−	子宫次全切除术	2

表 60　正常分娩检查项目名称前 5 位使用表

技术类别	门诊	使用人数	住院	使用人数
检查	彩色多普勒超声常规检查	6	胎儿心率电子监测	45
	−	−	产前检查	41
	−	−	彩色多普勒超声常规检查	30
	−	−	多普勒听胎心	28
	−	−	常规心电图检查	26

表 61　正常分娩化验前 15 位使用表

技术类别	门诊	使用人数	住院	使用人数
化验	微量元素检查	3	凝血功能常规检查	47
	活化部分凝血活酶时间测定	2	丙型肝炎检查	44
	凝血功能常规检查	2	心血管类检查	44
	葡萄糖测定	2	血常规检查	40
	血浆 D-二聚体测定	2	ABO 血型鉴定	35
	血浆纤维蛋白原测定	2	Rh 血型鉴定	35
	ABO 血型鉴定	1	活化部分凝血活酶时间测定	27
	Rh 血型鉴定	1	血浆 D-二聚体测定	27
	淀粉酶测定	1	血浆纤维蛋白原测定	27
	粪便常规	1	甲型肝炎抗原测定（HAVAg）	25
	特殊介质交叉配血	1	葡萄糖测定	25
	血常规检查	1	微量元素检查	23
	血清胆碱脂酶测定	1	快速血浆反应素试验（RPR）	22
	血游离脂肪酸测定	1	梅毒螺旋体特异抗体测定	22
	盐水介质交叉配血	1	新生儿疾病筛查	22

表 62　正常分娩药物前 15 位使用表

技术类别	门诊	使用人数	住院	使用人数
药物	缩宫素	9	缩宫素	45
	益母草	9	氨甲环酸	24
	阿莫西林克拉维酸钾	8	甲硝唑氯化钠注射液	24
	米索前列醇	8	普鲁卡因注射液	24
	妇科千金	7	鲜益母草胶囊	24
	米非司酮	7	头孢丙烯	23
	妇宝颗粒	6	维生素 C 注射液	22
	蛋白琥珀酸铁口服溶液	3	聚维酮碘溶液	21
	头孢泊肟酯胶囊	3	利多卡因	21
	鲜益母草胶囊	3	维生素 K1 注射液	21
	叶酸片	3	复方氯化钠	20
	氨甲环酸	2	头孢唑林粉针	20
	黄体酮	2	高锰酸钾	19
	克林霉素针	2	益母草	19
	生血宁片	2	葆宫止血颗粒	18

表 63　正常分娩其他治疗前 5 位使用表

技术类别	门诊	使用人数	住院	使用人数
手术及其他治疗	妇科常规检查	3	单胎顺产接生	30
	椎管内麻醉	1	人工破膜术	20
	硬膜外连续镇痛	1	宫颈扩张术	19
	剖宫产术	1	剖宫产术	13
	人工流产术	1	手取胎盘术	5

表 64　意外伤害检查项目名称前 5 位使用表

技术类别	门诊	使用人数	住院	使用人数
检查	数字化摄影（DR）	5	常规心电图检查	39
	螺旋 CT 平扫	4	彩色多普勒超声常规检查	24
	–	–	螺旋 CT 平扫	20
	–	–	数字化摄影（CR）	19
	–	–	内镜组织活检检查与诊断	8

表65　意外伤害化验前15位使用表

技术类别	门诊	使用人数	住院	使用人数
化验	肝功能检查	40	血常规检查	49
	电解质检查	27	ABO血型鉴定	35
	心血管类检查	17	葡萄糖测定	33
	葡萄糖测定	12	人免疫缺陷病毒测定	30
	尿常规	9	隐血试验	29
	肾功能常规检查	9	凝血功能常规检查	26
	微量元素检查	9	淀粉酶测定	23
	ABO血型鉴定	7	血清胆碱脂酶测定	23
	Rh血型鉴定	7	血游离脂肪酸测定	23
	活化部分凝血活酶时间测定	4	Rh血型鉴定	20
	凝血功能常规检查	4	心肌酶	20
	血浆D-二聚体测定	4	丙型肝炎检查	10
	血浆纤维蛋白原测定	4	糖类抗原测定	10
			血浆D-二聚体测定	9
			癌胚抗原测定（CEA）	8

表66　意外伤害药物前15位使用表

技术类别	门诊	使用人数	住院	使用人数
药物	复方氯化钠	11	泮托拉唑钠	20
	独一味	6	头孢呋辛	17
	泮托拉唑钠	5	复方氯化钠	16
	云南白药	5	氯化钾针	15
	甲氧氯普胺	4	氯化钠	14
	长春西汀	3	维生素B6注射液	14
	地塞米松	3	维生素C注射液	14
	活血止痛胶囊	3	肝素钠注射液	13
	洛美沙星粉针	3	开塞露	11
	碳酸氢钠	3	肌苷氯化钠注射液	10
	维生素C注射液	3	双氯芬酸钾分散片	10
	银杏达莫注射液	3	血凝酶粉针	10
	氨茶碱	2	脂溶性维生素粉针（Ⅱ）	10
	甘露醇	2	丹参注射液	8
	维生素B6注射液	2	甘露醇	8

表67　意外伤害其他治疗前5位使用表

技术类别	门诊	使用人数	住院	使用人数
手术及其他治疗	血氧饱和度监测	14	去颅骨骨瓣减压术	2
	心电监护	14	单纯硬膜下血肿清除术	1
	氧气吸入	10	开髓引流术	1
	血气分析	8	颅骨凹陷骨折复位术	1
	危重病人抢救	3	颅内多发血肿清除术	1

表68　调查机构人员配置情况

类别		A 医院		B 医院		合计	
		数量	百分比	数量	百分比	数量	百分比
职称	高级	3	4.92	16	6.30	19	6.03
	中级	25	40.98	95	37.40	120	38.10
	初级	33	54.10	143	56.30	176	55.87
种类	公共卫生	6	9.84	27	10.63	33	10.48
	中医	9	14.75	9	3.54	18	5.71
	护士	31	50.82	108	42.52	139	44.13
	医技	15	24.59	110	43.31	125	39.68
合计		61	100	254	100	315	100

表69　调查机构门急诊服务量情况

服务量	科室	A 医院		B 医院		合计	
		数量	百分比	数量	百分比	数量	百分比
门急诊	内科	131857	40.00	58506	18.57	190363	29.53
	外科	65928	20.00	35647	11.31	101575	15.75
	妇产科	32964	10.00	44675	14.18	77639	12.04
	儿科	49446	15.00	39031	12.39	88477	13.72
	其他	49447	15.00	137228	43.55	186675	28.95
合计		329642	100	315087	100	644729	100

表70　调查机构出院病人服务量情况

服务量	科室	A 医院		B 医院		合计	
		数量	百分比	数量	百分比	数量	百分比
出院	内科	356	28.50	3171	26.82	3527	26.98
	外科	355	28.42	3535	29.89	3890	29.75
	妇产科	433	34.67	2886	24.41	3319	25.39
	儿科	103	8.25	2102	17.78	2205	16.87
	其他	2	0.16	131	1.11	133	1.02
合计		1249	100	11825	100	13074	100

表71　调查机构设备配置情况表

配置情况	应配置	A医院		B医院		合计	
		数量	百分比	数量	百分比	数量	百分比
设备种类	39	33	84.62	37	94.87	70	89.74
型号登记	39	5	12.82	31	79.49	36	46.15
实际数量	–	236	–	423	–	659	–
经常使用情况	–	28	84.85	37	100.00	71	92.86

表72　调查机构基本药物配置情况

类别	应配置	A医院		B医院	
		数量	百分比	数量	百分比
国家基本药物	307	146	53.09	167	24.17
本省/本市基本药物	150	73	26.55	99	14.33
超额配备药物	–	56	20.36	425	61.51
合计	–	275	100	691	100

表73　调查机构信息系统建设情况

分类	A医院		B医院	
	数量	百分比	数量	百分比
已常规使用	18	90	13	65
未常规使用	0	0	0	0
未建	2	10	7	35
合计	20	100	20	100

表74　需增加的卫生技术

病种	检查	化验	药物	其他
冠心病	冠脉CT、DSA、16排CT	尿钠肽等心衰指标	施慧达	糖化血蛋白反应
脑梗塞	MRI			
高血压				
糖尿病		胰岛素释放试验		周围神经康复筛选
慢性肾炎				
胆石症和胆囊炎				
呼吸道感染				
慢性阻塞性肺炎	肺功能监测			
胃及十二指肠溃疡	胃肠镜	螺杆菌监测		
急性阑尾炎				
腹腔疝	腹腔镜下疝修补术			
四肢长骨骨折				残疾人康复技术
子宫肌瘤				
正常分娩				
意外伤害				微创内固定术、自体血回输技术

表 75　需淘汰的卫生技术

病种	检查	化验	药物	其他
冠心病			利血平片、心脏正位片	
脑梗塞				放射检查
高血压				耳尖放血
糖尿病				甲状腺康复技术
慢性肾炎				
胆石症和胆囊炎	胆绞痛的针灸缓解、胆囊炎的中医治疗、取石保胆技术、			
呼吸道感染				
慢性阻塞性肺炎			吸入用激素、β 受体激动剂	
胃及十二指肠溃疡	中药针灸治疗消化系统疾病			
急性阑尾炎				
腹腔疝	张力性疝修补术			
四肢长骨骨折	夹板外固定、手法复位、扩髓治疗			
子宫肌瘤				
正常分娩				
意外伤害				

表 76　需更新的卫生技术

病种	检查	化验	药物	其他
冠心病				
脑梗塞	影像检查			
高血压				
糖尿病			基础胰岛素	
慢性肾炎	并发症评估、肾察取定时			
胆石症和胆囊炎				腹腔镜胆囊切除治疗手术
呼吸道感染				
慢性阻塞性肺炎				
胃及十二指肠溃疡	胃镜、钡餐透视			
急性阑尾炎				
腹腔疝	无张力疝修补			
四肢长骨骨折				
子宫肌瘤				
正常分娩	无痛分娩、			新生儿复苏技术
意外伤害	创面修复技术			高压氧舱治疗

安徽省"农村基层医疗卫生机构适宜卫生技术使用现状和需求"调研报告

安徽省卫生厅　陈建中　王再涛
安徽省循证医学中心　胡世莲　严光　徐维平

一、卫生技术利用情况

（一）调查病例基本情况

1. 本次共调查病例900例，其中门诊病例每个病种20人，共300人，住院病例每个病种40人，共600人。男女性别比约为1.03∶1，其中门诊病例为1.52∶1，住院病例为0.85∶1（表1～表2）。

2. 各病种平均年龄差异明显，慢性心脑血管系统及呼吸道系统疾病病例平均年龄较外科疾病高。门诊病例中慢性阻塞性肺病、冠心病和脑梗死平均年龄位列前三，分别为74.5岁、71岁、69.6岁；正常分娩平均年龄最小，为26.7岁；住院病例中冠心病、慢性阻塞性肺病和脑梗死平均年龄位列前三，分别为74.3岁、71.7岁和69.1岁，正常分娩平均年龄仍然最小，为26.6岁（表1～表2）。

3. 各病种诊疗费用各异。平均门诊费用最高值前三位分别为慢性肾炎1005.7元、正常分娩368元、胃及十二指肠溃疡296.2元；最低值为腹腔疝59.9元；平均住院费用最高值前三位分别为胃及十二指肠溃疡3980.3元、子宫肌瘤2952.9元、四肢长骨骨折2946.5元，最低值为呼吸道感染890.7元。住院病例中胃及十二指肠溃疡的平均住院天数最长，为11.3天，正常分娩最短，为3天（表3～表4）。

4. 住院病例和门诊病例的医疗支付方式构成基本相同，主要为新型农村合作医疗（门诊占70%，住院占83%），其次为自费（门诊占21%。住院占10%）（表5～表6）。

（二）卫生技术利用分布情况

1. 门诊病例使用卫生技术种类的数量明显低于住院病例，主要表现为化验和药物的使用。不同病种使用的卫生技术情况亦有差异，门诊病例使用种类最多为慢性肾炎85项、其次为冠心病、胆石症和胆囊炎，均为40项；住院病例使用种类最多为胃及十二指肠溃疡218项，其次为慢性肾炎217项和子宫肌瘤174项（表7）。

2. 各病种的卫生技术人均利用频次表现不同，住院次数和人数显著高于门诊，但人均利用次数相差不大。检查项：门诊病历均为1.00次；住院病历最多为意外伤害1.55次，最少为慢性阻塞性肺病1.06次。化验项：门诊病历均为1.00次；住院病历最多为正常分娩1.31次，最少为慢性阻塞性肺病1.03次。药物项：门诊病历最多为胆石症和胆囊炎3.25次，最少为子宫肌瘤1.25次；住院病历最多为胃及十二指肠溃疡1.70次，最少为正常分娩1.14次。手术及其他项：门诊病历最多为慢性阻塞性肺病2.00次，其他均为1.00次或无；住院病历最多为子宫肌瘤1.20次，最少为正常分娩1.04次（表8～表9）。

（三）单病种卫生技术情况

根据调研病种卫生技术的使用人数和使用频次进行排序，列出每病种检查的前5位，化验和药物的前15位，手术和其他治疗的前5位。

1. 冠心病门诊患者接受最多的检查、化验及药物分别为心电图、血脂血糖测定及复方卡托普利；住院患者接受最多的检查、化验、药物及其他项目分别为心电图、血电解质测定、氯化钠注射液及注射、针灸推拿和理疗（表10～表13）。

2. 脑梗死门诊患者接受最多的检查、化验及药物分别为心电图、血糖测定及阿司匹林；住院患者接受最多的检查、化验、药物及其他项目分别为心电图、肝功能、氯化钠注射液及注射、针灸推拿和理疗（表 14 ~ 表 17）。

3. 高血压门诊患者接受最多的检查、化验及药物分别为心电图、血脂测定及卡托普利；住院患者接受最多的检查、化验、药物及其他项目分别为心电图、肝功能、氯化钠注射液及注射、针灸推拿和理疗（表 18 ~ 表 21）。

4. 糖尿病门诊患者接受最多的检查、化验及药物分别为心电图、血糖测定及二甲双胍；住院患者接受最多的检查、化验、药物及其他项目分别为心电图、血生化全套、复方氯化钠及注射、针灸推拿和理疗（表 22 ~ 表 25）。

5. 慢性肾炎门诊患者接受最多的检查、化验及药物分别为心电图、肾功能及阿莫西林；住院患者接受最多的检查、化验、药物及其他项目分别为心电图、血电解质测定、葡萄糖注射液及注射、针灸推拿和理疗（表 26 ~ 表 29）。

6. 胆囊结石伴胆囊炎门诊患者接受最多的检查、化验及药物分别为 B 超、血常规及卫生材料；住院患者接受最多的检查、化验、药物及其他项目分别为心电图、肾功能、氯化钠注射液及注射、针灸推拿和理疗，其次为胆囊切除术（表 30 ~ 表 33）。

7. 呼吸道感染门诊患者接受最多的检查、化验及药物分别为胸片、血常规及左氧氟沙星；住院患者接受最多的检查、化验、药物及其他项目分别为心电图、肝功能、云南白药胶囊及注射、针灸推拿和理疗，其次为静脉穿刺置换术（表 34 ~ 表 37）。

8. 慢性阻塞性肺病门诊患者接受最多的检查、化验、药物及其他治疗分别为心电图、血常规、血府逐瘀胶囊及雾化和吸氧；住院患者接受最多的检查、化验、药物及其他项目分别为心电图、血清总蛋白测定、氨溴索和葡萄糖注射液、针灸推拿和理疗（表 38 ~ 表 41）。

9. 胃及十二指肠溃疡门诊患者接受最多的检查、化验及药物分别为电子胃镜检查、血常规及胃苏颗粒；住院患者接受最多的检查、化验、药物及其他项目分别为心电图、肿瘤标志物、氨溴索和氯化钠注射液、针灸推拿和理疗（表 42 ~ 表 45）。

10. 急性阑尾炎门诊患者接受最多的检查、化验、药物及其他项目分别为 B 超、肿瘤标志物、氯化钠注射液及清创缝合，住院患者接受最多的检查、化验、药物及其他项目分别为心电图、血生化全套、氯化钠注射液及注射、针灸推拿和理疗（表 46 ~ 表 49）。

11. 腹腔疝门诊患者接受最多的检查、化验及药物分别为 B 超、多谷丙转氨酶测定及阿莫西林克拉维酸钾，住院患者接受最多的检查、化验、药物及其他项目分别为心电图、肝功能、氯化钠注射液及注射、针灸推拿和理疗（表 50 ~ 表 53）。

12. 四肢长骨骨折门诊患者接受最多的检查为 CT 和 X 线摄片，住院患者接受最多的检查、化验、药物及其他项目分别为心电图、肝功能、氯化钠注射液及注射、针灸推拿和理疗（表 54 ~ 表 57）。

13. 子宫肌瘤门诊患者接受最多的检查、化验及药物分别为 B 超、血常规及桂枝茯苓胶囊和宫痛消，住院患者接受最多的检查、化验、药物及其他项目分别为心电图、肝功能、葡萄糖注射液及注射、针灸推拿和理疗（表 58 ~ 表 61）。

14. 正常分娩门诊患者接受最多的检查、化验、药物及其他项目分别为 B 超、血常规、益母草片及吸氧，住院患者接受最多的检查、化验、药物及其他项目分别为心电图、血常规、缩宫素及注射、针灸推拿和理疗（表 62 ~ 表 65）。

15. 意外伤害门诊患者接受最多的检查、药物及其他项目分别为头颅 CT、氯化钠注射液和葡萄糖注射液及清创缝合，住院患者接受最多的检查、化验、药物及其他项目分别为心电图、为肝功能、氯化钠注射液和葡萄糖注射液及注射、针灸推拿和理疗（表 66 ~ 表 69）。

二、基层医疗机构调查

（一）人员配置和服务情况

1. 人员职称以初级为主（占66%），其次是中级（占28%）；专业技术人员类别以护士最高（占47%），其次为医技（占25%），公共卫生和中医分别占15%和13%（表70）。

2. 门诊服务量较高的为内科（占75%），外科和妇产科分别占12%和6%,；出入院服务量以内科为主（占66%），外科和妇产科分别占25%和9%，儿科无门诊和出入院服务量（表71~表72）。

（二）设备配置情况

调查机构设备配置率在87%以上，汊涧镇中心卫生院的型号登记占82%，南照镇中心卫生院未填写型号登记表。两家医院配置数量不同，南照镇中心卫生院配置比例显著高于汊涧镇中心卫生院。设备的使用情况均维持较高水平。两家医院均为污物桶配置最高，分别占27%和15%（表73、74）。

（三）药品配置情况

药品以安徽省补充药物和其他药物配置为主。其中省补充药物配置占58.38%，其他药物占25.72%，国家基本药物仅占15.91%。（表75）。

（四）信息系统配置情况

调查的19个信息系统中已常规应用的比例占60%左右，南照镇中心卫生院尚有约40%系统未建，电子病历系统均未启用（表76）。

三、专家咨询访谈

（一）需淘汰或增加的技术

1. 调研病例涉及各种并发症，故各病种开展的卫生技术多为基本需要，需淘汰和增加的卫生技术数量较少（图1）。共需淘汰13个病种涉及91项卫生技术，以胃及十二指肠溃疡、意外伤害、急性阑尾炎和子宫肌瘤淘汰的技术为主。技术种类主要集中在药物和化验，分别占57%和22%左右，手术和其他检查分别占12%和9%左右。共需增加4个病种（慢性阻塞性肺病、冠心病、胃及十二指肠溃疡和呼吸道感染）约14项技术，其中药物和化验均约占35%，检查约占29%。

2. 各病种需淘汰的检查如下：高血压为胃镜；呼吸道感染为B超；慢性阻塞性肺病为头颅CT；胃及十二指肠溃疡为胸片、MRI；腹腔疝为CT；子宫肌瘤为术后病理、泌尿系统B超；

3. 各病种需淘汰的化验如下：脑梗死为ASO测定、类风湿因子RF测定；呼吸道感染为乙肝三对半；胃及十二指肠溃疡为血脂全套、LDH、CRP测定；急性阑尾炎为凝血功能检查。乙肝三对半；腹腔疝为肾功能、血电解质测定、乙肝三对半；长骨骨折为凝血功能检查、血电解质测定；子宫肌瘤为血清白蛋白测定、全血细胞计数；正常分娩为乙肝三对半、血清白蛋白测定、血糖测试；意外伤害为乙肝三对半。

4. 各病种需淘汰的药物如下：呼吸道感染为替硝唑葡萄糖、活血止痛胶囊、复方氯化钾、氨甲苯酸；慢性阻塞性肺病为磷霉素、胞磷胆碱、阿魏酸钠、甲氧氯普胺、泮托拉唑、柴胡；胃及十二指肠溃疡为头孢呋辛、克拉维酸钾、阿莫西林克拉维酸钾、葡萄糖酸钙、山莨菪碱、美罗培南、丹参酮ⅡA、接骨七厘片、阿胶浆、辅酶A、别嘌醇、复方氨基比林；急性阑尾炎为头孢曲松、甲硝唑、山莨菪碱、甲氧氯普胺、头孢哌酮钠舒巴坦钠、丙泊酚、消炎利胆片；腹腔疝为氨苄西林；长骨骨折为阿米卡星、氨溴索；子宫肌瘤为盐酸普鲁卡因、甲硝唑、阿米卡星、胃复安、克林霉素、断血流颗粒；正常分娩为地塞米松、平衡液、甲硝唑；意外伤害为头孢呋辛酯片、青霉素、阿莫西林克拉维酸钾、转化糖电解质、左氧氟沙星、地塞米松、头孢硫脒、平衡液、美洛西林。

5. 各病种需淘汰的手术及其他治疗如下：慢性肾炎为吸氧；呼吸道感染为静脉穿刺置换术；胃

及十二指肠溃疡为骨科内固定物；急性阑尾炎为全身麻醉；腹腔疝为心电监护子宫肌瘤为理疗康复；正常分娩为腰麻硬膜外联合阻滞、局部浸润麻醉；意外伤害为导尿、吸氧。

6. 建议增加的技术如下：冠心病为凝血象、心肌酶谱、肌红蛋白、肌钙蛋白检查；慢性阻塞性肺病为肺功能检查、胸部正侧位片、二羟丙茶碱、普米克、爱全乐、沙丁胺醇；胃及十二指肠溃疡为14C 呼气试验、粪便常规和隐血检查；

（二）医疗技术配置存在的问题

通过对调研医院人员的知情访谈，得知存在以下问题：①由于基层医院待遇不高、报考人员不多，导致人员数量不足，不少岗位靠退休人员或聘用村医顶岗，限制了服务能力。②现有人员的层次结构分布不合理，整体素质偏低，高级职称人员过少，人才难引进、易流失。③学科发展不明确，科室划分不合理，两家调查机构均无专业儿科服务，医务人员多承担多部门诊疗活动；由于技术限制，外科和妇产科服务构成比过少。④诊疗设备数量少且老化，多数带病运转，设备管理人员不足；基础设施建设相对落后，住院楼、门诊楼功能不齐且需要修葺。⑤药品种类不足，部分基本药物和补充药物目录中的药品没有配置到位，造成病人外购，增加病人负担；基层药师人员不足，业务能力也有待于加强。⑥卫生信息化建设程度不高，多偏向于卫生管理系统，电子病历系统均未启用，限制了诊疗水平和诊疗过程的规范化。

四、讨论和建议

（一）卫生技术利用

调查结果显示门诊和住院病例使用的卫生技术种类较多，住院病例使用的卫生技术最高达218种，每种化验技术的平均使用人数普遍高于检查的使用人数，提示可能存在一定的不合理使用。专家咨询发现针对单病种诊治需要的技术种类仅约为实际应用的50%～60%，这可能与病例纳入标准未严格限定有无并发症和医疗技术过多使用有关。根据专家经验判断，需淘汰少部分成本高、效果差的卫生技术，提示当前的诊疗活动中部分卫生技术应用存在不合理情况。根据调查结果和专家咨询提示需增加的相应的卫生技术，提示卫生技术配置与实际需求之间存在一定的差距，建议基层卫生机构结合当地的疾病谱和卫生需求对卫生技术作适当的调整和补充。

（二）机构配置

1. 卫生人力资源

卫生人力资源数量和专业结构在地区分布上，存在不平衡现象。医护比例不合理。基层卫生机构专业人员配置实际情况未达到《中国2001～2015 年卫生人力发展纲要》[1]要求，应对他们进行有针对性的培训与考核，有侧重、分阶段、分类引导职称晋升[2]。结合当地农村卫生人力需求，建议落实《以全科医生为重点的基层医疗卫生队伍建设规划》[3]，开展农村定向医学生免费培养工作[4]，进一步加强基层医疗机构卫生人力资源管理，提高卫生人力资源的整体学历水平和执业准入标准，定期进行岗位培训，提高现有卫生技术人员的业务素质，制定优惠政策，鼓励卫生技术人才到基层医疗机构服务，调整卫生人力资源结构，提高安徽省基层医疗机构的综合实力。从而提高医疗技术水平，保证基层人民群众的卫生服务需求得到满足。

2. 国家基本药物和安徽省补充药物配置情况

两所乡镇卫生院均于2010 年1 月1 日开始使用2009 版基本药物目录[5]和《安徽省基层医疗卫生机构基本药物和补充药品采购目录（暂行)》[6]。调查结果显示实际配备药品品种数超出国家基本药物目录和安徽省补充药物目录规定种数。建议应根据当地主要疾病负担，在保障当地的药物需求的前提下，结合当前最佳的临床研究证据，循证增选和补充相应的基本药物和补充药物，实施过程中适当放松限制，为当地医院留下一定的调整空间，以逐步提高当地基本医疗服务水平。确保基本药物和补充药物能适应当地基层医疗卫生需求，安全有效，价格合理，保障供应。

（三）研究存在的不足

阜阳市颍上县南照镇中心卫生院未实施电子病历信息系统，信息来源依赖于医务人员手工填写调查表，可能存在一定的信息偏倚；调研病种的纳入标准未严格限定单病种的并发症，因此卫生技术的利用可能包含了并发疾病的卫生技术利用情况，夸大了单病种卫生技术使用类别和频次；本次调查病种的样本虽为随机抽取，但病例数较少，样本的代表性存在一定的偏倚。采用专家咨询法评估卫生技术使用情况，循证证据级别较低，建议采用循证遴选和调整的方法，进一步科学评估。

（四）小结

通过调查基层医疗卫生通过调查农村基层医疗机构适宜技术的使用现状，开展卫生适宜技术需求评估是提高基层医疗卫生技术水平和服务能力的重要途径[7]。针对安徽省农村适宜技术的实际情况，尤其是卫生技术使用高需要量、低利用率的特点，从完善卫生技术利用现状，优化人力资源结构，合理配置国家基本药物和安徽省补充药物等方面，遴选并推广安全有效、经济适用的医疗卫生技术，为安徽省农村卫生适宜技术的应用提供良好的决策依据，逐步改善我省卫生技术配置和利用的公平性、城乡之间及区域之间利用不均衡的问题。

参 考 文 献

1. 卫生部.《中国2001~2015年卫生人力发展纲要》（卫人发〔2002〕35号）.2002.
2. 杨晓妍，沈建通，李幼平，等. 宁夏回族自治区吴忠市高闸中心卫生院基本情况现状调查. 中国循证医学杂志，2011，11（1）：14 – 19.
3. 国家发改委等六部委.《以全科医生为重点的基层医疗卫生队伍建设规划》.2010.
4. 国家发改委等六部委.《关于开展农村订单定向医学生免费培养工作的实施意见》.2010.
5. 中华人民共和国卫生部.《国家基本药物目录（基层医疗卫生机构配备使用部分）》（2009版）（卫生部令第69号）.2009.
6. 安徽省卫生厅.《安徽省基层医疗卫生机构基本药物和补充药品采购目录（暂行）》（卫药秘870号）.2009.
7. 孙荣国，曾智，饶莉，等. 卫生技术评估与卫生适宜技术研究. 现代预防医学杂志.2011，38（3）：490 –491.

撰稿人：

问卷调查组：何新阳、夏志强

数据录入组：杨雯雯、陈　程、顾君彤、黄向华、杨静谟、张勇强

数据整理组：杨雯雯、陈　程、唐杨琛、刘林青、韩晓青、孟　兰

统计分析组：杨雯雯、徐婷娟、陈　尹

报告撰写组：杨雯雯、陈　尹、徐婷娟

安徽调研项目报告附表

表1 15病种门诊病例年龄性别分布

病种	年龄					性别	
	样本量	均数	标准差	最大值	最小值	男	女
冠心病	20	71.0	14.4	90	43	8	12
脑梗死	20	69.6	6.3	88	59	16	4
高血压	20	67.1	10.3	86	48	8	12
糖尿病	20	58.9	10.3	72	35	8	12
慢性肾炎	20	51.8	16.5	70	9	7	13
胆石症和胆囊炎	20	53.4	15.0	80	23	5	15
呼吸道感染	20	43.9	29.2	84	3	11	9
慢性阻塞性肺病	20	74.5	8.8	88	54	10	10
胃及十二指肠溃疡	20	51.6	13.5	81	28	14	6
急性阑尾炎	20	37.6	20.7	83	6	10	10
腹腔疝	20	37.7	30.1	95	3	17	3
四肢长骨骨折	20	44.7	18.6	75	6	13	7
子宫肌瘤	20	43.0	4.9	52	29	20	0
正常分娩	20	26.7	4.1	39	23	20	0
意外伤害	20	34.2	13.8	62	17	14	6
合计	300	–	–	–	–	181	119

表2 15病种住院病例年龄性别分布

病种	年龄					性别	
	样本量	均数	标准差	最大值	最小值	男	女
冠心病	40	74.3	9.3	93	57	16	24
脑梗死	40	69.1	8.7	85	48	23	17
高血压	40	64.9	11.2	87	43	19	21
糖尿病	40	63.5	13.1	83	26	10	30
慢性肾炎	40	54.8	19.1	79	8	18	22
胆石症和胆囊炎	40	52.8	16.5	83	20	14	26
呼吸道感染	40	64.6	15.8	88	3	24	16
慢性阻塞性肺病	40	71.7	10.6	89	36	24	16
胃及十二指肠溃疡	40	61.7	16.8	86	15	30	10
急性阑尾炎	40	46.8	17.1	73	12	18	22
腹腔疝	40	53.3	20.0	79	3	35	5
四肢长骨骨折	40	51.3	18.0	78	17	20	20
子宫肌瘤	40	44.1	6.5	60	30	0	40
正常分娩	40	26.6	5.5	44	20	0	40
意外伤害	40	45.2	20.5	90	2	25	15
合计	600					276	324

表3 15 病种门诊病例费用情况

病种	门诊费用				
	样本量	均数	标准差	最大值	最小值
冠心病	20	257.8	220.8	679.5	34.0
脑梗死	20	176.3	107.3	420.0	18.1
高血压	20	207.1	114.7	452.8	16.9
糖尿病	20	159.1	100.2	500.0	4.0
慢性肾炎	20	1005.7	1186.7	3450.9	38.0
胆石症和胆囊炎	20	70.7	68.3	231.0	5.0
呼吸道感染	20	138.6	71.3	292.7	33.0
慢性阻塞性肺病	20	201.1	162.8	480.2	18.7
胃及十二指肠溃疡	20	296.2	199.8	620.5	14.0
急性阑尾炎	20	62.2	45.6	120.8	5.0
腹腔疝	20	59.9	85.0	333.4	5.0
四肢长骨骨折	20	113.7	100.4	400.0	20.0
子宫肌瘤	20	156	82.7	360.0	13.0
正常分娩	20	368.0	249.5	717.0	80.0
意外伤害	20	244.8	174.2	550.0	16.0

表4 15 病种住院病例住院天数和费用情况

病种	样本	住院天数		住院费用			
		均数	标准差	均数	标准差	最大值	最小值
冠心病	40	8.9	7.8	1289.5	931.5	5502.0	353.0
脑梗死	40	9.7	4.2	1359.3	664.8	2934.0	268.0
高血压	40	6.9	3.9	892.0	551.5	2468.0	180.0
糖尿病	40	7.2	3.5	901.8	472.5	2141.0	152.4
慢性肾炎	40	9.7	5.4	2675.6	1997.7	7553.5	570.9
胆石症和胆囊炎	40	8.1	4.5	1500.6	900.3	3370.6	116.4
呼吸道感染	40	6.0	3.1	890.7	621.1	3066.0	152.0
慢性阻塞性肺病	40	7.2	3.6	984.7	497.9	2072.0	161.0
胃及十二指肠溃疡	40	11.3	18.8	3980.3	5753.0	30515.0	131.0
急性阑尾炎	40	7.9	2.7	1324.7	607.8	2161.0	133.0
腹腔疝	40	8.6	2.0	1736.1	583.6	3606.0	584.0
四肢长骨骨折	40	10.8	6.2	2946.5	2917.0	11276.5	198.4
子宫肌瘤	40	10.2	3.3	2952.9	1558.4	8421.2	482.5
正常分娩	40	3.0	2.6	898.9	556.2	2334.3	172.0
意外伤害	40	7.9	5.9	2823.8	3490.6	15726.3	169.3

表5　15病种门诊病例医疗保险情况

病种	医疗制度					合计
	城镇职工	城镇居民	新农合	自费	其他	
冠心病	0	1	17	2	0	20
脑梗死	0	0	16	4	0	20
高血压	1	0	18	1	0	20
糖尿病	0	0	19	1	0	20
慢性肾炎	0	5	15	0	0	20
胆石症和胆囊炎	0	4	9	7	0	20
呼吸道感染	1	2	13	4	0	20
慢性阻塞性肺病	1	6	8	5	0	20
胃及十二指肠溃疡	0	0	17	3	0	20
急性阑尾炎	0	1	13	6	0	20
腹腔疝	0	1	19	0	0	20
四肢长骨骨折	0	2	9	9	0	20
子宫肌瘤	0	0	17	3	0	20
正常分娩	0	0	15	5	0	20
意外伤害	0	0	5	15	0	20
合计	3	22	210	65	0	300

表6　15病种住院病例医疗保险情况

病种	医疗制度					合计
	城镇职工	城镇居民	新农合	自费	其他	
冠心病	2	0	36	2	0	40
脑梗死	2	1	37	0	0	40
高血压	1	0	38	1	0	40
糖尿病	2	0	28	10	0	40
慢性肾炎	0	15	20	5	0	40
胆石症和胆囊炎	0	1	31	8	0	40
呼吸道感染	0	0	39	1	0	40
慢性阻塞性肺病	0	0	39	1	0	40
胃及十二指肠溃疡	1	2	29	8	0	40
急性阑尾炎	0	0	36	4	0	40
腹腔疝	0	0	40	0	0	40
四肢长骨骨折	0	0	40	0	0	40
子宫肌瘤	1	3	35	1	0	40
正常分娩	1	0	35	4	0	40
意外伤害	4	0	16	15	5	40
合计	14	22	499	60	5	600

表7 15病种卫生技术种类利用情况表

病种	类型	卫生技术利用种类					合计
		检查	化验	药物	手术	其他治疗	
冠心病	门诊	6	4	30	0	0	40
	住院	7	18	96	1	3	125
脑梗死	门诊	3	3	20	0	0	26
	住院	9	20	79	0	3	111
高血压	门诊	3	4	18	0	0	25
	住院	8	20	83	0	3	114
糖尿病	门诊	3	5	11	0	0	19
	住院	9	32	89	2	3	135
慢性肾炎	门诊	6	22	57	0	0	85
	住院	17	60	135	0	4	216
胆石症和胆囊炎	门诊	5	17	18	0	0	40
	住院	11	31	112	4	3	161
呼吸道感染	门诊	1	1	18	0	0	20
	住院	4	16	73	1	4	98
慢性阻塞性肺病	门诊	5	4	23	0	2	34
	住院	6	15	82	0	3	106
胃及十二指肠溃疡	门诊	6	4	22	0	0	32
	住院	11	38	153	7	7	216
急性阑尾炎	门诊	2	1	17	0	1	21
	住院	11	14	77	1	4	107
腹腔疝	门诊	4	12	7	0	0	23
	住院	7	18	70	7	11	113
四肢长骨骨折	门诊	2	0	0	1	0	3
	住院	7	19	79	17	3	125
子宫肌瘤	门诊	6	2	2	0	0	10
	住院	19	22	117	9	7	174
正常分娩	门诊	3	10	4	5	5	27
	住院	5	21	46	11	5	88
意外伤害	门诊	9	0	20	0	4	33
	住院	26	29	95	2	6	158

表8　15病种卫生技术利用频次分布表

病种	类型	检查			化验		
		次数 （次）	人数 （人）	人均利用次数 （人次）	次数 （次）	人数 （人）	人均次数
冠心病	门诊	34	34	1.00	19	19	1.00
	住院	79	65	1.22	447	427	1.05
脑梗死	门诊	19	19	1.00	12	12	1.00
	住院	71	60	1.18	485	450	1.08
高血压	门诊	20	20	1.00	25	25	1.00
	住院	65	45	1.44	446	406	1.10
糖尿病Ⅱ型	门诊	12	12	1.00	26	26	1.00
	住院	58	40	1.45	408	344	1.19
慢性肾炎	门诊	45	45	1.00	83	83	1.00
	住院	133	119	1.12	716	654	1.09
胆石症和胆囊炎	门诊	14	14	1.00	21	21	1.00
	住院	106	84	1.26	471	420	1.12
呼吸道感染	门诊	11	11	1.00	10	10	1.00
	住院	76	68	1.12	443	427	1.04
慢性阻塞性肺病	门诊	28	28	1.00	22	22	1.00
	住院	68	64	1.06	444	429	1.03
胃及十二指肠溃疡	门诊	22	22	1.00	19	19	1.00
	住院	92	70	1.31	654	616	1.06
急性阑尾炎	门诊	5	5	1.00	6	6	1.00
	住院	102	76	1.34	221	191	1.16
腹腔疝	门诊	5	5	1.00	22	22	1.00
	住院	95	79	1.20	363	325	1.12
四肢长骨骨折	门诊	21	21	1.00	–	–	–
	住院	94	76	1.24	453	412	1.10
子宫肌瘤	门诊	32	32	1.00	13	13	1.00
	住院	170	113	1.50	365	343	1.06
正常分娩	门诊	30	30	1.00	30	30	1.00
	住院	85	64	1.33	176	134	1.31
意外伤害	门诊	13	13	1.00	–	–	–
	住院	147	95	1.55	501	443	1.13

表9　15病种卫生利用频次分布表（续）

病种	类型	药物			其他治疗		
		次数（次）	人数（人）	人均利用次数（人次）	次数（次）	人数（人）	人均次数
冠心病	门诊	101	71	1.42	–	–	–
	住院	532	401	1.33	130	120	1.08
脑梗死	门诊	90	50	1.80	–	–	–
	住院	469	370	1.27	132	120	1.10
高血压	门诊	92	38	2.42	–	–	–
	住院	504	383	1.32	136	120	1.13
糖尿病Ⅱ型	门诊	73	45	1.62	–	–	–
	住院	488	373	1.31	134	122	1.10
慢性肾炎	门诊	266	95	2.80	–	–	–
	住院	583	427	1.37	144	123	1.17
胆石症和胆囊炎	门诊	78	24	3.25	–	–	–
	住院	588	476	1.24	147	140	1.05
呼吸道感染	门诊	93	57	1.63	–	–	–
	住院	465	371	1.25	132	120	1.10
慢性阻塞性肺病	门诊	148	79	1.87	12	6	2.00
	住院	597	480	1.24	136	120	1.13
胃及十二指肠溃疡	门诊	143	77	1.86	–	–	–
	住院	900	530	1.70	160	145	1.10
急性阑尾炎	门诊	59	25	2.36	11	11	1.00
	住院	533	443	1.20	158	149	1.06
腹腔疝	门诊	21	7	3.00	–	–	–
	住院	512	344	1.49	216	204	1.06
四肢长骨骨折	门诊	–	–	–	6	6	1.00
	住院	514	435	1.18	148	136	1.09
子宫肌瘤	门诊	10	8	1.25	–	–	–
	住院	994	760	1.31	216	180	1.20
正常分娩	门诊	34	26	1.31	30	30	1.00
	住院	384	338	1.14	167	161	1.04
意外伤害	门诊	110	70	1.57	12	12	1.00
	住院	585	395	1.48	140	128	1.09

表 10　冠心病检查前 5 位使用表

技术类别	冠心病			
	门诊	人数	住院	人数
检查	心电图	11	心电图	36
	B 超	10	CT	9
	胸片	8	胸部 X 片	7
	颈部血管彩超	2	腹部 B 超	7
	头颅 CT	2	B 超	3

表 11　冠心病化验前 15 位使用表

技术类别	冠心病			
	门诊	人数	住院	人数
化验	血脂、血糖	11	血电解质测定	63
	血常规	4	肝功能	58
	生化全套	3	肾功能	47
	尿常规	1	尿常规	43
			血生化全套	40
			血常规	36
			血脂全套	28
			血糖测定	21
			血清总蛋白测定	17
			血清总胆红素测定	17
			乙肝三对半	16
			尿蛋白定性	15
			LDH	12
			生化全套	8
			静脉采血	2

表 12　冠心病药物前 15 位使用表

技术类别	冠心病			
	门诊	人数	住院	人数
药物	复方卡托普利	9	氯化钠	34
	硝酸异山梨酯	8	葡萄糖	26
	美托洛尔	7	参麦注射液	23
	阿司匹林	7	呋塞米	19
	曲美他嗪	4	阿莫西林克拉维酸钾	17
	通心络胶囊	3	丹参滴丸	15
	氢氯噻嗪	3	血塞通	14
	硝苯地平	3	去乙酰毛花苷	12
	银杏滴丸	2	西咪替丁	11
	氟桂利嗪	2	维生素 B6	11
	头孢呋辛	2	舒血宁	11
	螺内酯	2	奥美拉唑	11
	格列吡嗪	2	氯化钾	10
	克林霉素	1	左氧氟沙星/氯化钠	9
	二甲双胍	1	硝酸异山梨酯	8

表13 冠心病其他治疗前5位使用表

技术类别	冠心病			
	门诊	人数	住院	人数
其他治疗	−	−	注射	39
	−	−	针灸推拿	39
	−	−	理疗	39
	−	−	静脉穿刺置导管术	3
	−			

表14 脑梗死检查前5位使用表

技术类别	脑梗死			
	门诊	人数	住院	人数
检查	心电图	9	心电图	33
	颅脑CT	7	CT	6
	头颅CT	3	胸部X片	5
			肝胆B超	5
			MRI	4

表15 脑梗死化验前15位使用表

技术类别	脑梗死			
	门诊	人数	住院	人数
化验	血糖测定	10	肝功能	84
	凝血功能常规检查	1	肾功能	54
	血常规	1	血电解质测定	52
			尿常规	46
			血常规	38
			血脂全套	31
			乙肝三对半	18
			血清总蛋白测定	18
			血清总胆红素测定	18
			血清白蛋白测定	18
			血糖测试	18
			乳酸脱氢酶测定	16
			尿蛋白定性	15
			血生化全套	11
			生化全套	7

表 16 脑梗死药物前 15 位使用表

技术类别	脑梗死			
	门诊	人数	住院	人数
	阿司匹林	12	氯化钠	26
	银杏叶胶囊	9	血塞通	23
	尼莫地平	5	葡萄糖	20
	美托洛尔	3	胞磷胆碱	19
	银杏滴丸	2	阿司匹林	18
	脉络宁注射液	2	丹参滴丸	16
	氯化钠	2	曲克芦丁	13
药物	卡托普利	2	血栓通	12
	非洛地平	2	氟桂利嗪	12
	血塞通	1	参麦注射液	11
	氟桂利嗪	1	葡萄糖氯化钠	10
	二甲双胍	1	奥美拉唑	10
	通心络胶囊	1	双氯芬酸	9
	天丹通络胶囊	1	甘露醇	9
	尼群地平	1	舒血宁	8

表 17 脑梗死手术及其他治疗前 5 位使用表

技术类别	脑梗死			
	门诊	人数	住院	人数
	–		注射	40
	–		理疗	40
其他	–		针灸推拿	40
治疗	–			
	–			

表 18 高血压检查前 5 位使用表

技术类别	高血压			
	门诊	人数	住院	人数
	心电图	10	心电图	34
	胸片	6	胸部 X 片	5
检查	心超	4	胃镜	1
			头颅 MRI	1
			头颅 CT	1

表19　高血压化验前15位使用表

技术类别	高血压			
	门诊	人数	住院	人数
化验	血脂全套	9	肝功能	56
	生化全套	7	血电解质测定	48
	血常规	4	血脂全套	40
	血糖测定	3	肾功能	40
			血常规	34
			尿常规	34
			血糖测试	24
			乙肝三对半	17
			尿蛋白定性	17
			尿比重测定	17
			血生化全套	15
			血清总蛋白测定	14
			血清总胆红素测定	14
			血清白蛋白测定	13
			乳酸脱氢酶测定	11

表20　高血压药物前15位使用表

技术类别	高血压			
	门诊	人数	住院	人数
药物	卡托普利	7	氯化钠	39
	奈诺普利	5	葡萄糖	25
	银杏滴丸	4	血塞通	16
	阿司匹林	3	维脑络通	16
	通心络胶囊	3	参麦注射液	16
	复方丹参滴丸	2	丹参注射液	13
	坎地沙坦	2	胞磷胆碱	12
	二甲双胍	2	阿司匹林	12
	非洛地平	1	甘油果糖	11
	复方利血平氨苯蝶啶	1	氟桂利嗪	11
	格列吡嗪	1	舒血宁	10
	美托洛尔	1	甘露醇	10
	螺内酯	1	吲达帕胺	9
	依那普利	1	卡托普利	8
	硝苯地平	1	复方丹参滴丸	8

表21　高血压手术及其他治疗前5位使用表

技术类别		高血压			
		门诊	人数	住院	人数
其他治疗	–			注射	40
	–			理疗或康复	40
	–			针灸推拿	40
	–				
	–				

表22　糖尿病检查前5位使用表

技术类别		糖尿病			
		门诊	人数	住院	人数
检查	心电图		10	心电图	23
	胸片		1	普通透视	6
	B超		1	胸部X线摄影	3
				腹部B超	3
				肝脾B超	1

表23　糖尿病化验前15位使用表

技术类别		糖尿病			
		门诊	人数	住院	人数
化验	血糖测定		14	血生化全套	50
	糖化血红蛋白测定		7	肾功能	38
	血脂全套		3	血糖测定	36
	生化全套		1	尿常规	27
	肝功能		1	乙肝三对半	27
				肝功能	19
				血常规	18
				血电解质测定	16
				血清总胆红素测定	15
				血清天门冬氨酸氨基转移酶测定	15
				血清丙氨酸氨基转移酶测定	15
				小生化	10
				乙型肝炎表面抗体测定	5
				血脂	5
				乙型肝炎核心抗体测定	4

表 24　糖尿病药物前 15 位使用表

技术类别	糖尿病			
	门诊	人数	住院	人数
药物	二甲双胍	17	复方氯化钠	46
	格列吡嗪	10	格列吡嗪	34
	优必灵	4	参麦	21
	胰岛素	4	血塞通	21
	银杏叶滴丸	3	胰岛素	18
	通心络胶囊	2	氯化钾	16
	厄贝沙坦氢氯噻嗪	1	丹参滴丸	15
	马来酸依那普利	1	二甲双胍	12
	氯化钾	1	脉络宁注射液	9
	复方利血平氨苯蝶啶	1	维生素 B6	9
	非诺贝特	1	格列齐特缓释片	8
			维生素 C	8
			碳酸氢钠注射液	7
			阿莫西林钠克拉维酸钾	6
			清开灵颗粒	6

表 25　糖尿病手术及其他治疗前 5 位使用表

技术类别	糖尿病			
	门诊	人数	住院	人数
其他治疗	–		注射	40
	–		理疗或康复	40
	–		针灸推拿	40
	–		白内障摘除术	1
	–		人工晶体植入术	1

表 26　慢性肾炎检查前 5 位使用表

技术类别	慢性肾炎			
	门诊	人数	住院	人数
检查	心电图	12	心电图	37
	胸片	11	B 超	25
	CT	11	胸片	19
	B 超	7	测血压	11
	MRI	3	泌尿系 B 超	8

表27 慢性肾炎化验前15位使用表

技术类别	慢性肾炎			
	门诊	人数	住院	人数
	肾功能	13	血电解质测定	81
	血清总胆汁酸测定	10	肾功能	51
	血细胞分析	7	血脂全套	42
	尿常规	6	尿常规	42
	血清甘油三酯测定	6	血常规	41
	血清总蛋白测定	5	肝功能	22
	葡萄糖测定	5	血糖测定	21
化验	谷丙转氨酶测定	5	粪便常规	21
	草丙转氨酶测定	5	尿蛋白定量	17
	血清直接胆红素测定	4	血清总胆红素测定	16
	血电解质测定	4	血清白蛋白测定	16
	血清白蛋白测定	3	血清总蛋白测定	15
	乙型肝炎核心抗体测定	1	粪便常规＋隐血试验	15
	血清游离甲状腺素测定	1	单项补体测定	15
	血清尿酸测定	1	血清总胆汁酸测定	14

表28 慢性肾炎药物前15位使用表

技术类别	慢性肾炎			
	门诊	人数	住院	人数
	阿莫西林	6	葡萄糖	29
	六味地黄丸	5	氯化钠	25
	金水宝	5	百令胶囊	13
	阿魏酸哌嗪	5	螺内酯	12
	吲达帕胺	4	氢氯噻嗪	11
	螺内酯	4	氯化钾	11
	泼尼松	4	阿魏酸哌嗪	11
药物	氢氯噻嗪	3	呋塞米	10
	银杏达莫注射液	2	泼尼松	10
	盐酸左氧氟沙星	2	银杏达莫注射液	9
	盐酸贝那普利	2	辛伐他汀	9
	缬沙坦	2	低分子肝素	9
	呋塞米	2	盐酸贝那普利	8
	肾上腺色腙	2	盐酸川芎嗪	6
	左氧氟沙星/氯化钠	2	卡托普利	6

表29 慢性肾炎手术及其他治疗前5位使用表

技术类别	慢性肾炎			
	门诊	人数	住院	人数
其他治疗	–	–	注射	40
	–	–	理疗或康复	40
	–	–	针灸推拿	40
	–	–	吸氧	3
	–	–		

表30 胆石症和胆囊炎检查前5位使用表

技术类别	胆石症和胆囊炎			
	门诊	人数	住院	人数
检查	B超	6	心电图	37
	肝胆B超	3	肝胆B超	12
	心电图	3	B超	12
	CT	1	胸部X线摄影	8
	测血压	1	CT	5

表31 胆石症和胆囊炎化验前15位使用表

技术类别	胆石症和胆囊炎			
	门诊	人数	住院	人数
化验	血常规	2	肾功能	52
	尿常规	2	血常规	34
	尿蛋白测定	2	尿常规	29
	尿比重测定	2	血脂全套	26
	肝功能	2	血糖测定	21
	乙型肝炎表面抗原测定	1	肝功能	20
	血清总蛋白测定	1	尿蛋白定性	19
	血清总胆红素测定	1	尿比重测定	19
	血清天门冬氨酸氨基转移酶测定	1	血清丙氨酸氨基转移酶测定	18
	血清丙氨酸氨基转移酶测定	1	乙肝三对半	17
	血生化全套	1	血清总蛋白测定	17
	血清γ-谷氨酰基转移酶测定	1	血清总胆红素测定	17
	血浆凝血酶原时间仪器测定	1	血清天门冬氨酸氨基转移酶测定	17
	乳酸脱氢酶测定	1	血清白蛋白测定	16
	血糖测定	1	乳酸脱氢酶测定	13

表32 胆石症和胆囊炎药物前15位使用表

技术类别	胆石症和胆囊炎			
	门诊	人数	住院	人数
	卫生材料	3	氯化钠注射液	35
	葡萄糖氯化钠	3	葡萄糖	33
	维生素C	2	葡萄糖氯化钠	17
	克拉霉素	2	注射用氨苄西林纳	14
	注射用磷霉素钠	1	乳酸钠林格	14
	盐酸消旋莨菪碱注射液	1	哌替啶	13
	盐酸克拉霉素氯化钠注射液	1	维生素C	13
药物	消旋山莨菪碱片	1	氯化钾	13
	胃苏颗粒	1	维生素B6	12
	维生素B6	1	阿托品	12
	头孢哌酮钠舒巴坦钠	1	阿莫西林	12
	乳酸左氧氟沙星氯化钠注射液	1	地西泮	11
	葡萄糖	1	普鲁卡因	10
	葡萄糖氯化钠	1	阿莫西林克拉维酸钾酸	10
	阿米卡星	1	替硝唑	9

表33 胆石症和胆囊炎手术及其他治疗前5位使用表

技术类别	胆石症和胆囊炎			
	门诊	人数	住院	人数
	–	–	注射	40
	–	–	针灸推拿	40
其他	–	–	理疗或康复	40
治疗	–	–	胆囊切除术	17
	–	–	胆总管探查	1

表34 呼吸道感染检查前5位使用表

技术类别	呼吸道感染			
	门诊	人数	住院	人数
	胸片	11	心电图	34
			胸片	16
检查			CT	13
			B超	5

表35 呼吸道感染化验前15位使用表

技术类别	呼吸道感染			
	门诊	人数	住院	人数
	血常规	10	肝功能	102
			血电解质测定	60
			肾功能	48
			尿常规	32
			血常规	32
			血生化全套	22
			粪便常规	19
化验			肝肾功能	16
			尿比重测定	16
			尿蛋白定量	16
			血糖测定	16
			乳酸脱氢酶测定	16
			血清总胆红素测定	14
			血清总蛋白测定	14
			血脂全套	3

表36 呼吸道感染药物前15位使用表

技术类别	呼吸道感染			
	门诊	人数	住院	人数
	左氧氟沙星	10	云南白药胶囊	46
	维生素 C	8	左氧氟沙星	38
	维生素 B6	6	云南白药膏	31
	头孢他啶	4	右美沙芬	10
	头孢克洛	4	吲哚美辛	9
	替硝唑葡萄糖	4	吲达帕胺	8
	头孢氨苄	3	银杏叶片	8
药物	乳酸左氧氟沙星	3	银杏达莫注射液	8
	青霉素	2	依那普利	8
	葡萄糖氯化钠	2	血塞通	7
	氯化钠注射液	2	硝酸异山梨酯	7
	利巴韦林	2	西咪替丁	7
	克林霉素	2	维生素 K1	7
	复方磷酸可待因	1	维生素 C	7
	布洛芬	1	维生素 B6	7

表37　呼吸道感染手术及其他治疗前5位使用表

技术类别	呼吸道感染			
	门诊	人数	住院	人数
其他治疗	–	–	肌肉注射	39
	–	–	理疗	39
	–	–	针灸推拿	39
	–	–	静脉穿刺置换术	2
	–	–	鼻导管吸氧	1

表38　慢性阻塞性肺病检查前5位使用表

技术类别	慢性阻塞性肺病			
	门诊	人数	住院	人数
检查	心电图	12	心电图	37
	胸片	10	胸片	17
	CT	4	CT	6
	测血压	2	心脏超声	2
			头颅CT	1

表39　慢性阻塞性肺病化验前15位使用表

技术类别	慢性阻塞性肺病			
	门诊	人数	住院	人数
化验	血常规	11	血清总蛋白测定	63
	血脂	5	乙肝三对半	56
	血糖测定	5	肝肾功能	56
	电解质	1	血清总胆红素测定	48
			血生化全套	32
			肾功能	32
			尿比重测定	32
			血脂全套	18
			血糖测定	17
			血常规	16
			乳酸脱氢酶测定	16
			尿常规	16
			钠测定	15
			肝功能	11
			粪便常规	1

表40 慢性阻塞性肺病药物前15位使用表

技术类别	慢性阻塞性肺病			
	门诊	人数	住院	人数
药物	血府逐瘀胶囊	10	氨溴索/葡萄糖	54
	卫生材料	10	氨茶碱	37
	头孢他啶	10	氨溴索/氯化钠	34
	头孢克洛	9	阿莫西林	27
	头孢呋辛	6	头孢哌酮	25
	头孢氨苄	5	丹参	25
	特布他林	4	参麦	25
	沙美特罗替卡松	3	左氧氟沙星	22
	氢氯噻嗪	3	氨溴索	18
	青霉素	2	呋塞米	15
	螺内酯	2	维生素 B6	14
	磷霉素	2	去乙酰毛花苷	10
	利巴韦林	2	奥美拉唑	10
	氨溴索	2	泮托拉唑	9
	赖氨匹林	1	地塞米松	9

表41 慢性阻塞性肺病手术及其他治疗前5位使用表

技术类别	慢性阻塞性肺病			
	门诊	人数	住院	人数
其他治疗	雾化	5	注射	40
	吸氧	1	理疗或康复	40
			针灸推拿	40

表42 胃及十二指肠溃疡检查前5位使用表

技术类别	胃及十二指肠溃疡			
	门诊	人数	住院	人数
检查	电子胃镜	6	心电图	28
	病理检查	6	B 超	11
	上消化道造影	5	胸片	10
	测血压	2	CT	8
	腹部 B 超	2	上消化道造影	3

表 43　胃及十二指肠溃疡化验前 15 位使用表

技术类别	胃及十二指肠溃疡			
	门诊	人数	住院	人数
化验	血常规	9	肿瘤标志物	103
	血清抗幽门螺杆菌抗体测定	7	乙肝三对半	87
	血脂全套	2	血脂全套	79
	血糖测定	1	血生化全套	39
			血型鉴定	28
			血电解质测定	27
			血清总胆汁酸测定	23
			凝血功能检查	21
			隐血试验各种体液标本	19
			心肌标志物	15
			血氧饱和度监测	14
			生化全套	14
			血糖测定	13
			血清总蛋白测定	13
			血常规	13

表 44　胃及十二指肠溃疡药物前 15 位使用表

技术类别	胃及十二指肠溃疡			
	门诊	人数	住院	人数
药物	胃苏颗粒	9	氨溴索/氯化钠	27
	头孢他啶	8	氨溴索/葡萄糖	23
	头孢呋辛	7	泮托拉唑	21
	山莨菪碱	6	奥美拉唑	18
	乳酸左氧氟沙星	5	阿莫西林	17
	葡萄糖氯化钠	5	复合氯化钾	15
	奥美拉唑	4	西咪替丁	14
	泮托拉唑	4	葡萄糖氯化钠	13
	硫糖铝	3	维生素 B6	11
	利巴韦林	3	止血敏	10
	雷贝拉唑	3	氨甲环酸	10
	克拉维酸钾	3	左氧氟沙星	10
	克拉霉素	3	普鲁卡因	9
	甲硝唑	2	维生素 K1	9
	复方铝酸铋	2	维生素 C	9

表45 胃及十二指肠溃疡手术及其他治疗前5位使用表

技术类别	胃及十二指肠溃疡			
	门诊	人数	住院	人数
其他治疗	–	–	肌肉注射	40
	–	–	针灸推拿	40
	–	–	理疗或康复	40
	–	–	留置导尿	8
	–	–	剖腹探查术	4

表46 急性阑尾炎检查前5位使用表

技术类别	急性阑尾炎			
	门诊	人数	住院	人数
检查	B超	4	心电图	32
	腹部平片	1	B超	19
			胸部X片	12
			腹部B超	4
			普通透视	2

表47 急性阑尾炎化验前15位使用表

技术类别	急性阑尾炎			
	门诊	人数	住院	人数
化验	肿瘤标志物	6	血生化全套	38
			尿常规	33
			血常规	32
			尿蛋白定性	15
			尿比重测定	15
			凝血功能检查	13
			血脂全套	11
			血糖测试	8
			肝功能	8
			肾功能	8
			乙肝三对半	4
			乳酸脱氢酶测定	4
			肝肾功能	1
			血淀粉酶测定	1

表 48 急性阑尾炎药物前 15 位使用表

技术类别	急性阑尾炎			
	门诊	人数	住院	人数
药物	氯化钠	4	氯化钠	35
	头孢曲松	3	葡萄糖	31
	葡萄糖	2	维生素 B6	31
	葡萄糖氯化钠	2	维生素 C	25
	阿莫西林钠克拉维酸	2	氯化钾	21
	盐酸左氧氟沙星	1	乳酸钠林格	15
	利多卡因	1	葡萄糖氯化钠	15
	维生素 C	1	替硝唑	14
	维生素 B6	1	左氧氟沙星/氯化钠	14
	头孢拉定	1	丁卡因	13
	头孢呋辛	1	阿莫西林克拉维酸钾酸	13
	阿米卡星	1	哌替啶	12
	甲硝唑	1	甲硝唑	12
	过氧化氢	1	氨苄西林	11
	多潘立酮	1	奥美拉唑	10

表 49 急性阑尾炎手术及其他治疗前 5 位使用表

技术类别	急性阑尾炎			
	门诊	人数	住院	人数
其他治疗	清创缝合	11	注射	40
			针灸推拿	40
			理疗或康复	40
			阑尾切除术	26
			全身麻醉	3

表 50 腹腔疝检查前 5 位使用表

技术类别	腹腔疝			
	门诊	人数	住院	人数
检查	B 超	2	心电图	36
	CT	1	胸部 X 线	19
	心电图	1	B 超	8
	胸部 X 片	1	胸透	7
			X 线摄片	6

表51　腹腔疝化验前15位使用表

技术类别	腹腔疝			
	门诊	人数	住院	人数
化验	谷丙转氨酶测定	4	肝功能	43
	全血球计数	3	血常规	40
	血清白蛋白测定	3	尿常规	39
	血脂全套	3	凝血功能检查	38
	血清促甲状腺激素测定	2	血生化全套	32
	尿常规	1	肾功能	31
	血糖测试	1	尿蛋白定性	14
	肾功能	1	尿比重测定	14
	肝功能	1	乙肝三对半	13
	血清总胆红素测定	1	血清总蛋白测定	12
	血清总蛋白测定	1	血清总胆红素测定	12
	乙肝三对半	1	血糖测试	12
			血脂全套	12
			粪便常规	6
			乳酸脱氢酶测定	3

表52　腹腔疝药物前15位使用表

技术类别	腹腔疝			
	门诊	人数	住院	人数
药物	阿莫西林钠克拉维酸钾	1	氯化钠	20
	奥美拉唑	1	头孢呋辛	16
	布地奈德	1	青霉素	13
	复方瓜子金颗粒	1	葡萄糖	13
	克拉霉素	1	阿托品	13
	吗啡	1	维生素C	12
	曲咪新	1	阿莫西林	12
			阿莫西林克拉维酸钾酸	12
			维生素B6	11
			替硝唑	11
			左氧氟沙星	11
			双氯芬酸	10
			丁卡因	9
			乳酸格林纳	9
			哌替啶	8

表53 腹腔疝手术及其他治疗前5位使用表

技术类别	腹腔疝			
	门诊	人数	住院	人数
	–		– 注射	40
	–		– 针灸推拿	40
其他治疗	–		– 理疗或康复	40
	–		– 腹股沟疝修补术	38
	–		– 高频吸氧	18

表54 四肢长骨骨折检查前5位使用表

技术类别	四肢长骨骨折			
	门诊	人数	住院	人数
	CT	11	心电图	39
	X线摄片	10	X线摄片	18
检查			CT	13
			小腿正侧位片	3
			左侧膝关节正侧位片	1

表55 四肢长骨骨折化验前15位使用表

技术类别	四肢长骨骨折			
	门诊	人数	住院	人数
	–		– 肝功能	72
	–		– 尿常规	55
	–		– 肾功能	54
	–		– 血常规	38
	–		– 血脂全套	29
	–		– 凝血功能检查	22
	–		– 乙肝三对半	18
化验	–		– 血清总胆红素测定	18
	–		– 血清白蛋白测定	18
	–		– 血糖测试	18
	–		– 尿蛋白测定	18
	–		– 血清总蛋白测定	17
	–		– 生化全套	16
	–		– 血电解质测定	8
	–		– 乳酸脱氢酶测定	7

表 56 四肢长骨骨折药物前 15 位使用表

技术类别	四肢长骨骨折			
	门诊	人数	住院	人数
药物	–	–	氯化钠	41
	–	–	葡萄糖	34
	–	–	维生素 B6	26
	–	–	维生素 C	21
	–	–	阿莫西林克拉维酸钾	18
	–	–	双氯芬酸	17
	–	–	接骨七厘片	14
	–	–	乳酸钠林格	14
	–	–	左氧氟沙星	13
	–	–	活血止痛胶囊	12
	–	–	阿莫西林	10
	–	–	葡萄糖氯化钠	10
	–	–	头孢呋辛	10
	–	–	青霉素	9
	–	–	石膏绷带	9

表 57 四肢长骨骨折手术及其他治疗前 5 位使用表

技术类别	四肢长骨骨折			
	门诊	人数	住院	人数
其他治疗	骨折闭合复位术	6	注射	39
			针灸推拿	34
			理疗或康复	34
			骨折切开复位内固定术	6
			骨折术后内固定装置取出术	4

表 58 子宫肌瘤检查前 5 位使用表

技术类别	子宫肌瘤			
	门诊	人数	住院	人数
检查	B 超	12	心电图	35
	双合诊	8	胸部 X 线摄影	15
	子宫 B 超	7	普通透视	8
	心电图	3	CT	8
	CT	1	宫颈 TCT	8

表59　子宫肌瘤化验前15位使用表

技术类别	子宫肌瘤			
	门诊	人数	住院	人数
化验	血常规	10	肝功能	44
	尿常规	3	肾功能	43
			血常规	35
			尿常规	35
			凝血功能检查	26
			生化全套	23
			血糖测试	21
			乙肝三对半	19
			尿蛋白定性	16
			尿比重测定	16
			血清白蛋白测定	14
			血脂全套	13
			凝血象	12
			血型鉴定	10
			全血细胞计数	4

表60　子宫肌瘤药物前15位使用表

技术类别	子宫肌瘤			
	门诊	人数	住院	人数
药物	桂枝茯苓胶囊	4	葡萄糖注射液	54
	宫痛消	4	氯化钠注射液	47
			葡萄糖氯化钠	39
			维生素C	35
			维生素B6	31
			阿托品	27
			阿莫西林克拉维酸钾	22
			氯化钾	21
			酚磺乙胺	20
			氨甲苯酸	18
			乳酸钠林格注	18
			维生素K1	18
			吗啡	17
			哌替啶	17
			丁卡因	16

表61 子宫肌瘤手术及其他治疗前5位使用表

技术类别	子宫肌瘤			
	门诊	人数	住院	人数
其他治疗	–		– 注射	40
	–		– 针灸推拿	40
	–		– 理疗或康复	40
	–		– 全子宫切除术	27
	–		– 换药+拆线	10

表62 正常分娩检查前5位使用表

技术类别	正常分娩			
	门诊	人数	住院	人数
检查	B超	20	心电图	25
	心电图	8	B超	23
	新生儿疾病筛查	2	产前检查	8
			胎儿心率监测	7
			手术标本检查	1

表63 正常分娩化验前15位使用表

技术类别	正常分娩			
	门诊	人数	住院	人数
化验	血常规	10	血常规	30
	尿常规	8	尿常规	30
	肝功能	3	尿蛋白测定	10
	凝血功能常规检查	2	尿比重测定	10
	肾功能	2	凝血功能测定	8
	乙肝三对半	1	肝功能	8
	血清总蛋白测定	1	凝血功能检查)	6
	血清总胆红素测定	1	乙肝三对半	6
	血清白蛋白测定	1	血电解质测定	4
	血型鉴定	1	血清总蛋白测定	3
			血清总胆红素测定	3
			血清白蛋白测定	3
			肾功能	3
			血生化全套	2
			梅毒螺旋体抗体测定	2

表 64 正常分娩药物前 15 位使用表

技术类别	正常分娩			
	门诊	人数	住院	人数
药物	益母草片	9	缩宫素	42
	当归补血口服液	8	葡萄糖	28
	阿莫西林	8	葡萄糖氯化钠	27
	阿莫西林钠克拉维酸钾	1	氯化钠	20
			阿莫西林克拉维酸钾	17
			青霉素钠	17
			益母草胶囊	15
			乳酸钠林格	11
			维生素 K1	11
			克痒舒洗液	9
			酚磺乙胺	9
			碘伏	9
			罗哌卡因	8
			断血流颗粒	8
			氨甲苯酸	8

表 65 正常分娩手术及其他治疗前 5 位使用表

技术类别	正常分娩			
	门诊	人数	住院	人数
其他治疗	吸氧	12	注射	40
	手取胎盘术	10	针灸推拿	40
	人工破膜术	9	理疗或康复	40
	单胎顺产接生	9	剖宫产术	10
	肌肉注射	9	助产术	6

表 66 意外伤害检查前 5 位使用表

技术类别	意外伤害			
	门诊	人数	住院	人数
检查	头颅 CT	5	心电图	31
	CT	1	X 线摄片	8
	X 线摄片	1	CT	8
	鼻骨正斜位 X 线片	1	B 超	8
	膝关节正侧位 X 线片	1	胸部 CT	6

表67　意外伤害化验前15位使用表

技术类别	意外伤害			
	门诊	人数	住院	人数
化验	–	–	肝功能	79
	–	–	肾功能	45
	–	–	血常规	31
	–	–	血电解质测定	31
	–	–	尿常规	29
	–	–	血脂全套	29
	–	–	乙肝三对半	26
	–	–	凝血功能检查	21
	–	–	葡萄糖测定	20
	–	–	血清总蛋白测定	17
	–	–	血清总胆红素测定	17
	–	–	血清白蛋白测定	16
	–	–	粪便常规	12
	–	–	尿蛋白定性	11
	–	–	尿比重测定	11

表68　意外伤害药物前15位使用表

技术类别	意外伤害			
	门诊	人数	住院	人数
药物	氯化钠注射液	13	葡萄糖注射液	39
	葡萄糖注射液	6	氯化钠注射液	21
	破伤风	6	葡萄糖氯化钠注射液	15
	注射用青霉素钠	5	维生素C	13
	头孢替安	5	氯化钾	13
	过氧化氢溶液	5	酚磺乙胺	12
	盐酸利多卡因注射液	4	维生素K1	10
	盐酸克林霉素氯化钠注射液	4	维生素B6	9
	双氯芬酸钠缓释胶囊	3	氨甲苯酸	8
	葡萄糖氯化钠注射液	3	乳酸钠林格	7
	复方骨肽	3	复方骨肽	7
	阿莫西林钠克拉维酸钾片	3	青霉素	7
	头孢丙烯胶囊	2	克林霉素	6
	脑蛋白水解物	2	双氯芬酸钠缓释胶囊	6
	壮骨关节丸	1	甘露醇	6

表 69　意外伤害手术及其他治疗前 5 位使用表

技术类别		意外伤害			
		门诊	人数	住院	人数
其他治疗	清创缝合	9		注射	40
	右肩关节手法复位	1		针灸推拿	40
	石膏固定	1		理疗或康复	40
	肋骨固定带固定	1		换药	2
				剖腹探查术	2

表 70　调查机构人员配置情况

类别		汊涧镇中心卫生院		南照镇中心卫生院		合计	
		数量	百分比	数量	百分比	数量	百分比
职称	高级	2	4%	2	10%	4	6%
	中级	15	32%	4	19%	19	28%
	初级	30	64%	15	71%	45	66%
种类	公共卫生	2	4%	8	38%	10	15%
	中医	6	13%	3	14%	9	13%
	护士	27	57%	5	24%	32	47%
	医技	12	26%	5	24%	17	25%
合计		47	100%	21	100%	68	100%

表 71　调查机构门急诊服务量情况

服务量		汊涧镇中心卫生院		南照镇中心卫生院		合计	
		数量	百分比	数量	百分比	数量	百分比
门急诊	内科	28591	61%	37760	91%	66351	75%
	外科	7475	16%	2920	7%	10395	12%
	妇产科	4682	10%	900	2%	5582	6%
	儿科	0	0	0	0	0	0
	其他	6340	13%	40	0%	6380	7%
合计		47088	100%	41620	100%	88708	100%

表 72　调查机构出院病人服务量情况

服务量		汊涧镇中心卫生院		南照镇中心卫生院		合计	
		数量	百分比	数量	百分比	数量	百分比
出院	内科	873	52%	1472	77%	2345	66%
	外科	582	35%	300	16%	882	25%
	妇产科	210	13%	138	7%	348	9%
	儿科	0	0	0	0	0	0
	其他	0	0	0	0	0	0
合计		1665	100%	1910	100%	3575	100%

表73 调查机构设备配置情况表

配置情况	应配置	汉涧镇中心卫生院		南照镇中心卫生院	
		数量	百分比	数量	百分比
设备种类	39	34	87%	37	95%
型号登记	39	32	82%	0	0
数量	–	55	–	136	–
使用情况	39	34	87%	37	95%

表74 调查机构设备配置前5位情况表

前5位	汉涧镇中心卫生院		前5位	南照镇中心卫生院	
	数量	配置比例		数量	百分比
污物桶	15	27%	污物桶	20	15%
观片灯	10	18%	紫外线灯	20	15%
氧气瓶	5	9%	氧气瓶	15	11%
手术器械	4	7%	器械柜	10	7%
身高体重计	4	7%	药品柜	10	7%

表75 调查机构基本药物配置情况

类别	汉涧镇中心卫生院		南照镇中心卫生院		合计	百分比
	数量	配置比例	数量	百分比		
国家基本药物	25	9.88%	69	20.41%	94	15.91%
安徽省补充药物	120	47.43%	225	66.57%	345	58.38%
其他药物	108	42.69%	44	13.02%	152	25.72%
合计	253	100.00%	338	100.00%	591	100.00%

表76 调查机构信息系统建设情况

分类	汉涧镇中心卫生院		南照镇中心卫生院	
	数量	比例	数量	比例
已常规使用	13	65%	12	60%
未常规使用	3	15%	0	0
未建	4	20%	8	40%
合计	20	100%	20	100%

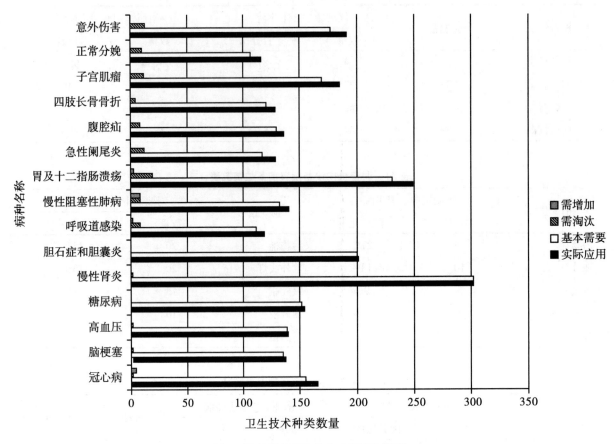

图1 调查病种卫生技术专家咨询情况

江西省"农村基层医疗卫生机构适宜卫生技术使用现状和需求"调研报告

江西省卫生厅科教处　李志刚　万洪云

井冈山大学循证医学中心　黄玉珊　温永顺　李　升　郭小靖　周新伟

一、卫生技术基本情况

（一）调查病例基本情况

1. 门诊病例情况（表1）

本次共调查门诊病历84例（乡卫生院病例34例，县级医院病例50例），男女比例约为2.23∶1，其中冠心病、脑梗塞、急性阑尾炎、腹腔疝、子宫肌瘤、正常分娩、意外伤害等7个病种未收集到门诊病例，糖尿病、慢性肾炎、胆石症和胆囊炎、慢性阻塞性肺病、胃及十二指肠溃疡、四肢长骨骨折等6个病种在调研期间未收齐要求病例，析因如下：

（1）冠心病和脑梗塞属于危重病例，急性阑尾炎、腹腔疝和意外伤害属于急重诊病例，基层医疗机构收治基本采取住院治疗；

（2）2009年以来江西省启动了"两癌"（乳腺癌和宫颈癌）免费普查，但未将子宫附件 B 超检查纳入免费体检项目，调查地区妇女子宫肌瘤早期发现较少，入院治疗时病情多较重，基层医疗机构亦以住院治疗为主；

（3）2009年以来江西省对农村孕产妇住院分娩实行统一补助，并对农村孕产妇分娩基本服务收费实行限价，已实现县乡住院分娩正常产基本服务全免费，在江西农村基层医疗机构无正常分娩门诊病例；

（4）由于所选取的调研单位未建立电子病例系统，既往门诊病例只能从住院病例中获取部分信息，采用前瞻性调查方法，但由于时间较短，在规定调研期间未能收集齐糖尿病、慢性肾炎、胆石症和胆囊炎、慢性阻塞性肺病、胃及十二指肠溃疡、四肢长骨骨折等6个病种要求的病例数。

2. 住院病例情况

（1）基本情况

本次共调查住院病历590例（乡卫生院病例165例，县级医院病例425例），其中冠心病和脑梗塞病例来源均为县级医院。男女比例为1.1∶1；不同病种的平均年龄相差较大，平均年龄前三位的分别是脑梗塞、慢性阻塞性肺病及冠心病。腹腔疝平均年龄最低（如图1，详见附表2）。

（2）不同病种的住院时间与住院费用比较

不同病种的平均住院时间和费用比较，住院平均费用前三位的分别是四肢长骨骨折子宫肌瘤和脑梗塞，正常分娩的住院费用为最小值；住院平均时间前三位分别是慢性肾炎、四肢长骨骨折和意外伤害，正常分娩住院时间最少。（如图2，详见附表3）。

（3）医保构成情况

住院病历医保构成主要为新型农村合作医疗保险病人，占总病例数的93.1%；其次是自费，为6.1%（如图3，详见附表1～表5）。

（二）卫生技术种类利用分布情况

由于部分病种未收集到门诊病例，而收集到的门诊病例亦较简单，记录不全现象较为多见，因

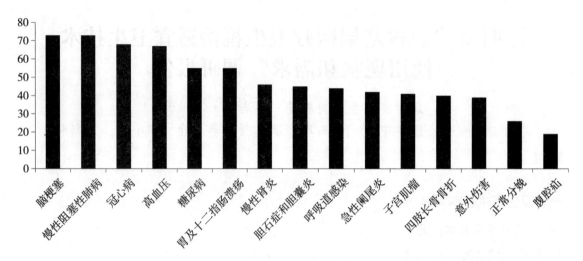

图1 住院病例各单病种年龄构成

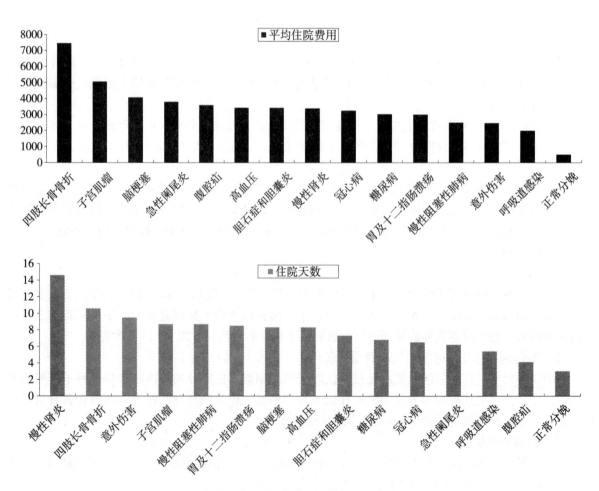

图2 15 病种住院病例天数和费用情况

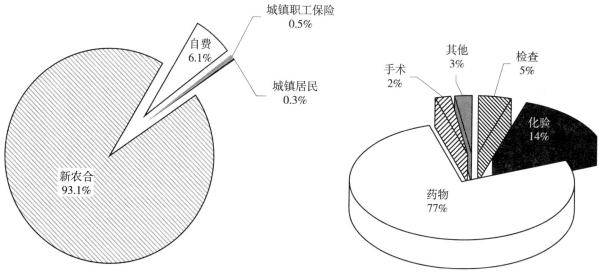

图3 住院病例医保构成情况　　　　　图4 住院病例卫生技术种类构成情况

此未对门诊病例的卫生技术使用情况进行分析。

对15病种卫生技术利用种类分析显示：同病种使用的卫生技术种类较多，尤其是药物使用种类众多（77%），其次是化验。

住院病例使用卫生技术种类数量前3位分别为冠心病、慢性阻塞性肺疾病及糖尿病Ⅱ型，使用卫生技术种类最少的依次是正常分娩、意外伤害和腹腔疝（如图4~图5，详见附表5）。

对使用频数前30位的药物计算使用频数累计百分比，结果发现尽管15病种住院病例中使用药物种类众多，但使用相对集中，15病种前30位药物使用累计百分比均超过60%，单病种药物使用

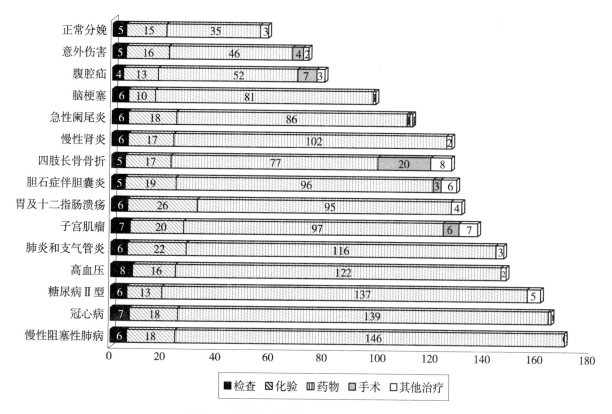

图5 15病种住院病例卫生技术种类构成情况

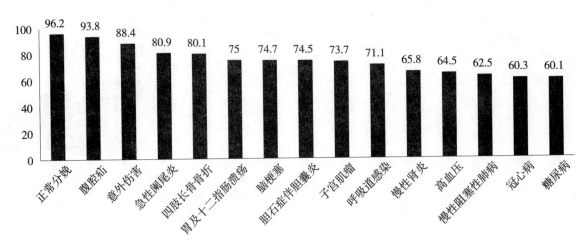

图6 15病种住院病例前30位药品使用累计百分比情况

累计百分比前3位与后3位的排序情况与卫生技术种类数量排序结果一致（如图6）。

对使用频数前30位的药物使用频数进行汇总，分别计算属于国家基本药物目录内药物和江西省增补基本药物目录内药物的使用百分率，结果发现国家基本药物目录和江西省增补基本药物目录内药物使用率合计均超过60%，排在前3位的依次是正常分娩、子宫肌瘤和消化性溃疡，后3位是冠心病、脑梗塞和慢性肾炎。（如图7）。

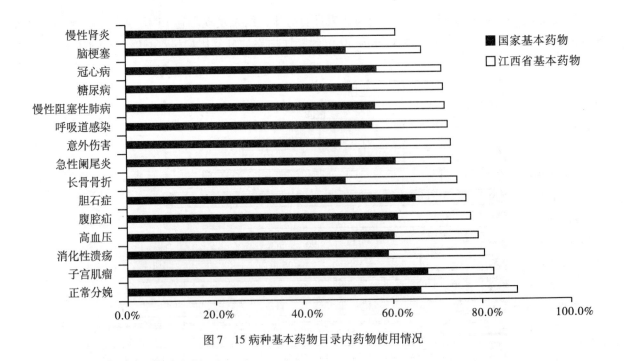

图7 15病种基本药物目录内药物使用情况

（三）单病种卫生技术情况分析

1. 冠心病

根据卫生技术的使用人数和使用频数进行排序，冠心病住院检查主要有7种项目，其中心电图、皮试、胸片、彩超及B超排前5位；化验有18种项目，血常规化验为所有病例使用，血糖、粪便常规和肾功能检查使用比例近95%，尿常规和肝功能检查使用率为85%左右，血电解质检查使用率为76.3%，心肌酶谱检查使用率为50%，血脂、血凝四项、AFP、血淀粉酶、血交叉、C反应蛋白、风湿四项、抗原抗体及内风湿因子检查使用率较低。

使用药物种类有 139 种，除去常规使用的葡萄糖和生理盐水，具体药物住院应用前 5 位依次为辅酶 Q10、阿司匹林、消心痛、速尿、泮托拉唑等，前 15 位药物使用累计率为 43.53%，前 30 位药物使用累计百分比为 61.21%，对前 30 种药物使用累计频数汇总分析，西药使用率为 87.1%，中药使用率 12.9%，国家基本药物使用率为 65.0%，江西省增补基本药物使用率为 11.5%。

其他治疗主要为吸氧。（表 6 ~ 表 9）。

2. 脑梗死

根据卫生技术的使用人数和使用频数进行排序，脑梗塞住院检查主要有 6 种项目，其中心电图、核磁共振成像、皮试、CT 及 B 超检查排前 5 位；化验有 11 种项目，血糖化验为所有病例使用，电解质、肾功能、血常规、粪便常规、肝功能和尿常规使用比例近 90%，血脂、心肌酶谱和血淀粉酶使用率较低。

使用药物种类有 81 种，除去常规使用的葡萄糖和生理盐水，具体药物住院应用前 5 位依次为拜阿司匹林、脑心通、坎地沙坦酯、长春西汀和舒血宁等，前 15 位药物使用累计率为 59.5%，前 30 位药物使用累计百分比为 78.9%，对前 30 种药物使用累计频数汇总分析，西药使用率为 75.1%，中药使用率 24.9%，国家基本药物使用率为 49.7%，江西省增补基本药物使用率为 16.9%。

其他治疗主要为吸氧。（表 10 ~ 表 13）。

3. 高血压

根据卫生技术的使用人数和使用频数进行排序，高血压住院检查主要有 8 种项目，其中心电图、皮试、CT、X 片及 B 超检查排前 5 位；化验有 16 种项目，血常规化验为所有病例使用，尿常规、粪便常规、肾功能、肝功能和血糖使用比例均超过 80%，电解质和血脂使用率为 60% 左右，凝血四项、心肌酶谱、定血型、血沉、风湿因子、抗 O、乙肝六项和空腹血糖使用率较低。

使用药物种类有 122 种，除去常规使用的葡萄糖和生理盐水，具体药物住院应用前 5 位依次为尼群地平、维生素 B6、卡托普利、维生素 C 和坎地沙坦酯等，前 15 位药物使用累计率为 49.3%，前 30 位药物使用累计百分比为 64.5%，对前 30 种药物使用累计频数汇总分析，西药使用率为 89.3%，中药使用率 10.7%，国家基本药物使用率为 60.3%，江西省增补基本药物使用率为 19%。

其他治疗主要为吸氧和心电监护。（表 14 ~ 表 17）。

4. 糖尿病

根据卫生技术的使用人数和使用频数进行排序，糖尿病住院检查主要有 6 种项目，其中心电图、皮试、B 超、CT 及 X 片检查排前 5 位；化验有 13 种项目，肾功能、血常规、肝功能、血糖、电解质和尿常规使用比例均超过 90%，粪便常规使用率为 77%，血脂和心肌酶谱检测使用率为 40% 左右，血淀粉酶、风湿四项、糖化血红蛋白和血型使用率较低。

使用药物种类有 137 种，除去常规使用的葡萄糖和生理盐水，具体药物住院应用前 5 位依次为普通胰岛素、优泌林、泮托拉唑、葡萄糖和小牛血清等，前 15 位药物使用累计率为 44.1%，前 30 位药物使用累计百分比为 61%，对前 30 种药物使用累计频数汇总分析，西药使用率为 86.6%，中药使用率 13.4%，国家基本药物使用率为 51.3%，江西省增补基本药物使用率为 20.3%。

其他治疗主要为除颤、导尿、灌肠、心肺复苏和胸腔抽液。（表 18 ~ 表 21）。

5. 慢性肾炎

根据卫生技术的使用人数和使用频数进行排序，慢性肾炎住院检查主要有 5 种项目，依次为心电图、皮试、X 片、B 超及 CT 检查；化验有 17 种项目，肾功能检测使用率为 82.5%，电解质、血糖和肝功能使用比例为 70% 左右，尿常规和血常规检测使用率为 60% 左右，粪便常规和血脂检测使用率为 40% 左右，乙肝六项、交叉配血、风湿三项、免疫三项、心肌酶谱、定血型、抗 O、梅毒和血沉检测使用率较低。

使用药物种类有 98 种，除去常规使用的葡萄糖和生理盐水，具体药物住院应用前 5 位依次为速尿、安体舒通、泮托拉唑、疏血通和双氢克尿噻等，前 15 位药物使用累计率为 53.26%，前 30 位药物使用累计百分比为 70.78%，对前 30 种药物使用累计频数汇总分析，西药使用率为 86.8%，中药使用率 13.2%，国家基本药物使用率为 44.1%，江西省增补基本药物使用率为 17.1%。

其他治疗主要为血液透析和输血。（表 22 ~ 表 25）。

6. 胆囊结石伴胆囊炎

根据卫生技术的使用人数和使用频数进行排序，胆囊结石伴胆囊炎住院检查主要有 5 种项目，依次为皮试、B 超、心电图、胸片和 X 线检查；化验有 19 种项目，血常规检测为所有病例使用，尿常规检测使用率为 92.5%，肝功能检测使用率为 80%，肾功能和血糖检测使用率为 70% 左右，粪便常规、电解质、血脂和乙肝六项检测使用率为 50% ~ 60% 左右，凝血四项、丙肝、血型、免疫三项、HIV、淀粉酶、梅毒、心肌酶谱、HRV、RPR 检测使用率较低。

使用药物种类有 96 种，除去常规使用的葡萄糖和生理盐水，具体药物住院应用前 5 位依次为维生素 B6、维生素 C、阿托品、西咪替丁和氨曲南等，前 15 位药物使用累计率为 57.1%，前 30 位药物使用累计百分比为 76.9%，前 30 位药物均为西药，对使用累计频数进行汇总分析，国家基本药物使用率为 65%，江西省增补基本药物使用率为 11.5%。

手术治疗方式为胆囊切除术、腹腔镜胆囊切除术和胆总管探查术，其他治疗主要为血液透析和输血。（表 26 ~ 表 30）。

7. 肺炎和支气管炎

根据卫生技术的使用人数和使用频数进行排序，肺炎和支气管炎住院检查主要有 6 种项目，前 5 项依次为皮试、胸片、B 超、心电图和 CT；化验有 21 种项目，血常规和尿常规检测使用率分别为 87.5% 和 70%，粪便常规检测使用率为 47.5%、肾功能、肝功能、血糖和电解质检测使用率为 30% 左右，粪便常规、血脂、心肌酶谱、二氧化碳含量、肥达氏反应、抗 O、类风湿因子、血沉、淀粉酶、肺炎支原体、结核菌素试验、肝癌标志物、痰检、血淀粉酶和乙肝六项检测使用率较低。

使用药物种类有 115 种，除去常规使用的葡萄糖和生理盐水，具体药物住院应用前 5 位依次为氨曲南、头孢吡肟、地塞米松、维生素 B6 和维生素 C 等，前 15 位药物使用累计率为 55.8%，前 30 位药物使用累计百分比为 72%，对前 30 种药物使用累计频数汇总分析，西药使用率为 94.1%，中药使用率 5.9%，国家基本药物使用率为 55.7%，江西省增补基本药物使用率为 16.9%。

其他治疗主要为输氧和物理降温。（表 31 ~ 表 34）。

8. 慢性阻塞性肺病

根据卫生技术的使用人数和使用频数进行排序，肺炎和支气管炎住院检查主要有 4 种项目，依次为 X 片、心电图、B 超和 CT；化验有 17 种项目，血常规使用率最高（95.1%），粪便常规检测使用率 70%，肝功能和肾功能检测使用率为 56.1%、血糖和电解质检测使用率为 40% 左右，血脂、心肌酶谱、血淀粉酶、乙肝六项、癌胚抗原、风湿四项、结核抗体、尿淀粉酶、凝血功能、微量元素和胸水常规检测使用率较低。

使用药物种类有 142 种，除去常规使用的葡萄糖和生理盐水，具体药物住院应用前 5 位依次为左氧氟沙星、地塞米松、速尿、氨茶碱和氨溴索等，前 15 位药物使用累计率为 46.52%，前 30 位药物使用累计百分比为 62.5%，对前 30 种药物使用累计频数汇总分析，西药使用率为 93.3%，中药使用率 6.7%，国家基本药物使用率为 56.4%，江西省增补基本药物使用率为 15.6%。

其他治疗主要为输氧和物理降温。（表 35 ~ 表 38）。

9. 胃及十二指肠溃疡

根据卫生技术的使用人数和使用频数进行排序，肺炎和支气管炎住院检查主要有 5 种项目，依次为皮试、B 超、心电图、X 片和胃镜；化验有 26 种项目，血常规使用率最高（90%），尿常规、肾功能和肝功能检测使用率在 60% ~ 70%，粪便常规、血糖、定血型、电解质检测使用率为 40% ~ 50%、乙肝六项、免疫三项、凝血四项、粪便常规、血脂、心肌酶谱、HIV、血培养 + 药敏、血淀粉酶、胃组织病检、输血前三项、呕吐物潜血、梅毒、甘油三酯、二氧化碳含量、淀粉酶测定和 HCV 检测使用率较低。

使用药物种类有 93 种，除去常规使用的葡萄糖和生理盐水，具体药物住院应用前 5 位依次为泮托拉唑、阿莫西林、氨甲环酸、奥美拉唑和维生素 C 等，前 15 位药物使用累计率为 61.5%，前 30 位药物使用累计百分比为 78.9%，对前 30 种药物使用累计频数汇总分析，西药使用率为 93.2%，中药使用率 6.8%，国家基本药物使用率为 59%，江西省增补基本药物使用率为 21.6%。

其他治疗主要为输血、输氧、腹腔引流和留置导尿。（表 39 ~ 表 42）。

10. 急性阑尾炎

根据卫生技术的使用人数和使用频数进行排序，急性阑尾炎住院检查主要有 4 种项目，依次为皮试、心电图、B 超和 CT；化验有 17 种项目，肾功能、肝功能、血常规和血糖检测使用率均在 90% 以上，电解质和尿常规检测使用率为 85% 左右，粪便常规、乙肝六项和血型检测使用率在 50% ~ 60%，梅毒、凝血四项、血脂、免疫三项和艾滋病检测使用率为 30% ~ 40%、丙肝检测使用率为 22.5%，血淀粉酶和风湿四项检测使用率较低。

使用药物种类有 80 种，除去常规使用的葡萄糖和生理盐水，具体药物住院应用前 5 位依次为安定、奥硝唑、维生素 C、西咪替丁和氯化钾等，前 15 位药物使用累计率为 63.7%，前 30 位药物使用累计百分比为 81.6%，对前 30 种药物使用累计频数汇总分析，西药使用率为 98%，中药使用率 2%，国家基本药物使用率为 60.7%，江西省增补基本药物使用率为 12.4%。

手术治疗方式为阑尾切除术，其他治疗为输氧。（表 43 ~ 表 47）。

11. 腹腔疝

根据卫生技术的使用人数和使用频数进行排序，腹腔疝住院检查主要有 4 种项目，依次为皮试、心电图、B 超和胸片；化验有 13 种项目，血常规检测使用率为 90%，凝血四项、尿常规和免疫三项检测使用率为 50% 左右，肝功能、血糖、血脂、粪便常规、电解质、肾功能、微量元素和乙肝六项检测使用率在 20 – 30%，乙肝六项检测使用率为 20%，丙肝检测使用率较低。

使用药物种类有 44 种，除去常规使用的葡萄糖和生理盐水，具体药物住院应用前 5 位依次为阿托品、头孢噻肟、维生素 C、安定和美洛西林等，前 15 位药物使用累计率为 82.2%，前 30 位药物使用累计百分比为 94.2%，对前 30 种药物使用累计频数汇总分析，西药使用率为 97.2%，中药使用率 2.8%，国家基本药物使用率为 61%，江西省增补基本药物使用率为 16.4%。

手术治疗方式为斜疝结扎术、斜疝修补术、斜疝高结扎修补术、腹股沟疝高位结扎术和腹股沟疝高位结扎修补术，其他治疗为导尿、外接镇痛泵和腹带固定。（表 48 ~ 表 52）。

12. 四肢长骨骨折

根据卫生技术的使用人数和使用频数进行排序，腹腔疝住院检查主要有 5 种项目，依次为皮试、心电图、X 片、B 超和 CT；化验有 17 种项目，血常规检测使用率为 90%，尿常规、肝功能和乙肝六项检测使用率分别为 75%、65% 和 55% 左右，粪便常规、血糖、肾功能、丙肝、血脂和凝血四项检测使用率为 20% ~ 40%，定血型、电解质、免疫三项、交叉配血试验、HIV、梅毒和微量元素检测使用率较低。

使用药物种类有 77 种，除去常规使用的葡萄糖和生理盐水，具体药物住院应用前 5 位依次为维生素 C、维生素 B6、阿托品、复方氯化钠和参麦等，前 15 位药物使用累计率为 64.3%，前 30 位药物使用累计百分比为 81%，对前 30 种药物使用累计频数汇总分析，西药使用率为 95.7%，中药使用率 4.3%，国家基本药物使用率为 49.6%，江西省增补基本药物使用率为 25%。

手术治疗方式为切开复位内固定术、内固定取出术和外固定术，其他治疗为局麻、导尿、输氧、右臂丛神经阻滞麻醉和左臂丛神经阻滞麻醉。（表 53 ~ 表 57）。

13. 子宫肌瘤

根据卫生技术的使用人数和使用频数进行排序，子宫肌瘤住院检查主要有 5 种项目，依次为皮试、心电图、X片、B超和CT；化验有17种项目，血常规检测为所有病例使用，肝功能检测使用率为92.1%，乙肝六项和尿常规检测使用率为75%左右，血型、肾功能、艾滋病、丙肝、梅毒、血糖、凝血四项和粪便常规检测使用率为40%～50%左右，电解质、免疫三项、血脂和交叉配血试验检测使用率为10%～20%，AFP和CEA检测使用率较低。

使用药物种类有97种，除去常规使用的葡萄糖和生理盐水，具体药物住院应用前5位依次为维生素C、开塞露、甲硝唑、平衡液和维生素B1等，前15位药物使用累计率为53.9%，前30位药物使用累计百分比为74.4%，对前30种药物使用累计频数汇总分析，西药使用率为94.1%，中药使用率5.9%，国家基本药物使用率为67.7%，江西省增补基本药物使用率为14.9%。

手术治疗方式为全子宫切除术、子宫肌瘤剔除术、子宫次全切除术、双侧输卵管结扎术、人工流产和腹腔镜下右侧畸胎瘤摘，其他治疗为导尿、腹部压沙、灌肠、吸氧、心电监护、麻醉和剖腹探查。（表58～表62）。

14. 正常分娩

根据卫生技术的使用人数和使用频数进行排序，正常分娩住院检查主要有4种项目，依次为胎心监测、心电图、B超和皮试；化验有14种项目，血常规和尿常规检测使用率分别为87.5%和72.5%，乙肝六项和HIV检测使用率为45%和32.5%，梅毒、肝功能、血凝四项、粪便常规、定血型和血糖检测使用率为10%～20%左右，免疫三项、电解质、免疫五项和肾功能检测使用率较低。

使用药物种类有35种，除去常规使用的葡萄糖和生理盐水，具体药物住院应用前5位依次为缩宫素、巴干益母、PP粉、先锋胶囊和甲硝唑等，前15位药物使用累计率为83.8%，前30位药物使用累计百分比为96.8%，对前30种药物使用累计频数汇总分析，西药使用率为84.3%，中药使用率15.7%，国家基本药物使用率为66.1%，江西省增补基本药物使用率为22%。

手术治疗方式为单胎顺产接生，其他治疗为输氧。（表63～表67）。

15. 意外伤害

本次调研纳入的意外伤害均为因交通意外造成的伤害。

根据卫生技术的使用人数和使用频数进行排序，意外伤害住院检查主要有4种项目，依次为皮试、CT、X线和心电图；化验有16种项目，肝功能、血常规和肾功能检测使用率分别为90%、85%和80%，电解质检测使用率为52.5%，小乙肝六项、粪便常规、尿常规、凝血四项和血糖检测使用率为20－30%，血型、风湿四项、免疫三项、微量元素、血脂、血沉和血钙检测使用率较低。

使用药物较为集中，种类有47种，除去常规使用的葡萄糖和生理盐水，具体药物住院应用前5位依次为止血敏、醒脑静、维生素C、头孢哌酮和头孢替安等，前15位药物使用累计率为68.5%，前30位药物使用累计百分比为88.1%，对前30种药物使用累计频数汇总分析，西药使用率为86.9%，中药使用率13.1%，国家基本药物使用率为48.5%，江西省增补基本药物使用率为24.6%。

手术治疗方式为跟腱吻合术、右肩锁关节脱位切开复、左手2.3.4掌骨切开内固定术和左锁骨切开复位和内固定术。（表68～表71）。

二、基层医疗机构人员、设备等配置和利用情况

（一）基层医疗机构人员配置和服务情况

调研的两所卫生院机构人员职称总体构成依次为以初级职称（占43.41%）、无职称人员（31.78%）、中级职称（23.26%），高级职称每个卫生院均只有1人；拿山卫生院以中级人员为主，长垅卫生院以初级职称人员为主；机构人员配置种类以护士和医师为主，拿山卫生院医护比例为1.15∶1，长垅卫生院医护比例为0.54∶1，拿山卫生院和长陵卫生院公卫人员分别为1人和2人（2.44%和2.27%），拿山乡卫生院医技人员只有1人。

长陵卫生院出院服务量主要是妇产科，占总数的50.56%，拿山乡卫生院以内科为主。（表72~表73）。

（二）基层医疗机构设备配置情况

调研的两所乡卫生院机构设备配置均未达到标准，拿山卫生院总体配置水平较高，设备型号的登记较为完整，设备的使用情况亦维持较高水平，配置率、设备型号的登记比例和使用比例分别为90%、92%和90%，显著高于长垓医院（69%、21%和69%）。基本配置中机构的前5位配置比例不同，长垓医院接产包配置比例最高，为21%；拿山卫生院器械柜和药品柜配置比例同居首位，均占11%（表73~表74）。

（三）基层医疗机构信息系统配置情况

调研的两所乡卫生院机构对于调研方案中提及的20个信息系统常规应用的比例较低，长陵卫生院和拿山乡卫生院信息系统使用比例分别为40%和25%，主要集中于财务、健康档案、儿童保健和传染病信息管理等等相关系统；长陵卫生院还具备药房管理系统和检验信息系统；均无电子病历、肿瘤、高血压、糖尿病、心脑血管疾病、健康教育和计划生育管理系统（表75）。

（四）基层医疗机构基本药物配置情况

长陵和拿山乡卫生院机构基本药物配置分别为290种和334种。（表76）。

三、卫生技术专家咨询

（一）医院人才、设备、药品配置问题

在新建县卫生局和井冈山市卫生局协助下，组织其下属所有乡镇卫生院的院长共37人根据知情访谈提纲进行面对面访谈，将访谈人员对本单位现有的卫生技术人才、诊疗设备、药品等配置问题意见汇总如下：

1. 人才缺乏：多数访谈人员认为是基层医疗机构面临的最大问题，一方面目前人员数量不充足，医护和技术人员都缺乏，人员时有流失，没有有效的人员补充措施；其次人员的层次结构不合理，以初中级职称为主，高级职称人员较少；三是医生培训和进修机会较少，知识更新困难，另外晋升的要求高，医院医生的晋升难。

2. 部分设备需要更新。

目前基层设备配置基本合理，但由于医院功能定位的特点，部分设备需要更新，访谈人员提出需更新的设备有DR、彩色多普勒超声诊断仪、全自动生化仪等。

3. 要加强电子信息系统的引进

目前调研区域的基层医疗机构均无电子病历、电子信息系统不全，需加强建设。

4. 需进一步加强基本药物类药品的供应

药品由政府统一采购，控制严格，基本能满足常规需求，但仍存在由于厂家不生产，缺货、断货等现象。部分疗效好，成本低的药物较难进货。

（二）需淘汰或增加的技术

根据知情访谈提纲请新建县和井冈山市乡镇卫生院的院长们针对调研的15个病种提出需淘汰或增加的技术清单，但基层医务人员提出在基层日常使用的技术均是本单位通用的技术，无法提出哪些需淘汰。

因此，我们将前期调研汇总的技术清单，请吉安市附属医院和吉安市中心人民医院两所三级甲等医院的相关专业医生进行评判，共提出87种项卫生技术需要淘汰，其中检查8种、化验29种、药物47种、手术2种及其他1种。（表78）。

四、讨论和建议

1. 此次调研的 15 种单病种病例来源的县：乡为 2.58∶1，提示乡级卫生院对于急重诊病例以转诊为主，乡级医院需进一步提升慢性病病例和急性期治疗后病情较稳定病例的康复治疗的能力，为"双向转诊"中的下转做好支撑，为病人提供整体性、持续性的医疗服务。

2. 基层医疗机构普遍存在医务人员不足现象，调研乡院的公共卫生专业人员和医技人员严重不足，建议依据乡镇卫生院承担的工作职能，结合服务区域面积、服务人口、工作任务、地理环境和经济发展状况等情况，科学核定乡镇卫生院的编制数量，并根据各区域乡镇卫生院目前各类卫生技术人员缺失的严重程度，分区分批次补足卫生技术人员的不足，保证乡镇卫生院的人员配备。

3. 调研乡院电子信息系统建设落后，慢病管理相关系统建设缓慢，建议要进一步加快信息系统建设，加强慢病登记管理。

4. 本次调研 15 种病种诊治卫生技术种类繁多，易出现不规范的医疗行为，建议基于基层医疗实际，循证开展卫生技术评估，探索建立适于基层的标准化治疗模式与治疗程序。

5. 本次调研 15 种病种药物种类繁多，但相对集中，前 30 位药物使用率均超过 60%，其中中药使用较少，均低于 20%，国家基本药物目录和江西省增补的基本药物目录内药物使用频率均超过 60%，排在前 3 位的是正常分娩、子宫肌瘤和消化性溃疡，后 3 位是冠心病、脑梗塞和慢性肾炎，提示需进一步提高慢性病的基本药物供应和使用。

五、本研究的局限性

1. 由于调研机构无电子病例，大多病例资料为医生手写，数据录入均是采取人工输入，尽管采取了双录入方式进行质量监控，但仍可能出现由于医生字迹不清或其他因素出现偏倚。

2. 本次调研由于病例来源有限，且为回顾性分析，在纳入病例过程中无法严格排除混有其他疾病的病例，可能具有一定偏倚。

3. 在分析当前使用卫生技术是否需淘汰或更新时，由于是将汇总后的技术清单提供给专家进行评价，未同时提供给专家纳入病例的详细病例信息，可能导致专家分析出现偏倚，且专家判断多基于自己的临床经验，亦可能出现偏倚。

江西省"农村基层医疗卫生机构适宜卫生技术使用现状和需求"调研报告附表

表1　15病种门诊病历年龄性别分布表

病种	调查人数	年龄		性别		病例来源	
	样本量	均数	标准差	男	女	乡	县
冠心病	0	0	0	0	0	0	0
脑梗塞	0	0	0	0	0	0	0
高血压	20	59	19	16	4	14	6
糖尿病	10	55	12	7	3	2	8
慢性肾炎	8	43	27	6	2	1	7
胆石症和胆囊炎	6	42	15	3	3	0	6
呼吸道感染	20	37	25	12	8	13	7
慢性阻塞性肺病	8	75	16	7	1	1	7
胃及十二指肠溃疡	9	52	20	4	5	3	6
急性阑尾炎	0	0	0	0	0	0	0
腹腔疝	0	0	0	0	0	0	0
四肢长骨骨折	3	39	18	3	0	0	3
子宫肌瘤	0	0	0	0	0	0	0
正常分娩	0	0	0	0	0	0	0
意外伤害	0	0	0	0	0	0	0
合计	84	–	–	58	26	34	50

表2　15病种住院病历年龄性别分布表

病种	调查人数	年龄		性别		病例来源	
	样本量	均数	标准差	男	女	乡	县
冠心病	40	68	15	15	25	0	40
脑梗塞	31	73	11	16	15	0	31
高血压	40	67	14	20	20	2	38
糖尿病	40	55	12	23	17	3	37
慢性肾炎	40	46	22	26	14	8	32
胆石症和胆囊炎	40	45	16	16	24	19	21
呼吸道感染	40	44	24	23	17	31	9
慢性阻塞性肺病	41	73	9	22	19	25	16
胃及十二指肠溃疡	40	55	17	27	13	19	21
急性阑尾炎	40	42	19	19	21	6	34
腹腔疝	40	19	23	37	3	19	21
四肢长骨骨折	40	40	16	34	6	5	35
子宫肌瘤	38	41	8	0	38	3	35
正常分娩	40	26	6	0	40	29	11
意外伤害	40	39	29	31	9	4	36
合计	590	–	–	309	281	165	425

表3　15病种住院病例天数和费用情况

病种	样本	住院天数		住院费用（元）			
		均数	标准差	均数	标准差	最大值	最小值
冠心病	40	6.5	3.3	3251.4	1355.1	6831	1757
脑梗塞	31	8.3	4.5	4076.1	2041.9	8599.6	1265.2
高血压	40	8.3	8.7	3431.5	1847.6	10123	833
糖尿病	40	6.8	4.8	3027.5	2663.5	14823	174
慢性肾炎	40	14.6	19.1	3391.1	2783.5	11064.9	764.1
胆石症和胆囊炎	40	7.3	4.8	3429.4	2119.6	9678	826
呼吸道感染	40	5.4	3.2	1984.4	1543.7	8297	582
慢性阻塞性肺病	41	8.7	5.7	2491.0	1397.5	5895	517
胃及十二指肠溃疡	40	8.5	8.1	3003.7	3273.9	18678	614
急性阑尾炎	40	6.2	2.1	3803.5	1531.6	5877	679
腹腔疝	40	4.1	1.9	3599.1	1874.1	7817	439
四肢长骨骨折	40	10.6	9.99	7466.4	6055.9	30013.7	770.2
子宫肌瘤	38	8.7	3.6	5062.4	1240.2	9533	1253
正常分娩	40	3.0	1.1	502.5	6.1	518	500
意外伤害	40	9.5	9.4	2462.9	3224.3	20560	332

表4　15病种住院病历医疗保险情况

病种	医疗制度				合计
	城镇职工	城镇居民	新农合	自费	
冠心病	0	0	39	1	40
脑梗塞	0	0	31	0	31
高血压	0	0	40	0	40
糖尿病	0	0	35	5	40
慢性肾炎	0	0	40	0	40
胆石症和胆囊炎	0	0	40	0	40
呼吸道感染	2	0	35	3	40
慢性阻塞性肺病	0	0	41	0	41
胃及十二指肠溃疡	0	0	37	3	40
急性阑尾炎	0	0	40	0	40
腹腔疝	0	2	19	19	40
四肢长骨骨折	1	0	39	0	40
子宫肌瘤	0	0	38	0	38
正常分娩	0	0	35	5	40
意外伤害	0	0	40	0	40
合计	3	2	549	36	590

表5　15病种卫生技术种类利用情况表

类型	卫生技术利用种类数量					合计
	检查	化验	药物	手术	其他治疗	
冠心病	7	18	139	0	1	174
脑梗塞	6	10	81	0	1	98
高血压	8	16	122	0	2	150
糖尿病Ⅱ型	6	13	137	0	5	161
慢性肾炎	6	17	102	0	2	127
胆石症伴胆囊炎	5	19	96	3	6	129
肺炎和支气管炎	6	22	116	0	3	147
慢性阻塞性肺病	6	18	146	0	0	170
胃及十二指肠溃疡	6	26	95	0	4	131
急性阑尾炎	6	18	86	1	1	112
腹腔疝	4	13	52	7	3	79
四肢长骨骨折	5	17	77	20	8	128
子宫肌瘤	7	20	97	6	7	137
正常分娩	5	15	35	0	3	58
意外伤害	5	16	46	4	2	73
合计	88	258	1427	41	48	1874

单病种卫生技术情况相关指标说明

根据调研病种卫生技术的使用人数和使用频次进行排序，分别列出每病种检查的前5位，化验和药物的前15位，手术和其他治疗的前5位。

在数据统计过程中，如调研病例中使用过某一种卫生计术，不论其在诊治过程中是否重复应用，均只计该计术使用1次，并分别用使用百分比和累计百分比分析其使用频次。

使用百分率=使用次数/纳入病例总数

累计百分率是按使用次数高低，依次将每一项技术使用次数占所有技术使用次数的百分率加起来。

表6　冠心病检查技术类别名称前5位使用表

技术类别	使用次数	使用百分率	累计百分率
心电图	27	87.1%	41.90%
皮试	17	54.8%	67.70%
胸片	8	25.8%	80.60%
彩超	5	16.1%	88.70%
B超	3	9.7%	93.50%

表7 冠心病化验前15位使用表

技术类别	使用次数	使用百分率	累计百分率
血常规	40	100.0%	13.30%
血糖	39	97.4%	26.20%
粪便常规	38	94.7%	38.80%
肾功能	38	94.7%	51.40%
尿常规	35	87.5%	63.00%
肝功能	34	84.2%	74.20%
电解质	31	76.3%	84.30%
心肌酶谱	20	50.0%	90.90%
血脂	13	31.6%	95.10%
血凝四项	5	13.2%	96.80%
AFP	2	5.3%	97.50%
血淀粉酶	2	5.3%	98.20%
血交叉	1	2.6%	98.50%
C反应蛋白	1	2.6%	98.80%
风湿四项	1	2.6%	99.10%

表8 冠心病药物前15位使用表

技术类别	使用次数	使用百分率	累计百分率
生理盐水	38	95.0%	7.80%
葡萄糖	32	80.0%	14.37%
辅酶Q10	18	45.0%	18.07%
阿司匹林	17	42.5%	21.56%
消心痛	16	40.0%	24.85%
奥美拉唑	11	27.5%	27.11%
泮托拉唑	11	27.5%	29.37%
速尿	11	27.5%	31.63%
灯盏花束	9	22.5%	33.48%
硝酸甘油	9	22.5%	35.33%
坎地沙坦酯	8	20.0%	36.97%
氯化钾	8	20.0%	38.61%
硝苯地平	8	20.0%	40.25%
血塞通	8	20.0%	41.89%
血栓通	8	20.0%	43.53%

表9 冠心病其他治疗前5位使用表

技术类别	使用次数	使用百分率	累计百分率
吸氧	2	5%	

表 10　脑梗塞检查技术类别名称前 5 位使用表

技术类别	使用次数	使用百分率	累计百分率
心电图	22	70.97%	47.80%
核磁共振成像	9	29.03%	67.40%
皮试	9	29.03%	87.00%
CT	4	12.90%	95.70%
B 超	1	3.23%	97.80%

表 11　脑梗塞化验前 15 位使用表

技术类别	使用次数	使用百分率	累计百分率
血糖	31	100.00%	15.20%
电解质	28	90.32%	28.90%
肾功能	28	90.32%	42.70%
血常规	28	90.32%	56.40%
粪便常规	27	87.10%	69.60%
肝功能	27	87.10%	82.90%
尿常规	27	87.10%	96.10%
血脂	4	12.90%	98.10%
心肌酶谱	3	9.68%	99.50%
血淀粉酶	1	3.23%	100.00%

表 12　脑梗塞药物前 15 位使用表

技术类别	使用次数	使用百分率	累计百分率
生理盐水	31	100.00%	9.50%
葡萄糖	22	70.97%	16.30%
拜阿司匹林	19	61.29%	22.10%
脑心通	18	58.06%	27.60%
坎地沙坦酯	15	48.39%	32.20%
长春西汀	13	41.94%	36.20%
舒血宁	13	41.94%	40.20%
小牛血清	10	32.26%	43.30%
尼莫地平	9	29.03%	46.00%
西比灵	9	29.03%	48.80%
硝苯地平	9	29.03%	51.50%
灯盏花素	7	22.58%	53.70%
血栓通	7	22.58%	55.80%
果导	6	19.35%	57.70%
脑蛋白水解物	6	19.35%	59.50%

表 13　脑梗塞其他治疗前 5 位使用表

技术类别	使用次数	使用百分率	累计百分率
吸氧	3	14.3%	

表 14　高血压检查技术类别名称前 5 位使用表

技术类别	使用次数	使用百分率	累计百分率
心电图	17	42.50%	38.6%
皮试	9	22.50%	59.1%
CT	8	20.00%	77.3%
X 片	4	10.00%	86.4%
B 超	2	5.00%	90.9%

表 15　高血压化验前 15 位使用表

技术类别	使用次数	使用百分率	累计百分率
血常规	40	100.00%	13.8%
尿常规	38	95.00%	26.9%
粪便常规	37	92.50%	39.7%
肾功能	35	87.50%	51.7%
肝功能	34	85.00%	63.4%
血糖	33	82.50%	74.8%
电解质	24	60.00%	83.1%
血脂	22	55.00%	90.7%
凝血四项	8	20.00%	93.4%
心肌酶谱	6	15.00%	95.5%
定血型	3	7.50%	96.6%
血沉	3	7.50%	97.6%
风湿因子	2	5.00%	98.3%
抗 O	2	5.00%	99.0%
乙肝六项	2	5.00%	99.7%

表16　高血压药物前15位使用表

技术类别	使用次数	使用百分率	累计百分率
葡萄糖	36	90.00%	9.6%
生理盐水	32	80.00%	18.1%
尼群地平	16	40.00%	22.4%
维生素 B6	12	30.00%	25.6%
卡托普利	11	27.50%	28.5%
维生素 C	11	27.50%	31.5%
坎地沙坦酯	10	25.00%	34.1%
丹参注射液	9	22.50%	36.5%
甘露醇	9	22.50%	38.9%
依那普利	9	22.50%	41.3%
阿司匹林肠溶片	7	17.50%	43.2%
血塞通	7	17.50%	45.1%
灯盏花素	6	15.00%	46.7%
泮托拉唑	5	12.50%	48.0%
西比灵	5	12.50%	49.3%

表17　高血压其他治疗前5位使用表

技术类别	使用次数	使用百分率	累计百分率
输氧	5	12.50%	83.3%
心电监护	1	2.50%	100.0%

表18　糖尿病检查技术类别名称前5位使用表

技术类别	使用次数	使用百分率	累计百分率
心电图	21	52.50%	45.70%
皮试	15	37.50%	78.30%
B 超	3	7.50%	84.80%
CT	3	7.50%	91.30%
X 片	3	7.50%	97.80%

表19　糖尿病化验前15位使用表

技术类别	使用次数	使用百分率	累计百分率
肾功能	38	95.00%	12.7%
血常规	38	95.00%	25.4%
肝功能	37	92.50%	37.8%
血糖	37	92.50%	50.2%
电解质	36	90.00%	62.2%
尿常规	36	90.00%	74.2%
粪便常规	31	77.50%	84.6%
血脂	19	47.50%	91.0%
心肌酶谱	15	37.50%	96.0%
血淀粉酶	6	15.00%	98.0%
风湿四项	4	10.00%	99.3%
糖化血红蛋白	1	2.50%	99.7%
血型	1	2.50%	100.0%

表20　糖尿病药物前15位使用表

技术类别	使用次数	使用百分率	累计百分率
生理盐水	40	100.00%	10.10%
普通胰岛素	17	42.50%	14.40%
优泌林	13	32.50%	17.70%
泮托拉唑	12	30.00%	20.80%
葡萄糖	12	30.00%	23.80%
小牛血清	12	30.00%	26.80%
氯化钾	11	27.50%	29.60%
血栓通	11	27.50%	32.40%
胰岛素	8	20.00%	34.40%
二甲双胍	7	17.50%	36.20%
维生素 B6	7	17.50%	38.00%
阿卡波糖	6	15.00%	39.50%
灯盏花素	6	15.00%	41.00%
格列吡嗪	6	15.00%	42.50%
舒血宁	6	15.00%	44.10%

表21　糖尿病其他治疗前5位使用表

技术类别	使用次数	使用百分率	累计百分率
除颤	2	5.00%	33.30%
导尿	1	2.50%	50.00%
灌肠	1	2.50%	66.70%
心肺复苏	1	2.50%	83.30%
胸腔抽液	1	2.50%	100.00%

表22 慢性肾炎检查技术类别名称前5位使用表

技术类别	使用次数	使用百分率	累计百分率
心电图	16	40.00%	32.70%
皮试	13	32.50%	59.20%
X线	9	22.50%	77.60%
B超	7	17.50%	91.60%
CT	4	10.00%	100.00%

表23 慢性肾炎化验前15位使用表

技术类别	使用次数	使用百分率	累计百分率
肾功能	33	82.50%	14.50%
电解质	29	72.50%	27.30%
血糖	29	72.50%	40.10%
肝功能	27	67.50%	52.00%
尿常规	24	60.00%	62.60%
血常规	23	57.50%	72.70%
粪便常规	16	40.00%	79.70%
血脂	16	40.00%	86.80%
乙肝六项	9	22.50%	90.70%
交叉配血	6	15.00%	93.40%
风湿三项	3	7.50%	94.70%
免疫三项	3	7.50%	96.00%
心肌酶谱	3	7.50%	97.40%
定血型	3	7.50%	98.70%
抗O	1	2.50%	99.10%

表24 慢性肾炎药物前15位使用表

技术类别	使用次数	使用百分率	累计百分率
葡萄糖	29	72.50%	9.42%
生理盐水	29	72.50%	18.84%
速尿	17	42.50%	24.36%
安体舒通	17	42.50%	29.88%
泮托拉唑	9	22.50%	32.80%
疏血通	7	17.50%	35.07%
双氢克尿噻	7	17.50%	37.34%
依那普利	7	17.50%	39.61%
参麦	6	15.00%	41.56%
促红细胞生长素	6	15.00%	43.51%
金水宝	6	15.00%	45.46%
氯化钾	6	15.00%	47.41%
肾炎舒	6	15.00%	49.36%
叶酸	6	15.00%	51.31%
胰岛素	6	15.00%	53.26%

表 25　慢性肾炎其他治疗前 5 位使用表

技术类别	使用次数	使用百分率	累计百分率
血液透析	3	7.50%	60.0%
输血	2	5.00%	100.0%

表 26　胆囊结石伴胆囊炎检查技术类别名称前 5 位使用表

技术类别	使用次数	使用百分率	累计百分率
皮试	40	100.00%	38.1%
B 超	27	67.50%	63.8%
心电图	20	50.00%	82.9%
胸片	15	37.50%	97.1%
X 线	3	7.50%	100.0%

表 27　胆囊结石伴胆囊炎化验前 15 位使用表

技术类别	使用次数	使用百分率	累计百分率
血常规	40	100.00%	13.2%
尿常规	37	92.50%	25.5%
肝功能	32	80.00%	36.1%
肾功能	29	72.50%	45.7%
血糖	28	70.00%	55.0%
粪便常规	24	60.00%	62.9%
电解质	24	60.00%	70.9%
血脂	20	50.00%	77.5%
乙肝六项	20	50.00%	84.1%
凝血四项	11	27.50%	87.7%
丙肝	8	20.00%	90.4%
血型	8	20.00%	93.0%
免疫三项	7	17.50%	95.4%
HIV	3	7.50%	96.4%
淀粉酶	3	7.50%	97.4%

表28 胆囊结石伴胆囊炎药物前15位使用表

技术类别	使用次数	使用百分率	累计百分率
葡萄糖	36	90.00%	9.00%
生理盐水	36	90.00%	18.00%
维生素 B6	21	52.50%	23.30%
维生素 C	21	52.50%	28.60%
阿托品	15	37.50%	32.30%
西咪替丁	13	32.50%	35.60%
氨曲南	12	30.00%	38.60%
氯化钾	11	27.50%	41.40%
泮托拉唑	11	27.50%	44.10%
阿莫西林	9	22.50%	46.40%
地西泮	9	22.50%	48.60%
奥硝唑	9	22.50%	50.90%
左氧氟沙星	9	22.50%	53.10%
甲硝唑	8	20.00%	55.10%
山莨菪碱	8	20.00%	57.10%

表29 胆囊结石伴胆囊炎手术治疗前5位使用表

技术类别	使用次数	使用百分率	累计百分率
胆囊切除术	7	17.50%	53.80%
腹腔镜胆囊切除术	4	10.00%	84.60%
胆总管探查术	2	5.00%	100.00%

表30 胆囊结石伴胆囊炎其他治疗前5位使用表

技术类别	使用次数	使用百分率	累计百分率
导尿	5	12.50%	33.30%
吸氧	4	10.00%	60.00%
附带固定	1	2.50%	66.70%
隔物灸热疗法	1	2.50%	73.30%
灌肠	1	2.50%	80.00%

表31 肺炎和支气管炎检查技术类别名称前5位使用表

技术类别	使用次数	使用百分率	累计百分率
皮试	40	100.00%	50.60%
胸片	22	55.00%	78.50%
B 超	7	17.50%	87.30%
心电图	7	17.50%	96.20%
CT	2	5.00%	98.70%

表 32　肺炎和支气管炎化验前 15 位使用表

技术类别	使用次数	使用百分率	累计百分率
血常规	35	87.50%	21.90%
尿常规	28	70.00%	39.40%
粪便常规	14	35.00%	48.10%
肾功能	14	35.00%	56.90%
肝功能	13	32.50%	65.00%
血糖	13	32.50%	73.10%
电解质	12	30.00%	80.60%
粪便常规	5	12.50%	83.80%
血脂	5	12.50%	86.90%
心肌酶谱	4	10.00%	89.40%
二氧化碳含量	2	5.00%	90.60%
肥达氏反应	2	5.00%	91.90%
抗 O	2	5.00%	93.10%
类风湿因子	2	5.00%	94.40%
血沉	2	5.00%	95.60%

表 33　肺炎和支气管炎药物前 15 位使用表

技术类别	使用次数	使用百分率	累计百分率
葡萄糖	35	87.50%	9.40%
生理盐水	32	80.00%	18.10%
氨曲南	18	45.00%	22.90%
头孢吡肟	16	40.00%	27.20%
地塞米松	14	35.00%	31.00%
维生素 B6	14	35.00%	34.80%
维生素 C	14	35.00%	38.50%
氯化钾	11	27.50%	41.50%
葡萄糖盐水	11	27.50%	44.50%
左氧氟沙星	9	22.50%	46.90%
病毒唑	7	17.50%	48.80%
青霉素钠	7	17.50%	50.70%
头孢甲肟	7	17.50%	52.60%
柴胡	6	15.00%	54.20%
甘草片	6	15.00%	55.80%

表34 肺炎和支气管炎其他治疗前5位使用表

技术类别	使用次数	使用百分率	累计百分率
输氧	2	5.00%	66.67%
物理降温	1	2.50%	100.00%

表35 慢性阻塞性肺疾病检查项目名称前5位使用表

技术类别	使用次数	使用百分率	累计百分率
X片	29	70.73%	60.40%
心电图	14	34.15%	89.60%
B超	3	7.32%	97.90%
CT	2	4.88%	100.00%

表36 慢性阻塞性肺疾病化验前15位使用表

技术类别	使用次数	使用百分率	累计百分率
血常规	39	95.12%	22.90%
粪便常规	30	73.17%	40.60%
肝功能	23	56.10%	54.10%
肾功能	23	56.10%	67.60%
血糖	18	43.90%	78.20%
电解质	16	39.02%	87.60%
血脂	6	14.63%	91.20%
心肌酶谱	4	9.76%	93.50%
血淀粉酶	2	4.88%	94.70%
乙肝六项	2	4.88%	95.90%
癌胚抗原	1	2.44%	96.50%
风湿四项	1	2.44%	97.10%
结核抗体	1	2.44%	97.60%
尿淀粉酶	1	2.44%	98.20%
凝血功能	1	2.44%	98.80%

表 37　慢性阻塞性肺疾病药物前 15 位使用表

技术类别	使用次数	使用百分率	累计百分率
生理盐水	37	90.24%	7.58%
葡萄糖	34	82.93%	14.55%
左氧氟沙星	28	68.29%	20.29%
地塞米松	19	46.34%	24.18%
呋塞米	15	36.59%	27.25%
氨茶碱	14	34.15%	30.12%
氨溴索	13	31.71%	32.79%
螺内酯	10	24.39%	34.84%
溴己新片	10	24.39%	36.89%
泮托拉唑	10	24.39%	38.93%
阿莫西林	8	19.51%	40.57%
硝酸异山梨酯	8	19.51%	42.21%
阿莫西林克拉维酸钾	7	17.07%	43.65%
特布他林	7	17.07%	45.08%
头孢呋辛	7	17.07%	46.52%

表 38　慢性阻塞性肺疾病其他治疗前 5 位使用表

技术类别	使用次数	使用百分率	累计百分率

表 39　胃及十二指肠溃疡检查项目名称前 5 位使用表

技术类别	使用次数	使用百分率	累计百分率
皮试	30	75.00%	37.00%
B 超	18	45.00%	59.26%
心电图	17	42.50%	80.25%
X 片	9	22.50%	91.36%
胃镜	7	17.50%	100.00%

表40　胃及十二指肠溃疡化验前15位使用表

技术类别	使用次数	使用百分率	累计百分率
血常规	36	90.00%	14.80%
尿常规	30	75.00%	27.00%
肾功能	26	65.00%	37.70%
肝功能	24	60.00%	47.50%
粪便常规	20	50.00%	55.70%
血糖	19	47.50%	63.50%
定血型	16	40.00%	70.10%
电解质	16	40.00%	76.60%
乙肝六项	11	27.50%	81.10%
血交叉	10	25.00%	85.20%
免疫三项	9	22.50%	88.90%
凝血四项	4	10.00%	90.60%
粪便常规	4	10.00%	92.20%
血脂	3	7.50%	93.40%
心肌酶谱	3	7.50%	94.70%

表41　胃及十二指肠溃疡药物前15位使用表

技术类别	使用次数	使用百分率	累计百分率
生理盐水	36	90.00%	8.90%
葡萄糖	34	85.00%	17.40%
泮托拉唑	24	60.00%	23.30%
阿莫西林	23	57.50%	29.00%
氨甲环酸	16	40.00%	33.00%
奥美拉唑	16	40.00%	37.00%
维生素C	16	40.00%	40.90%
维生素B6	14	35.00%	44.40%
氯化钾	13	32.50%	47.60%
葡萄糖盐水	11	27.50%	50.40%
参麦	10	25.00%	52.90%
克拉霉素	10	25.00%	55.30%
头孢噻肟钠	9	22.50%	57.60%
云南白药	9	22.50%	59.80%
吗丁啉	7	17.50%	61.50%

表 42　胃及十二指肠溃疡其他治疗前 5 位使用表

技术类别	使用次数	使用百分率	累计百分率
输血	13	32.50%	59.10%
输氧	7	17.50%	90.90%
腹腔引流	1	2.50%	95.50%
留置导尿	1	2.50%	100.00%

表 43　急性阑尾炎检查项目名称前 5 位使用表

技术类别	使用次数	使用百分率	累计百分率
皮试	36	90.00%	48.60%
心电图	27	67.50%	85.10%
B 超	10	25.00%	97.30%
CT	1	2.50%	100.00%

表 44　急性阑尾炎化验前 15 位使用表

技术类别	使用次数	使用百分率	累计百分率
肾功能	38	95.00%	10.20%
肝功能	36	90.00%	19.90%
血常规	36	90.00%	29.60%
血糖	36	90.00%	39.20%
电解质	35	87.50%	48.70%
尿常规	33	82.50%	57.50%
粪便常规	26	65.00%	64.50%
乙肝六项	25	62.50%	71.20%
血型	22	55.00%	77.20%
梅毒	16	40.00%	81.50%
凝血四项	15	37.50%	85.50%
血脂	15	37.50%	89.50%
艾滋病	14	35.00%	93.30%
免疫三项	13	32.50%	96.80%
丙肝	9	22.50%	99.20%

表 45　急性阑尾炎药物前 15 位使用表

技术类别	使用次数	使用百分率	累计百分率
葡萄糖	38	95.00%	7.60%
生理盐水	32	80.00%	14.00%
安定	29	72.50%	19.80%
葡萄糖盐水	28	70.00%	25.30%
奥硝唑	27	67.50%	30.70%
维生素 C	26	65.00%	35.90%
西咪替丁	25	62.50%	40.90%
氯化钾	22	55.00%	45.30%
维生素 B6	21	52.50%	49.50%
东莨菪碱	14	35.00%	52.30%
氨甲环酸	14	35.00%	55.10%
阿托品	12	30.00%	57.50%
平衡液	11	27.50%	59.70%
甲硝唑	11	27.50%	61.90%
阿莫西林克拉维酸钾	9	22.50%	63.70%

表 46　急性阑尾炎手术治疗前 5 位使用表

技术类别	使用次数	使用百分率	累计百分率
阑尾切除术	35	87.50%	

表 47　急性阑尾炎其他治疗前 5 位使用表

技术类别	使用次数	使用百分率	累计百分率
吸氧	9	22.50%	

表 48　腹腔疝检查项目名称前 5 位使用表

技术类别	使用次数	使用百分率	累计百分率
皮试	34	85.00%	65.40%
心电图	10	25.00%	84.60%
B 超	6	15.00%	96.20%
胸片	2	5.00%	100.00%

表 49　腹腔疝化验前 15 位使用表

技术类别	使用次数	使用百分率	累计百分率
血常规	36	90.00%	19.10%
凝血四项	22	55.00%	30.90%
尿常规	19	47.50%	41.00%
免疫三项	18	45.00%	50.50%
肝功能	15	37.50%	58.50%
血糖	13	32.50%	65.40%
血脂	13	32.50%	72.30%
粪便常规	11	27.50%	78.20%
电解质	11	27.50%	84.00%
肾功能	11	27.50%	89.90%
微量元素	8	20.00%	94.10%
乙肝六项	8	20.00%	98.40%
丙肝	3	7.50%	100.00%

表 50　腹腔疝药物前 15 位使用表

技术类别	使用次数	使用百分率	累计百分率
葡萄糖	37	92.50%	15.40%
生理盐水	34	85.00%	29.50%
阿托品	21	52.50%	38.20%
头孢噻肟	19	47.50%	46.10%
维生素 C	15	37.50%	52.30%
安定	14	35.00%	58.10%
美洛西林	11	27.50%	62.70%
阿莫西林	10	25.00%	66.80%
头孢替安	8	20.00%	70.10%
维生素 D2	8	20.00%	73.40%
头孢呋辛	6	15.00%	75.90%
参麦	4	10.00%	77.60%
氨曲南	4	10.00%	79.30%
ATP	4	10.00%	80.90%
西咪替丁	3	7.50%	82.20%

表51 腹腔疝手术治疗前5位使用表

技术类别	使用次数	使用百分率	累计百分率
斜疝结扎术	18	45.00%	47.37%
斜疝修补术	11	27.50%	76.32%
斜疝高结扎修补术	5	12.50%	89.47%
腹股沟疝高位结扎术	2	5.00%	94.74%
腹股沟疝高位结扎修补术	2	5.00%	100.00%

表52 腹腔疝其他治疗前5位使用表

技术类别	使用次数	使用百分率	累计百分率
导尿	5	12.50%	62.5%
腹带固定	3	7.50%	37.5%

表53 四肢长骨骨折检查项目名称前5位使用表

技术类别	使用次数	使用百分率	累计百分率
皮试	34	85.00%	42.00%
心电图	19	47.50%	65.40%
X片	15	37.50%	84.00%
B超	12	30.00%	98.80%
CT	1	2.50%	100.00%

表54 四肢长骨骨折化验前15位使用表

技术类别	使用次数	使用百分率	累计百分率
血常规	36	90.00%	17.10%
尿常规	30	75.00%	31.30%
肝功能	26	65.00%	43.60%
乙肝六项	22	55.00%	54.00%
粪便常规	16	40.00%	61.60%
血糖	14	35.00%	68.20%
肾功能	12	30.00%	73.90%
丙肝	11	27.50%	79.10%
血脂	10	25.00%	83.90%
凝血四项	8	20.00%	87.70%
定血型	6	15.00%	90.50%
电解质	6	15.00%	93.40%
免疫三项	5	12.50%	95.70%
交叉配血试验	3	7.50%	97.20%
HIV	3	7.50%	98.60%

表 55　四肢长骨骨折药物前 15 位使用表

技术类别	使用次数	使用百分率	累计百分率
葡萄糖	37	92.50%	12.10%
生理盐水	35	87.50%	23.60%
维生素 C	28	70.00%	32.80%
维生素 B6	21	52.50%	39.70%
阿托品	11	27.50%	43.30%
复方氯化钠	11	27.50%	46.90%
参麦	8	20.00%	49.50%
平衡液	8	20.00%	52.10%
头孢噻肟钠	6	15.00%	54.10%
止血敏	6	15.00%	56.10%
左氧氟沙星	6	15.00%	58.00%
克林霉素	5	12.50%	59.70%
苯巴比妥	5	12.50%	61.30%
青霉素钠	5	12.50%	63.00%
ATP	4	10.00%	64.30%

表 56　四肢长骨骨折手术治疗前 5 位使用表

技术类别	使用次数	使用百分率	累计百分率
切开复位内固定术	13	32.50%	50.00%
内固定取出术	12	30.00%	96.15%
外固定术	1	2.50%	100.00%

表 57　四肢长骨骨折其他治疗前 5 位使用表

技术类别	使用次数	使用百分率	累计百分率
局麻	13	32.50%	52.00%
导尿	6	15.00%	76.00%
输氧	2	5.00%	84.00%
右臂丛神经阻滞麻醉	2	5.00%	92.00%
左臂丛神经阻滞麻醉	2	5.00%	100.00%

表 58　子宫肌瘤检查项目名称前 5 位使用表

技术类别	使用次数	使用百分率	累计百分率
心电图	33	86.84%	23.08%
诊断性刮宫	25	65.79%	40.56%
皮试	23	60.53%	56.64%
X 线	22	57.89%	72.02%
B 超	15	39.47%	82.51%

表 59 子宫肌瘤化验前 15 位使用表

技术类别	使用次数	使用百分率	累计百分率
血常规	38	100.00%	12.75%
肝功能	35	92.11%	24.49%
乙肝六项	30	78.95%	34.56%
尿常规	27	71.05%	43.62%
血型	22	57.89%	51.00%
肾功能	19	50.00%	57.38%
艾滋病	16	42.11%	62.75%
丙肝	16	42.11%	68.12%
梅毒	16	42.11%	73.49%
血糖	16	42.11%	78.86%
凝血四项	16	42.11%	84.23%
粪便常规	15	39.47%	89.26%
电解质	11	28.95%	92.95%
免疫三项	11	28.95%	96.64%
血脂	4	10.53%	97.98%

表 60 子宫肌瘤药物前 15 位使用表

技术类别	使用次数	使用百分率	累计百分率
生理盐水	38	100.00%	7.80%
葡萄糖	33	86.84%	14.50%
维生素 C	35	92.11%	21.70%
开塞露	19	50.00%	25.60%
甲硝唑	18	47.37%	29.30%
平衡液	15	39.47%	32.40%
维生素 B1	15	39.47%	35.50%
维生素 B6	15	39.47%	38.50%
苯巴比妥	13	34.21%	41.20%
乳酸钠林格	11	28.95%	43.40%
生脉	11	28.95%	45.70%
氨甲环酸	10	26.32%	47.70%
地西泮	10	26.32%	49.80%
洁阴康	10	26.32%	51.80%
头孢克肟	10	26.32%	53.90%

表61 子宫肌瘤手术治疗前5位使用表

技术类别	使用次数	使用百分率	累计百分率
全子宫切除术	16	42.11%	47.10%
子宫肌瘤剔除术	11	28.95%	79.40%
子宫次全切除术	4	10.53%	91.20%
双侧输卵管结扎术	1	2.63%	94.10%
人工流产	1	2.63%	97.10%

表62 子宫肌瘤其他治疗前5位使用表

技术类别	使用次数	使用百分率	累计百分率
导尿	20	52.63%	30.80%
腹部压沙	15	39.47%	53.80%
灌肠	10	26.32%	69.20%
吸氧	10	26.32%	84.60%
心电监护	4	10.53%	90.80%

表63 正常分娩检查项目名称前5位使用表

技术类别	使用次数	使用百分率	累计百分率
胎心监测	36	90.00%	60.00%
心电图	12	30.00%	80.00%
B超	7	17.50%	91.70%
皮试	5	12.50%	100.00%

表64 正常分娩化验前15位使用表

技术类别	使用次数	使用百分率	累计百分率
血常规	35	87.50%	26.72%
尿常规	29	72.50%	48.86%
乙肝六项	18	45.00%	62.60%
HIV	13	32.50%	72.52%
梅毒	8	20.00%	78.63%
肝功能	6	15.00%	83.21%
血凝四项	5	12.50%	87.03%
粪便常规	4	10.00%	90.08%
定血型	4	10.00%	93.13%
血糖	4	10.00%	96.18%
免疫三项	2	5.00%	97.71%
电解质	1	2.50%	98.47%
免疫五项	1	2.50%	99.23%
肾功能	1	2.50%	100.00%

表 65　正常分娩药物前 15 位使用表

技术类别	使用次数	使用百分率	累计百分率
缩宫素	35	87.50%	22.70%
生理盐水	18	45.00%	34.40%
巴干益母	13	32.50%	42.90%
高锰酸钾	11	27.50%	50.00%
头孢拉定	11	27.50%	57.10%
葡萄糖	10	25.00%	63.60%
甲硝唑	6	15.00%	67.50%
妇炎舒片	5	12.50%	70.80%
克林霉素	4	10.00%	73.40%
青霉素钠	4	10.00%	76.00%
右旋糖酐铁	4	10.00%	78.60%
阿奇霉素	2	5.00%	79.90%
氨曲南	2	5.00%	81.20%
钩藤茶	2	5.00%	82.50%
替硝唑	2	5.00%	83.80%

表 66　正常分娩手术治疗前 5 位使用表

技术类别	使用次数	使用百分率	累计百分率
单胎顺产接生	40	100%	

表 67　正常分娩其他治疗前 5 位使用表

技术类别	使用次数	使用百分率	累计百分率
输氧	4	10%	

表 68　意外伤害检查项目名称前 5 位使用表

技术类别	使用次数	使用百分率	累计百分率
皮试	38	95.00%	46.30%
CT	19	47.50%	69.50%
X 线	19	47.50%	92.70%
心电图	6	15.00%	100.00%

表 69　意外伤害化验前 15 位使用表

技术类别	使用次数	使用百分率	累计百分率
肝功能	36	90.00%	17.2%
血常规	34	85.00%	33.5%
肾功能	32	80.00%	48.8%
电解质	21	52.50%	58.9%
乙肝六项	15	37.50%	66.0%
粪便常规	13	32.50%	72.2%
尿常规	13	32.50%	78.5%
凝血四项	11	27.50%	83.7%
血糖	8	20.00%	87.6%
血型	6	15.00%	90.4%
风湿四项	4	10.00%	92.3%
免疫三项	4	10.00%	94.3%
微量元素	4	10.00%	96.2%
血脂	4	10.00%	98.1%
血沉	2	5.00%	99.0%

表 70　意外伤害药物前 15 位使用表

技术类别	使用次数	使用百分率	累计百分率
生理盐水	40	100.00%	14.0%
葡萄糖	38	95.00%	27.3%
酚磺乙胺	15	37.50%	32.5%
醒脑静	13	32.50%	37.1%
维生素 C	13	32.50%	41.6%
头孢哌酮	11	27.50%	45.5%
头孢替安	10	25.00%	49.0%
小牛血清	8	20.00%	51.7%
生脉注射液	8	20.00%	54.5%
核黄素	8	20.00%	57.3%
地西泮	8	20.00%	60.1%
左氧氟沙星	6	15.00%	62.2%
转化糖电解质	6	15.00%	64.3%
头孢硫脒	6	15.00%	66.4%
甘露醇	6	15.00%	68.5%

表 71 胆囊结石伴胆囊炎手术治疗前 5 位使用表

技术类别	使用次数	使用百分率	累计百分率
跟腱吻合术	2	5.00%	25.0%
右肩锁关节脱位切开复	2	5.00%	50.0%
左手2.3.4掌骨切开内固定术	2	5.00%	75.0%
左锁骨切开复位和内固定术	2	5.00%	100.0%

表 72 调查机构人员配置情况

类别		拿山卫生院		长埠卫生院		合计	
		数量	百分比	数量	百分比	数量	百分比
职称	高级	1	2.44%	1	1.14%	2	1.55%
	中级	20	48.78%	10	11.36%	30	23.26%
	初级	10	24.39%	46	52.27%	56	43.41%
	无职称	10	24.39%	31	35.23%	41	31.78%
种类	医师	15	36.59%	20	22.73%	35	27.13%
	护士	13	31.71%	37	42.05%	50	38.76%
	药师	3	7.32%	4	4.55%	7	5.43%
	公共卫生	1	2.44%	2	2.27%	3	2.33%
	医技	1	2.44%	19	21.59%	20	15.50%
	工勤人员	6	14.63%	5	5.68%	11	8.53%
	管理人员	2	4.88%	1	1.14%	3	2.33%
合计		40	100%	49	100%	89	100%

表 73 调查机构出院病人服务量情况

类别		长埠卫生院1		拿山乡卫生院		合计	
		数量	百分比	数量	百分比	数量	百分比
出院	内科	405	10.11%	667	21.22%	3304	25.09%
	外科	1005	25.09%	483	29.31%	2616	10.11%
	妇产科	2025	50.56%	428	18.80%	7645	50.56%
	儿科	390	9.74%	441	19.38%	2969	9.74%
	其他	180	4.49%	257	11.29%	1391	4.49%
合计		4005	100%	2276	100%	17925	100%

表 74　调查机构设备配置情况表

配置情况	应配置	长垅医院		拿山卫生院	
		数量	百分比	数量	百分比
设备种类	39	27	69%	35	90%
登记情况	39	8	21%	36	92%
实际数量	–	57	–	105	–
使用情况	39	27	69%	35	90%

表 75　调查机构设备配置前 5 位情况表

前 5 位	长垅医院		前 5 位	拿山卫生院	
	数量	配置比例		数量	百分比
接产包	12	21%	器械柜	12	11%
污物桶	8	14%	药品柜	12	11%
产床	4	7%	氧气瓶	8	8%
紫外线灯	4	7%	必备的手术器械	8	8%
电冰箱	3	5%	阴道检查器械	8	8%

表 76　调查机构信息系统建设情况

分类	长垅医院		拿山卫生院	
	数量	比例	数量	比例
已常规使用	8	40%	3	15%
未常规应用	0	0%	0	0
未建	12	60%	17	85%
合计	20	100%	20	100%

表 77　调查机构基本药物配置情况

药品种类	国家基药	江西省	长陵卫生院	拿山乡卫生院
化学药品和生物制品	205	340	219	205
中成药及中药饮片	102	193	71	129
合计	307	553	290	334

表78 专家建议需淘汰技术分布情况

单病种	检查	化验	药物	手术	其他
冠心病	/	风湿四项	吗丁啉	/	/
脑梗塞	X线	/	/	/	/
高血压	CT	血沉、风湿因子检测	/	/	/
糖尿病	胸水常规	风湿四项 血型	左氧氟沙星 参麦、柴胡	/	胸腔抽液
慢性肾炎	/	梅毒	维生素C、消心痛、炎琥宁	/	/
胆石症和胆囊炎	/	心肌酶谱	病毒唑、苷利、脂溶性维生素、胆清强磁贴	/	/
呼吸道感染	心脏彩超	肥达氏反应、血淀粉酶	柴胡、链霉素、鱼腥草片	/	/
慢性阻塞性肺病	B超	癌胚抗原	西米替丁	/	/
胃及十二指肠溃疡	B超	免疫三项、心肌酶谱、甘油三酯、二氧化碳含量、HCV	/	/	/
急性阑尾炎	/	风湿四项	生脉、转化糖电解质、高氧液、红霉素肠溶胶囊、核黄素	/	/
腹腔疝	/	免疫三项、微量元素检测	头孢噻肟、美洛西林、阿莫西林、参麦、氨曲南、哌拉西林、转化糖电解质、美洛西林钠舒巴坦	/	/
四肢长骨骨折	B超	交叉配血试验	止血敏、左氧氟沙星、克林霉素、氨甲环酸、维生素K1、地塞米松、复方氯芬口腔速崩片	/	/
子宫肌瘤	CT	免疫三项	/	人工流产、腹腔镜下右侧畸胎瘤摘除术	/
正常分娩	/	免疫三项	红生素B$_2$、转化糖电解质	/	/
意外伤害	/	风湿四项、免疫三项、微量元素、血脂、血沉、血钙	头孢替安、小牛血清、生脉注射液、转化糖电解质、头孢硫脒、头孢拉定、白蛋白、脂溶性维生素、砒拉西坦氯化钠	/	/
合计	8	29	47	2	1

广东省"农村基层医疗卫生机构适宜卫生技术使用现状和需求"调研报告

广东省卫生厅　徐庆锋　张顺华　涂正杰　余丽娜

中山大学公共卫生学院　陈少贤　彭晓明　王　炼　辛子艺

1　调查方法

1.1　调查机构

采用典型抽样的方法选取深圳市宝安区西乡人民医院和石岩人民医院作为农村基层医疗卫生机构调查对象，并对两所医院进行回顾性调查，系统抽取门诊病例 10 例/病种，住院病例 20 例/病种，共抽取门诊病例 300 例，住院病例 600 例。

1.2　质量控制

（1）预调查

预调查前将 15 个常见病、多发病病种进行明确定义，其中呼吸道感染以肺炎、支气管炎为主，腹腔疝以腹股沟疝为主，门诊正常分娩定义为产前诊断，意外伤害以跌伤、中暑、中毒和犬咬为主。

选择广州市增城市宁西卫生院进行机构预调查，对存在的问题进行了汇总分析和讨论。

（2）调查员的选择和培训

选择卫生部卫生技术评估重点实验室华南基地（中山大学公共卫生学院）老师和研究生作为调查人员。调研前对调查方法和问卷注意事项开展统一培训，统一明确调查病种和指标的含义和调查表格的填写要求。

2　结果

2.1　基本情况

2.1.1　门诊病例基本情况

本次共调查门诊病例 300 例，其中男女性别比例约为 1∶1.01；不同病种的平均年龄不同，慢性阻塞性肺疾病平均年龄最大，为 76 岁，呼吸道感染和正常分娩的平均年龄偏小，分别为 25 岁和 26 岁（见附件 1）。

不同病种的次均门诊费用不同，四肢长骨骨折、正常分娩、脑梗死为前三位，分别为 583.14 元、447.22 元和 339.70 元；呼吸道感染、慢性阻塞性肺疾病和腹

腔疝费用最低，分别为 121.03 元、128.09 元和 128.76 元；医疗保障制度构成中自费病例占 43.7%，仅次于医疗保险 49.3%，劳务工保险最少 7.0%（见图 1、2）。

2.1.2　住院病例基本情况

本次共调查住院病例 600 例，其中男女比例约为 1∶0.78；不同病种的平均年龄相差较大，慢性阻塞性肺疾病、冠心病和脑梗死平均年龄为前三位，分别为 74 岁、66 岁和 61 岁，呼吸道感染平均年龄最低，为 12 岁，其次为腹腔疝和正常分娩，分别为 20 岁和 25 岁（见附件 1）。

不同病种的平均住院天数不同，四肢长骨骨折、子宫肌瘤及脑梗死的住院天数为前三位，分别

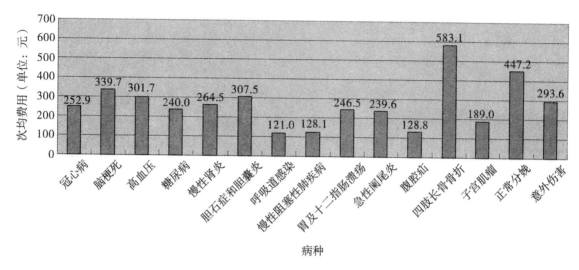

图1　次均门诊费用情况

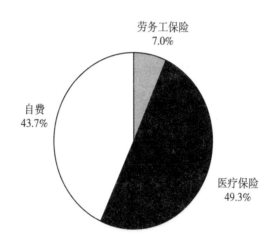

图2　门诊病例医疗制度情况

注：深圳市劳务工医疗保险适用于本市所有企业及与其建立劳
动关系的劳务工；医疗保险对象为城镇职工和城镇居民医疗保险。

为13.8天、10.3天、9.7天；正常分娩的平均住院天数为最小值，为3.0天（见图3）。

不同病种的平均住院费用差异较大，子宫肌瘤、胆石症和胆囊炎平均住院费用为前两位，分别为8288.29元、8115.52元；呼吸道感染平均费用最小，为1447.3元，正常分娩次之，为2547.03元；医疗制度构成中以自费病人为主，占60.2%，医疗保险占29.8%，劳务工保险只占10%（见图4、5）。

2.2　卫生技术利用情况

2.2.1　卫生技术种类利用分布情况

首先，门诊使用卫生技术种类的数量明显低于住院，主要表现为化验和药物的使用；每个病种使用的卫生技术以药物和化验为主，以住院病种冠心病为例，药物达155种，化验项达139种。

其次，不同病种使用的卫生技术情况差异性较大，如门诊病种高血压使用的技术种类最多为107种，腹腔疝最少为22种；住院病种冠心病使用的技术种类最多为348种，正常分娩最少为133种（见表1）。

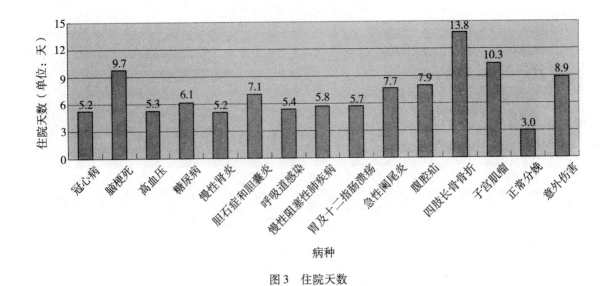

图 3 住院天数

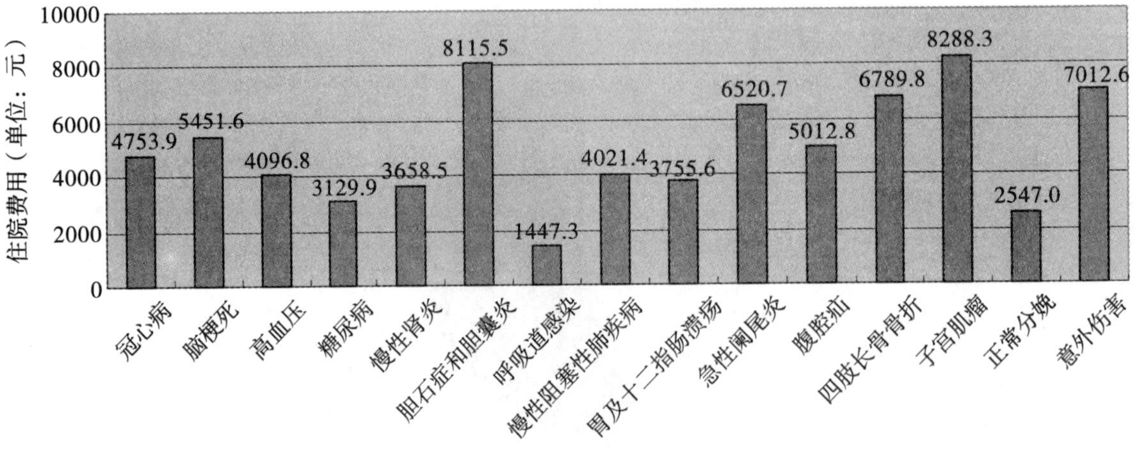

图 4 次均住院费用情况

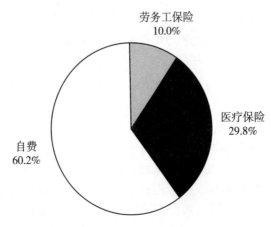

图 5 住院病例医疗制度情况

表1　卫生技术利用情况表

病种	类型	卫生技术利用种类					合计
		检查	化验	药物	手术	其他治疗	
冠心病	门诊	2	10	50	0	0	62
	住院	34	139	155	0	20	348
脑梗塞	门诊	8	37	42	0	3	90
	住院	31	106	163	0	42	342
高血压	门诊	8	40	52	0	7	107
	住院	30	129	140	4	31	334
糖尿病	门诊	3	38	37	1	8	87
	住院	34	120	100	0	11	265
慢性肾炎	门诊	13	37	40	1	10	101
	住院	21	135	134	3	25	318
胆石症和胆囊炎	门诊	7	22	41	1	6	77
	住院	18	94	116	4	33	265
呼吸道感染	门诊	1	6	49	0	2	58
	住院	6	70	76	0	14	166
慢性阻塞性肺疾病	门诊	0	0	36	0	0	36
	住院	32	114	154	0	24	324
胃及十二指肠溃疡	门诊	5	26	33	2	5	71
	住院	26	96	96	4	23	245
急性阑尾炎	门诊	10	21	42	0	2	75
	住院	14	85	85	7	28	219
腹腔疝	门诊	4	3	12	0	3	22
	住院	18	70	92	8	29	217
四肢长骨骨折	门诊	3	2	20	1	2	28
	住院	17	72	106	18	30	243
子宫肌瘤	门诊	10	23	35	0	6	74
	住院	27	97	106	25	44	299
正常分娩	门诊	9	46	18	0	0	73
	住院	13	59	33	8	20	133
意外伤害	门诊	6	15	32	2	11	66
	住院	25	103	135	26	50	339

2.2.2　卫生技术利用频次及强度情况

统计结果显示，门诊病种利用卫生技术的次数和人数均显著低于住院，但人均利用次数差异并不明显。门诊病例中，检查项四肢长骨骨折人均利用次数最多，达1.5次，其余病种均小于1.2次；

化验项慢性肾炎人均利用次数最大值为1.47次；住院病例中，检查项四肢长骨骨折人均利用次数最大值为1.73次，化验项糖尿病人均利用次数最大值为1.86次（见表2）。

表2　卫生技术利用频次分布表

病种	类型	检查			化验		
		总次数（次）	人数*（人）	人均利用次数（人次）	总次数（次）	人数*（人）	人均利用次数（人次）
冠心病	门诊	4	4	1.00	10	10	1.00
	住院	405	357	1.13	1724	1665	1.04
脑梗塞	门诊	22	20	1.10	123	88	1.40
	住院	300	272	1.10	1584	1568	1.01
高血压	门诊	19	17	1.12	224	166	1.35
	住院	410	385	1.06	1923	1893	1.02
糖尿病	门诊	3	3	1.00	73	62	1.18
	住院	231	231	1.00	3478	1872	1.86
慢性肾炎	门诊	24	21	1.14	78	53	1.47
	住院	101	98	1.03	1921	1892	1.02
胆石症和胆囊炎	门诊	28	27	1.04	63	59	1.07
	住院	163	160	1.02	1847	1797	1.03
呼吸道感染	门诊	2	2	1.00	29	29	1.00
	住院	25	16	1.56	1152	1151	1.00
慢性阻塞性肺疾病	门诊	–	–	–	–	–	–
	住院	212	205	1.03	1669	1555	1.07
胃及十二指肠溃疡	门诊	19	18	1.06	43	43	1.00
	住院	180	179	1.01	1829	1829	1.00
急性阑尾炎	门诊	28	28	1.00	73	63	1.16
	住院	122	117	1.04	1984	1984	1.00
腹腔疝	门诊	16	16	1.00	5	5	1.00
	住院	136	110	1.24	1769	1758	1.01
四肢长骨骨折	门诊	33	22	1.50	2	2	1.00
	住院	135	78	1.73	1404	1404	1.00
子宫肌瘤	门诊	84	78	1.08	40	39	1.03
	住院	202	196	1.03	2005	1951	1.03
正常分娩	门诊	84	78	1.08	230	224	1.03
	住院	157	157	1.00	1382	1382	1.00
意外伤害	门诊	33	29	1.14	16	16	1.00
	住院	171	120	1.43	1626	1609	1.01

2.2.3 单病种卫生技术利用情况分析

根据调研病种使用的卫生技术人数和使用频次进行排序，列出病种检查的前5位，化验和药物的前15位，手术和其他治疗的前5位（见附件2）。

（1）冠心病

检查以X线、心电图、室壁运动分析、心脏彩色多普勒超声心动图和左心功能测定为一般项目，冠状动脉造影和放射性核素检查较少涉及。

化验以血、尿、粪便常规及心肌酶学检查（血清酶和特异性同工酶）为一般项目，受其他并发症影响，前15位化验中还有血糖测定、血压测定和肝功能检查项目。

药物使用基本符合冠心病临床诊疗规范，以五大类缓解期治疗用药为主，其中门诊治疗使用频率较高的是β肾上腺素受体阻滞剂和抗血小板药物，住院治疗使用频率较高的类别为抗血小板药物、抗凝药物和硝酸酯类药物。而在中药使用方面，丹参滴丸在门诊治疗使用较多，而住院病人则以舒血宁注射液为主。由于病人还有合并其他症状，前15位药物使用中还有降血糖，降血脂和降血压的药物。

其他治疗以吸氧、心电和呼吸监测为主，血压监测涉及较少。

（2）脑梗死

检查以CT、X线、心电图、超声心动图和头颅X线为一般项目，未涉及血压监测，而前15位检查中的室壁运动分析在脑梗死诊疗规范中并无提及，可能是受其他并发症影响。

化验以血、尿、便三大常规及肝肾功能、血糖、血脂检查为一般项目，而前15位化验中血粘度、电解质测定在规范中并无提及，可能是受其他并发症诊疗影响。

脑梗死康复期，门诊治疗药物以中药为主，血塞通分散片、二十五味珊瑚丸、银杏达莫注射液等用于治疗心脑血管后遗症的药物使用率较高；住院治疗以抗凝药物和中枢神经兴奋与营养药物为主，住院治疗使用频率最高的依次为阿司匹林肠溶片、氯化钾注射液、胞磷胆碱钠注射液、舒血宁注射液和肝素钠注射液。

（3）原发性高血压

检查以胸部X线、心电图、超声心动图、多普勒超声为一般项目，眼底检查和24小时动态血压监测未有涉及，而前5位中的室壁运动分析和左心功能测定在原发性高血压诊疗护理规范中未有涉及。

化验以血、尿、粪便常规、肝肾功能、血脂检查为一般项目，尿微量白蛋白测定较少涉及。由于受其他并发症诊疗影响，前15位化验中还有电解质测定和葡萄糖测定。

门诊治疗降压药以诊疗规范中的五大类药物为主，其中血管紧张素转换酶抑制剂（依那普利）和钙拮抗剂（地平类）使用较多。除了常规的用药，使用频次较高的药物还有抗凝药物（阿司匹林）和降血脂药物（他汀类）。住院治疗药物与门诊治疗药物相比，增加了中药如银杏达莫注射液、血塞通等。使用频率较多的药物是抗凝药物，以降低血液黏稠度和抑制血栓形成。

（4）糖尿病

检查以胸部X线、常规心电图、腹部超声检查为一般项目，前5位检查中室壁运动分析和泌尿系超声检查在糖尿病临床路径中未有涉及，可能是受病人其他并发症诊疗的影响。

化验以血、尿、便三大常规及血糖测定、肝肾功能、血脂、电解质、血清C肽测定为一般项目，临床路径中的全天毛细血管血糖谱、血粘度测定、糖化血红蛋白和糖化血清蛋白涉及较少，而前15位化验中的血清肌酸激酶测定在临床路径中未有提及，可能是受病人其他并发症的影响。

门诊治疗用药以口服降糖药为主，其次为胰岛素注射液。使用频次最多的是双胍类降糖药。除降糖药物外，还有针对伴发疾病治疗的药物如：降压药、调脂药、抗血小板聚集、改善微循环药物等。住院病人降糖药则以胰岛素注射液为主，其次为双胍类口服降糖药。而其他用药方面，以营养注射和抗凝药物为主。

（5）慢性肾炎

检查以胸部 X 线、心电图、腹部超声和泌尿系超声常规检查为一般项目，而慢性肾炎临床诊疗常规中的眼底检查未有涉及。

化验血常规、肝肾功能、电解质为一般项目，临床诊疗常规中的粪便常规及隐血试验、血脂、血糖、尿蛋白定量、凝血四项和乙肝二对半和 ANA 抗核抗体较少涉及。

门诊治疗用药较少，肾炎安胶囊，其次为螺内酯、呋塞米等利尿降压药使用频次最高；住院用药以利尿药为主，用于控制水钠潴留、容量依赖性高血压，其次为一些抗血小板聚集、改善微循环的药物，这与诊疗常规中积极控制血压水平的原则相一致。

（6）胆石症和胆囊炎

检查以腹部（肝胆胰脾）B 超或彩色多普勒超声、X 线、心电图和泌尿系 B 超或彩色多普勒超声常规检查为一般项目。

根据诊疗指南要求，对胆石症和胆囊炎的诊断以检查（尤其 B 超检查）为主要依据，化验较少涉及，其中主要涉及电解质和酸碱度平衡测定。

门诊治疗药物使用频率较高的是利胆药物，其次是抗感染和解痉药物，这符合临床规范的诊疗原则。住院治疗用药前 15 位大部分是注射液，使用频次较高的是麻醉和镇痛药物，其次是解痉药物，这与住院患者大多接受手术治疗有关。

手术以胆囊切除术和腹腔引流术为主要方式。

（7）呼吸道感染

检查以 X 线和常规心电图为一般项目。

化验以血细胞分析为一般项目，诊疗常规中病毒和病毒抗体测定及细菌培养加药敏项目较少涉及，而前 15 位化验中的 C－反应蛋白、电解质、尿常规和粪便常规、肾功能、凝血功能等检查项目在诊疗常规中未有提及。

门诊治疗用药以中成药为主，双黄连颗粒、橘红痰咳液等对症治疗药物的使用频次较多。抗生素方面，罗红霉素的使用频率最高。住院治疗药物多采用注射液，抗病毒感染使用利巴韦林注射液为主。而抗生素使用频率较高的是头孢曲松钠第（三代头孢）和阿奇霉素。

（8）慢性阻塞性肺疾病

检查以心电图、多普勒超声和超声心动图为一般项目，临床路径中的胸部正侧位片、肺功能检查涉及较少，而前 5 位检查中的室壁运动分析、左心功能测定在临床中未有提及。

化验以血常规、尿常规、电解质、肝肾功能、凝血功能为一般检查，临床路径中的血气分析、D－二聚体（D－dimer）、血沉、C 反应蛋白（CRP）、感染性疾病筛查（乙肝、丙肝、梅毒、艾滋病等）、痰病原学检查涉及较少，而前 15 位化验中的葡萄糖测定在临床中未有提及。

门诊治疗和住院治疗用药基本符合慢性阻塞性肺炎的临床路径。门诊治疗用药中，止咳化痰等对症用药使用频次较多，抗菌药物以盐酸左氧氟沙星为主；住院病人用药与门诊治疗用药相似都以氨茶碱、氨溴索等止咳化痰药为主，抗菌药物除盐酸左氧氟沙星外，还有使用阿奇霉素。前 15 位药物使用中还有治疗其他疾病的药物，主要是降压药。

（9）胃及十二指肠溃疡

检查以胸部 X 线、胃镜检查（含活检、刷检）、心电图和腹部超声检查为一般项目，而前 5 位检查中的门静脉系彩色多普勒超声在临床路径中未有提及。

化验以血常规、尿常规、粪便常规＋潜血、肝肾功能、电解质、血糖和感染性疾病筛查为一般项目，临床路径中的凝血功能、血型测定涉及较少，而前 15 位中的电解质平衡测定在临床路径中未有提及。

门诊治疗用药中，奥美拉唑肠溶胶囊和泮托拉唑钠肠溶胶囊使用频率最高，均是质子泵抑制剂，其次是胶体果胶铋干混悬剂，这与溃疡患者的抑酸治疗相符。在抗菌药物方面，只使用了头孢克肟胶囊，这与三联疗法（或加用铋剂的四联疗法）中使用两种抗菌药物有别。住院治疗用药中，使用频率较高的是止血药物，电解质和营养注射液和抑酸药物。

手术以腹腔引流术和胃肠穿孔修补术为主，同时辅以心电监测和血氧饱和度监测等其他治疗。

（10）急性阑尾炎

检查以心电图、X线、腹部多普勒超声为一般项目，而前5位检查中的门静脉彩色多普勒超声在临床路径中未有提及。

化验以血常规、尿常规、电解质、血糖、凝血功能、肝肾功能为一般项目，临床路径中的感染性疾病筛查（乙肝、丙肝、艾滋病、梅毒等）涉及较少，而前15位化验中的血型测定在临床中未有提及。

门诊治疗用药以抗生素为主，使用频率较高的是氨基糖苷类和头孢类抗生素（主要是二代和三代头孢），其次为硝唑类的抗生素。这与临床路径抗菌药物指导原则相一致。住院用药以麻醉镇痛药为主，这与住院手术治疗有关，其次为抗生素与解痉药。

手术以切除术为主，辅以肠粘连松解术，麻醉方式以椎管内麻醉为主，而临床路径中要求为连续硬模外麻醉或联合麻醉。

（11）腹腔疝

检查以心电图、X线为一般项目，辅以门静脉系、腹部（肝胆胰脾）、阴囊、双侧睾丸、附睾以及体表包块彩色多普勒超声检查。

门诊化验以血常规、尿常规为一般项目；除此之外，住院还以肝肾功能、血糖、凝血功能为一般项目，临床路径（县医院版）中必须检查项目染性疾病筛查（乙肝、丙肝、艾滋病、梅毒等）较少涉及，而前15位化验中的电解质测定和血型测定在临床路径必须检查项目中未有提及。

腹腔疝门诊治疗患者用药较少，住院患者用药以麻醉药和镇痛药为主，使用频率较高的是苯巴比妥钠注射液、盐酸曲马多注射液和利多卡因注射液。

手术以疝修补术为主，临床路径中的疝囊高位结扎和疝成形术治疗未有涉及；麻醉方式以椎管内麻醉为主，临床路径中的局部浸润麻醉联合检测麻醉（MAC）未有涉及。

（12）四肢长骨骨折

检查以X线、心电图为一般项目，辅以CT检查为辅，腹部（肝胆胰脾）多普勒超声检查在临床路径中未有提及。

化验以血常规、血型、肝肾功能测定和凝血功能检查为一般项目，临床路径中的尿常规＋镜检、凝血功能检查、染性疾病筛查（乙肝、丙肝、艾滋病、梅毒等）少有涉及，而前15位化验中，葡萄糖测定这一在临床路径必须检查项目未有提及。

门诊治疗用药以中成药为主，用于跌打损伤和骨折患者复位后配合使用，有部分外用药。使用人数较多的药物伤科接骨片、麝香正骨酊和痛血康胶囊。住院药物使用人数较多的是破伤风抗毒素，开放性外伤预防破伤风。其次为麻醉镇痛药物。

（13）子宫肌瘤

门诊检查以妇科常规检查、经阴道B超、多普勒超声和宫颈刮片检查为一般项目，住院检查以心电图、妇科常规检查、盆腔CT和、X和阴道清洁度检查为一般项目，其中临床路径必须检查项目中的宫颈管片涉及较少。

化验以血常规、血型、尿常规、生化检查（包括电解质、肝肾功能）和感染性疾病筛查（如丙肝）为一般项目，临床路径中的凝血功能和血糖测定少有涉及，而前15位化验中的酸碱度平衡测定在临床路径中未有提及。

门诊治疗用药以活血化瘀的中成药为主，前几位分别为红金消结胶囊、宫瘤清胶囊、康妇消炎栓、康妇炎胶囊。住院患者与其他外科手术用药类似，均以麻醉镇痛药为主。

手术以刮宫术、经腹子宫剔除术和腹式全子宫切除术为主，而宫颈扩张术（含宫颈插管）和经腹腔镜盆腔粘连分离术在临床路径中未有提及。

（14）正常分娩

检查以产前检查、妇产科超声检查、心电图和耳声发射检查为一般项目，而前5位检查中的胎盘成熟度检测在自然临产阴道分娩临床路径中未有提及。

门诊化验以血常规、尿常规、阴道分泌物检查为一般项目，辅以肝肾功能检查；住院化验以血常规、尿常规、凝血功能检查为一般项目，辅以肝肾功能检查；临床路径中、感染性疾病筛查（乙肝、丙肝、艾滋病、梅毒等）少有涉及，前15位化验中的血糖测定和人血白蛋白测定在临床中未有提及。

产前门诊用药主要集中在营养补充药物，使用人数前5位的是维D2磷葡钙片、乳酸亚铁胶囊、复方氨基酸胶囊、葡萄糖酸钙锌口服液、多维元素胶囊。住院分娩的药物使用以宫缩诱导药物为主，其次为镇静镇痛药物，这与自然临产阴道分娩临床路径相符。

（15）意外伤害

检查主要采用心电图、X线、CT和多普勒超声等诊断技术，

化验以血常规、血糖、血型、肝肾功能和凝血功能等5类为主，具体排在前5位的住院化验项目依次为葡萄糖测定、活化部分凝血活酶时间测定、凝血酶时间测定、血浆凝血酶原时间测定、血浆纤维蛋白原测定。

门诊用药主要是抗破伤风药，抗感染药、解热镇痛药和一些活血化瘀药，前5位依次是氯化钠注射液、破伤风抗毒素针、乙酰麦迪霉素片、硫酸依替米星注射液、龙血竭片；而住院药物以电解质补充注射液和麻醉镇痛药为主，前5位依次是氯化钠注射液、维生素C注射液、维生素B6注射液、破伤风抗毒素注射液、氨甲苯酸注射液。

2.3 医疗机构调查情况

2.3.1 人员配置情况

在在职人员职称分布中，西乡人民医院和石岩人民医院均以初级职称为主。初级职称和高级职称所占百分比在西乡人民医院分别是55.24%和11.23%，在石岩人民医院分别为47.79%和9.74%。其中执业医师数、注册护士数占卫生技术人员总数的比例：石岩人民医院为41.82%、43.49%；西乡人民医院为38.25%、41.28%（见表3）。

表3　西乡人民医院和石岩人民医院人员配置情况

类别		西乡人民医院		石岩人民医院	
		数量	百分比*（%）	数量	百分比*（%）
职称	高级	152	11.23	64	9.74
	中级	251	18.54	116	17.66
	初级	748	55.24	314	47.79
卫生技术人员	执业医师	441	38.25	225	41.82
	执业助理医师	59	5.12	13	2.42
	注册护士	476	41.28	234	43.49
	药师	59	5.12	23	4.28
	检验技师	40	3.47	16	2.97
	影像技师	12	1.04	25	4.65
	其他	66	5.72	2	0.37

＊注：以医院在职人员总数为计算依据，含未定级及未分类人员

内、外、妇、儿四科室门急诊服务量约占门急诊总量45%，其中各科占比均在10%左右；出院服务量则以妇产科为主，约占总量37.5%，儿科最少，约占12.2%。西乡人民医院和石岩人民医院门急诊服务量分别约为176.2万人次、56.5万人次，前者约为后者的3倍，差别大；在住院服务量方面，前者约为2.1万次，后者约为2.2万人次，差别较小。

西乡人民医院内、外、妇、儿四科室门急诊服务量约占门急诊总量36.5%，其中以内科服务量最多，约占12.64%，儿科最少，约占6.18%；四科室住院服务量约占住院服务总量95%，其中内科服务量最多，约占30.92%，妇产科次之，约占28.74%。

而石岩人民医院内、外、妇、儿四科室门急诊服务量约占门急诊总量72%，其中以妇产科服务量最多，约占25.62%，儿科次之，约占21.29%；住院服务量内、外、四科室占总量100%，其中仍以妇产科最多，约占46.08%，外科次之，约占27.7%。

表4　西乡人民医院和石岩人民医院门急诊服务量和住院服务量情况

类别		西乡人民医院		石岩人民医院		合计	
		数量	百分比（%）	数量	百分比（%）	数量	百分比（%）
门急诊	内科	222659	12.64	71163	12.6	293822	12.6
	外科	136619	7.76	72004	12.75	208623	9
	妇产科	174507	9.91	144670	25.62	319177	13.7
	儿科	108851	6.18	120194	21.29	229045	9.8
	其他	1118955	63.52	156562	27.73	1275517	54.8
合计		1761591	100	564593	100	2326184	100
出院病人	内科	6595	30.92	2739	12.45	9334	21.5
	外科	5206	24.41	6111	27.77	11317	26.1
	妇产科	6130	28.74	10138	46.08	16268	37.5
	儿科	2292	10.75	3015	13.7	5307	12.2
	其他	1104	5.18	0	0	1104	2.5
合计		21327	100	22003	100	43330	100

2.3.2　设备配置情况

西乡人民医院为二级甲等综合性医院，设备配置率约为100%，并拥有一批如荷兰飞利浦多层螺旋CT、德国西门子数字X光胃肠摄影仪等先进的检查诊疗设备，但所调查的设备型号登记不够完整，为69.2%；石岩人民医院为一级甲等综合性医院，设备配置率超过90%，但设备的型号登记也不够完整，为61.5%。两家医院在设备配置水平和数量方面有较大差异，根据对设备科室负责人访问，结果显示设备的使用情况均维持在较高水平，但具体数据无法提供。

2.3.3　药品配置情况

国家基本药物目录307种，广东省基本药物目录244种，深圳市社区基本药物目录795种。西乡人民医院国基药、省基药配置率分别为90.6%（278种）、58.6%（143种）；石岩人民医院国基药、省级药、市基药配置率分别为78.5%（241种）、38.9%（95种）、6.8%（54种），后者明显小于前者，且差别较大。

两家医院基本药物配置均以西药为主，中成药较少；未配备完整的西药主要因为这些药物在广东省招标采购网上没有提供，其次为一些抢救急救用药、特殊性疾病及罕见病用药，如白蛋白、八因子等；另外，受地域医疗服务特殊性影响（如外来劳务工人流多），诊治地域性疾病的药物相对较少。

2.3.4 信息系统配置情况

在调查的20个信息系统中，西乡人民医院已常规使用的有11个（占55%），石岩人民医院已建11个（占55%），其中排队叫号系统未常规使用，其余均已常规使用。但是两家医院的居民健康档案、肿瘤信息、高血压、糖尿病、心脑血管疾病信息系统和健康教育、计划生育管理系统等9个信息系统均未建，占比45%。

2.4 卫生技术专家咨询

2.4.1 调查清单中基本需要的卫生技术筛选情况

通过专家咨询，门诊病种中基本需要的卫生技术种类以腹腔疝、四肢长骨骨折和呼吸道感染卫生技术种类居后三位，分别为12种、17种和21种；住院病种中以慢性肾炎、脑梗塞、胆石症和胆囊炎居前三位，分别为187种、163种和163种。其中，技术种类中以化验为多，其次为药物（见附件3表1）。

2.4.2 15个病种中需要淘汰的卫生技术

通过专家咨询，有10个病种涉及70种卫生技术待淘汰，其中脑梗塞、高血压和冠心病需淘汰的技术种类较多，其中以药物为主，占50%（见附件3表2）。

2.4.3 15个病种中需要增加的卫生技术情况

通过专家咨询，共有12个病种约需增加58种卫生技术，其中慢性肾炎和子宫肌瘤需增加的种类最多，均为10种；在所需增加的卫生技术种类中以检查和化验的数量最多，分别为约占41.4%（24种）、37.9%（22种）（见附件3表3）。

3 讨论和建议

卫生技术（health technology）是指用于卫生保健领域和医疗服务系统的特定知识体系，包括药物、器械设备、医疗方案、技术程序、后勤支持系统和行政管理系统，或泛指一切用于疾病预防、筛查、诊断、治疗和康复及促进健康、提高生活质量和生存期的技术手段[1]。随着经济与科技的迅猛发展，卫生系统对技术的依赖性越来越大。但事实上，卫生技术在卫生系统中扮演着"双刃剑"的角色：一方面增强了人们诊断、防治疾病的能力，提高了人类健康水平；另一方面，也会由于技术本身的缺陷或不合理的使用造成一些消极影响和不良后果，如一系列的伦理、社会问题，医疗费用的过度上涨等。因此，技术应用是否合理非常关键。

本次调查通过对门诊和住院15个病种在基层医疗卫生机构的诊疗过程中所使用的卫生技术角度出发，根据现场收集的资料和专家咨询，了解其使用现状，并探寻其存在的不合理之处，为进一步提高医疗服务质量和效率、医院运作及卫生系统的整体绩效等提供依据。

3.1 卫生技术利用

3.1.1 卫生技术利用种类多，存在不合理应用。

本次研究表明，门诊和住院病例使用的卫生技术种类多，且住院显著超过门诊，住院病例使用的卫生技术种类最大值为348种。其可能原因一方面是，虽然在资料收集过程中有对相关病种的定义进行进一步明确，但并未严格限定并发症病例的纳入；另一方面可能是医疗技术的不合理使用，而后者所占比重相对更大。

侯志远[2]认为，我国基层医生过度用药与不合理用药情况并存，其用药习惯并不合理。2009年农村卫生服务激励机制研究分析发现，基层医生每张处方平均使用药品3.1种，高于WHO（2.2种）及相关研究结果，而本次调查中发现门诊每张处方平均使用药品明显超过5种，虽然这在一定程度上与医院等级有关，但事实表明，基层医生单张处方用药种类相对较多，存在过度用药的现象。

检查和化验种类多，一方面与医务人员自身服务水平和能力有关，另一方面也许潜在着为了避免医疗纠纷而增加检查和化验项目的可能性。调查发现，化验种类和每种化验技术的平均使用人数普遍高于检查种类和检查的使用人数，同时不同病种的化验种类存在很大的交叉使用现象，这在一定程度上提示可能存在过度使用和不合理使用现象。

通过关键人物访谈，发现不少对象不管是对卫生技术利用种类还是对数量方面，均有较高的认同。一方面原因是同一家医院的药物、医用设备种类等是相同的，医务人员诊疗方式的选择有限；另一方面是医务人员之间的沟通交流，促进了对同一病种固定就诊模式的形成。

3.1.2　强化政府、医院、医务人员三方协同作用，减少技术不合理使用。

第一，政府应根据实际情况因地制宜地制定相关的政策措施，如针对不同地区疾病谱特点而适当放宽相应诊疗技术的配置权限。

第二，卫生行政管理部门应完善相关制度，对卫生技术利用现况开展定期或不定期监督和评价，将卫生技术的科学应用例如医疗卫生机构目标考核的重要指标之一，调动医务人员改变不合理行为的积极性。

第三，王重建等[3]研究发现，"农村医务人员对适宜卫生技术在当地农村的应用与态度和年龄呈负相关与职称和文化程度呈正相关"提示年龄越低、职称和文化程度越高者对农村适宜技术应用与推广的态度越积极，越愿意学习掌握新的适宜卫生技术。因此，适宜技术的推广应注重培养年轻人，对所培训推广的适宜技术要考虑医务人员学历和职称的差异，分层次有重点地培训推广，通过学历教育、医生岗位培训等途径，强化基层医务人员适宜技术中西医理论与临床基本能力的培训，为接受相关适宜技术的推广提供保证。

第四，不断完善农村适宜卫生技术的科学筛选，注重技术疗效，逐步增强地方卫生机构选择引进适宜卫生技术的自主性，结合当地人群健康状况和需求筛选引进技术。

第五，不断优化环境，强化政府人财物投入力度和行政支持，使基层适宜卫生技术的推广应用长期、高效运行。

3.2　医疗机构配置

3.2.1　医院配置基本合理，但有待进一步加强。

调查发现，西乡人民医院和石岩人民医院医务人员的职称结构部分不合理，以初级职称为主，高级职称偏少；护士与医生比例远低于2：1；究其原因，可能是基层医疗机构的优势相对较弱，引进人才难，留住人才更难，流动性大，尤其护理人员队伍很稳定。

其次，药品由政府统一招标采购存在廉价药厂家不生产、缺货、断货等现象，造成医院只能采用高成本的药物替代；吴晶等[4]认为一个药品是否短缺关键不在于它是否是"基本药物"，而在于它是否因价格太低而无法保证供应。现有的基药品种对某些临床专科来说，无法满足诊疗需求，尤其一些特需药物，需要量少，但是需要经过政府审核备案才可能批准采购；有些成本效果较好的药物受医院功能定位限制，无配置权限，如临床专科特需的药物、急救的一些药物；医务人员对药物的不合理利用和过度也存在一定问题，能力和职业道德有待提升。

再次，医院的设备管理人员能力有待提升，仅停留于对现有设备的表层管理，未能深度挖掘循环使用设备，进一步提高设备使用率和有效运转。

3.2.2　完善医院内部管理，加强内涵建设。

医院应从完善内部运营管理机制、医务人员激励机制等方面不断提升医疗服务质量和效率，加强人才队伍建设，完善文化建设，提升医院精神文化核心竞争力，增强团队合作和凝聚力；针对医院设备的更新配置和药物配置，政府应探寻简化的招标流程，在考虑医院功能定位因素的同时，应结合当地人群疾病谱和健康需求，适当放宽对医院的限制，提升医院的诊疗服务能力；在信息系统建设方面，政府和医院领导层应深刻重视信息化建设在医院运营管理中的作用，要长期加大对信息化建设的投入力度，充分挖掘其在医院临床管理和核心业务管理方面的效能，提升医院核心竞争力。

3.3　适宜卫生技术

3.3.1　适宜卫生技术的需求

（1）医院人才、设备、药物等配置问题

在人才建设方面有待进一步完善。目前医院的人才队伍基本能够满足医院正常经营管理的需要，但由于深圳外来务工人员数量多，流动性大，而医院的人员配置是以当地户籍人口数为配置基数，因而造成医务人员经常超负额工作，工作压力大，在此形势下，医院人员的配置标准已不适应社会经济发展的客观需求。当前医院的职称晋升要求高，常与科研成就相挂钩，导致很多人为了晋升而搞科研，而不是真正为了提高临床业务水平而搞科研，高门槛的晋升机制一方面造成医生晋升难，另一方面使得搞科研更多只是出于个人利于，不利于临床医学的发展；基层医疗机构在吸引人才和留住人才方面，也缺乏优势。

在设备配置方面基本满足医院日常运行需要，但仍有进一步的需求。设备采购投入大，需经政府主管部门批准审核后，经公开采购，流程复杂，周期长，不能急医院所急；受医院功能定位限制，只能采购规定范围内的医疗设备，而诊疗区域性疾病的设备因不在范围内而无法采购，因此不能因地制宜地选择设备以满足当地群众的就医需求。

在药品配置方面有待进一步提高配置率。现药品配置的种类和数量基本能满足常规需求，但是由于政府统一招标采购，控制严格，在一定程度上"招死了"廉价的药，"招活了"价高的药，使得医院存在一定的药物短缺现象，如廉价药物和罕见药物，主要是因为省招标采购网上没有或者厂家不生产；在诊疗地域性疾病方面的药物也有一定程度的缺乏。

在信息系统建设方面有待加大投入力度。当前，两家医院的信息系统主要在门诊部门应用，包括了挂号、收费、药房等模块的多个站点和其他一些单机运行系统，运行范围狭窄，应用深度不足，是典型的简单收费软件，几乎完全没有涉及医院的临床管理和核心业务管理，效能比较低，均未建立居民健康档案、妇女儿童保健系统和疾病预防控制信息系统；当前政府虽已意识到信息化建设对完善医疗服务体系意义重大，但是财政投入少，实施效果不明显。

3.3.2 基层卫生机构对适宜卫生技术认知

调查发现，医务人员和管理人员对适宜卫生技术概念、应用了解较少，认识度相对较低，接受相关的培训机会少，本单位对所谓适宜卫生技术的开展也非常少。

3.3.3 对实施适宜卫生技术的政策建议

第一，医院应加强对医务人员的培训和知识更新，让医务人员意识到合理使用卫生技术的必要性和重要性，让医务人员首先从思想上改变。

第二，卫生行政管理部门及医疗卫生机构内部要加大推广适宜卫生技术在各种目标管理、责任制等考评工作中的比重，对医疗机构、科室、专业技术人员在引进、推广、使用适宜卫生技术上有具体的要求，在政策上给予倾斜（如医保报销比例），建立和完善推广基层适宜技术的管理机制和激励机制。

第三，提高基层卫生机构领导者和管理者的认识和重视程度，强化领导职责，调动医务人员的积极性。

第四，适宜卫生技术应因地制宜，考虑区域性疾病特点和人群的可及性。

第五，加大宣传力度，提高基层群众对适宜技术的知晓率和接受度，促进适宜卫生技术的可持续发展。

4 调查的优点与不足

优点：本次现场调查选取了位于宝安区经济较发达的西乡人民医院和经济欠发达的石岩人民医院作为研究现场，两家医院以提供公共卫生服务和常见病、多发病诊治等综合服务；宝安区外来务工人员多，流动性大，是广东省人口特征的典型。因此，选取的两家医院在一定程度上对广东省基层医疗机构有代表性。

正式调研前开展预调查，并对疾病进行了具体的定义和限定，其中呼吸道感染以肺炎、支气管炎为主，腹腔疝以腹股沟疝为主，正常分娩的门诊为产前诊断，意外伤害以跌伤、中暑、中毒和犬咬为主，从而在一定程度上减少了选择偏倚。

不足之处：一方面，由于两家医院信息系统配置较晚，现处于不断完善中，2011年10月份前的门诊电子病历并未存档，因而本研究选取的门诊电子病例均在2011年10月至2012年5月上旬之间；同时，由于门诊电子病历信息系统发展落后，无法直接从系统中查找到所需要的病种，调查员首先要根据处方查找到所需病种的病历号，然后将病历号逐个输入信息系统中进行查询，其中经过两个人工操作阶段，这在一定程度上会增加调查过程中的信息偏倚。

另一方面，受病种例数的限制，本研究以第一诊断为调研病种名而开展病例搜集，虽然在搜集过程中已排除有并发症的病例，但是并没有对并发症的进入进行明确的限定，从而统计出来的卫生技术服务利用的依据支持力度低；

本次调查通过现场调查和专家咨询，对基层医疗卫生机构卫生技术的应用现状，医疗机构状况及对适宜技术进一步应用和推广的建议有了深入了解。针对15个常见病、多发病病种的卫生技术服务利用情况，专家提出的需淘汰和增加的卫生技术有待于根据科学的卫生技术评估方法进行进一步的研究和证实。

总之，基层医疗卫生机构卫生适宜技术推广应用是党中央、国务院解决广大基层群众"看病难、看病贵"的重要举措，也是优化卫生资源配置，保障基本卫生医疗服务的重大政策之一。而适宜技术的推广是一项任重而道远的系统工程，是由政府为主导、卫生适宜技术持有单位、技术推广部门和县、乡、村医疗卫生机构以及卫生技术人员等社会力量共同参与的一项公益事业[5]。建立与完善基层卫生适宜技术推广网络，不断推动基层卫生适宜技术的推广，对提升基层卫生服务能力与水平，造福于基层群众，为发展基层卫生保健事业服务具有深远意义。

参 考 文 献

［1］李静. 卫生技术评估的基本方法. 中国循证医学杂志［J］. 2003，3（4）：315.

［2］侯志远. 地方基本药物增补与基层用药行为研究.［J］. 2010年"海右"全国博士生论坛（公共经济学）"经济社会发展转型的公共政策"学术研讨会论文集.

［3］王重建，于二曼，宗上纲等. 农村适宜卫生技术推广应用影响因素分析. 中国公共卫生［J］，2011，27（10）：1240－1241.

［4］吴晶，岳宁，董朝晖等. 基本药物临床使用和价格现状剖析. 2009年中国药学大会暨第九届中国药师周论文集.

［5］吴跃进，熊墨年，张进等. 当前农村卫生适宜技术推广存在的问题与对策. 中医药管理杂志［J］. 2008，16（3）：169－171.

附件 1

表 1　门诊和住院病例年龄、性别分布情况

病种	门诊				住院			
	调查人数	年龄	性别		调查人数	年龄	性别	
	样本量	均数	男	女	样本量	均数	男	女
冠心病	20	67	14	6	40	66	22	18
脑梗塞	20	64	10	10	40	61	27	13
高血压	20	69	11	9	40	56	18	22
糖尿病	20	59	11	9	40	50	23	17
慢性肾炎	20	41	7	13	40	33	22	18
胆石症和胆囊炎	20	40	8	12	40	47	16	24
呼吸道感染	20	25	12	8	40	12	27	13
慢性阻塞性肺疾病	20	76	15	5	40	74	25	15
胃及十二指肠溃疡	20	51	12	8	40	36	28	12
急性阑尾炎	20	29	7	13	40	28	31	9
腹腔疝	20	33	17	3	40	20	38	2
四肢长骨骨折	20	41	12	8	40	27	33	7
子宫肌瘤	20	42	0	20	40	40	0	40
正常分娩	20	26	0	20	40	25	0	40
意外伤害	20	60	11	9	40	34	28	12
合计	300	–	147	153	600	–	330	270

注：由于电子病历系统的不完善，西乡医院住院病例中年龄基本信息缺失，因此，住院病例中年龄值以石岩人民医院提供的信息为计算依据。

附件 2

1　冠心病

（1）检查

表 1　冠心病检查前 5 位使用表

技术类别	冠心病			
	门诊	人数	住院	人数
	X 线	3	常规心电图检查	30
	心电图	1	室壁运动分析	28
检查	–		心脏彩色多普勒超声	28
	–		X 线	26
	–		左心功能测定	26

（2）化验

表 2　冠心病化验前 15 位使用表

技术类别	冠心病			
	门诊	人数	住院	人数
	C - 反应蛋白测定	1	血清天门冬氨酸氨基转移酶测定	36
	乳酸脱氢酶测定	1	乳酸脱氢酶测定	35
	血清肌酸激酶 - MB 同工酶活性测定	1	血清肌酸激酶测定	35
	血清肌酸激酶测定	1	粪便常规	34
	血清天门冬氨酸氨基转移酶测定	1	肌酐测定	34
	血细胞分析	1	尿素测定	34
	粪便常规	1	葡萄糖测定	34
化验	粪寄生虫镜检	1	血清肌酸激酶 - MB 同工酶活性测定	34
	人轮状病毒抗原测定	1	尿常规检查	33
	隐血试验	1	尿液分析	33
	—		血清 γ - 谷氨酰基转移酶测定	33
	—		人血白蛋白测定	33
	—		血清丙氨酸氨基转移酶测定	33
	—		血清直接胆红素测定	33
	—		血清总胆红素测定	33

（3）药物

表 3　冠心病药物前 15 位使用表

技术类别	冠心病			
	门诊	人数	住院	人数
	酒石酸美托洛尔缓释片	9	阿司匹林肠溶片	29
	阿司匹林肠溶片	8	氯化钾注射液	23
	马来酸依那普利分散片	7	辛伐他汀片	22
	复方丹参滴丸	6	肝素钠注射液	21
	冠心丹参滴丸	6	舒血宁注射液	17
	奥美拉唑肠溶胶囊	4	硝酸甘油片	16
	硫酸氢氯吡格雷片	4	酒石酸美托洛尔片	14
药物	缬沙坦分散片	4	注射用磷酸肌酸钠	13
	瑞舒伐他汀钙片	3	硝酸异山梨酯片	11
	辛伐他汀分散片	3	胰岛素注射液	10
	阿托伐他汀钙片	2	马来酸依那普利分散片	10
	盐酸二甲双胍片	2	呋噻米片	9
	氢氯噻嗪片	2	单硝酸异山梨酯	9
	血府逐瘀片	2	低分子肝素钠注射液	8
	血脂康胶囊	1	酒石酸美托洛尔片	7

（4）手术及其他治疗

表4　冠心病其他治疗前5位使用表

技术类别	冠心病			
	门诊	人数	住院	人数
其他治疗	–		住院静脉输液	39
	–		心电监测	19
	–		血氧饱和度监测	15
	–		肌肉注射	14
	–		静脉注射	14

2　脑梗死

（1）检查表

表5　脑梗死检查前5位使用表

技术类别	脑梗死			
	门诊	人数	住院	人数
检查	CT	8	颅脑X线计算机体层（CT）平扫	27
	颈动脉血管彩色多普勒超声（TCD）	3	X光	24
	颅内多普勒血流图（TCD）	3	常规心电图检查	21
	X光	2	普通二维超声心动图	17
	室壁运动分析	1	室壁运动分析	17

（2）化验

表6　脑梗死化验前15位使用表

技术类别	脑梗死			
	门诊	人数	住院	人数
化验	葡萄糖测定	4	钾测定	37
	肌酐测定	4	氯测定	37
	尿素测定	4	钠测定	37
	乳酸脱氢酶测定	4	钙测定	36
	血清低密度脂蛋白胆固醇测定	4	肌酐测定	36
	血清甘油三酯测定	4	尿素测定	36
	血清高密度脂蛋白胆固醇测定	3	血清低密度脂蛋白胆固醇测定	36
	血清肌酸激酶测定	3	血清甘油三酯测定	36
	血清尿酸测定	3	血清高密度脂蛋白胆固醇测定	36
	血清天门冬氨酸氨基转移酶测定	3	血清天门冬氨酸氨基转移酶测定	36
	血清总胆固醇测定	3	血清总胆固醇测定	36
	全血粘度测定	2	尿常规检查	35
	血浆粘度测定	2	尿液分析	35
	血清α-L-岩藻糖苷酶测定	2	葡萄糖测定	35
	血清γ-谷氨酰基转移酶测定	2	血清白蛋白测定	35

（3）药物

表7　脑梗死药物前15位使用表

技术类别	脑梗死			
	门诊	人数	住院	人数
药物	血塞通分散片	10	阿司匹林肠溶片	28
	二十五味珊瑚丸	8	氯化钾注射液	21
	氯化钠注射液	8	舒血宁	20
	阿司匹林肠溶片	7	胞磷胆碱钠注射液	20
	银杏达莫注射液	6	肝素钠注射液	19
	复方天麻蜜环糖肽片	4	维生素B6注射液	18
	复方川芎胶囊	3	甘露醇注射液	18
	马来酸依那普利分散片	3	维生素C注射液	15
	盐酸氨溴索分散片	2	辛伐他汀片	13
	冠心丹参滴丸	2	脑蛋白水解物针	13
	卵磷脂片	2	右旋糖酐氯化钠注射液	12
	脑心通胶囊	2	长春西汀针	12
	塞来昔布胶囊	2	尼莫地平片	10
	缬沙坦氢氯噻嗪分散片	2	参芎葡萄糖注射液	9
	血府逐瘀片	2	银杏达莫注射液	8

（4）手术及其他治疗

表8　脑梗死其他治疗前5位使用表

技术类别	脑梗死			
	门诊	人数	住院	人数
其他治疗	门诊静脉输液	6	低流量给氧	34
	液基薄层细胞制片术	1	住院静脉输液	21
	荧光宫颈病变检查	1	皮内注射	17
	显微摄影术	1	中流量给氧	12
	—		心电监测	11

3　原发性高血压

（1）检查

表9　高血压检查前5位使用表

技术类别	高血压			
	门诊	人数	住院	人数
检查	X线	3	X线	36
	心电图	2	室壁运动分析	31
	腹部(肝胆胰脾)彩色多普勒超声常规检查	2	心脏彩色多普勒超声	31
	门静脉系彩色多普勒超声	2	普通二维超声心动图	29
	泌尿系彩色多普勒超声常规检查	2	左心功能测定	29

（2）化验

表 10　高血压化验前 15 位使用表

技术类别	高血压			
	门诊	人数	住院	人数
化验	钙测定	6	血清白蛋白测定	37
	钾测定	6	血清丙氨酸氨基转移酶测定	37
	氯测定	6	血清低密度脂蛋白胆固醇测定	37
	钠测定	6	血清甘油三酯测定	37
	肌酐测定	6	血清高密度脂蛋白胆固醇测定	37
	尿素测定	6	血清天门冬氨酸氨基转移酶测定	37
	葡萄糖测定	6	血清总胆固醇测定	37
	乳酸脱氢酶测定	6	血清总胆红素测定	37
	血清 α－L－岩藻糖苷酶测定	6	血细胞分析	37
	血清 γ－谷氨酰基转移酶测定	6	总蛋白测定	37
	人血白蛋白测定	6	钙测定	36
	血清丙氨酸氨基转移酶测定	5	钾测定	36
	血清甘油三酯测定	5	氯测定	36
	血清肌酸激酶测定	5	钠测定	36
	血清低密度脂蛋白胆固醇测定	5	葡萄糖测定	36

（3）药物

表 11　高血压药物前 15 位使用表

技术类别	糖尿病			
	门诊	人数	住院	人数
药物	依那普利分散片	7	阿司匹林肠溶片	23
	阿司匹林肠溶片	5	氯化钾注射液	16
	硝苯地平控释片	5	辛伐他汀片	14
	非洛地平缓释片	4	依那普利	14
	普伐他汀钠片	4	银杏达莫注射液	14
	阿托伐他汀钙片	3	血塞通	13
	氨氯地平片	3	肝素钠注射液	11
	厄贝沙坦氢氯噻嗪	3	胞磷胆碱钠注射液	10
	缬沙坦胶囊	3	卡托普利片	10
	比索洛尔片	2	非洛地平缓释片	9
	辛伐他汀分散片	2	磷酸肌酸钠针	9
	瑞舒伐他汀钙片	2	硫酸镁注射液	9
	艾司唑仑片	1	苯磺酸氨氯地平片	8
	卡托普利片	1	川芎嗪粉注射液	8
	硝酸异山梨酯片	1	马来酸左旋氨氯地平片	8

（4）手术及其他治疗

表 12 高血压其他治疗前 5 位使用表

技术类别	高血压			
	门诊	人数	住院	人数
其他治疗	拔罐疗法	1	住院静脉输液	40
	电针	1	肌肉注射	11
	红外线治疗	1	心电监测	10
	普通针刺	1	血氧饱和度监测	7
	微波治疗	1	皮内注射	7

4 糖尿病

（1）检查

表 13 糖尿病检查前 5 位使用表

技术类别	糖尿病			
	门诊	人数	住院	人数
检查	彩色多普勒超声常规检查	1	X 线	30
	门静脉系彩色多普勒超声	1	腹部(肝胆胰脾)彩色多普勒超声常规检查	18
	X 线	1	泌尿系彩色多普勒超声常规检查	15
	—		常规心电图检查	14
	—		室壁运动分析	14

（2）化验

表 14 糖尿病化验前 15 位使用表

技术类别	糖尿病			
	门诊	人数	住院	人数
化验	葡萄糖测定	6	葡萄糖测定	37
	尿液分析	4	钙测定	37
	肌酐测定	3	钾测定	37
	尿沉渣检查	3	氯测定	37
	尿素测定	3	钠测定	37
	血细胞分析	3	血清肌酸激酶测定	37
	钙测定	2	血清天门冬氨酸氨基转移酶测定	37
	钾测定	2	乳酸脱氢酶测定	36
	氯测定	2	血清 C 肽测定	36
	钠测定	2	血细胞分析	36
	血清尿酸测定	2	肌酐测定	35
	乳酸脱氢酶测定	2	尿素测定	35
	血清肌酸激酶测定	2	血清白蛋白测定	35
	血清天门冬氨酸氨基转移酶测定	2	血清丙氨酸氨基转移酶测定	35
	C－反应蛋白测定	1	血清直接胆红素测定	35

（3）药物

表 15　糖尿病药物前 15 位使用表

技术类别	糖尿病			
	门诊	人数	住院	人数
	二甲双胍片	16	胰岛素注射液	24
	瑞格列奈片	11	二甲双胍片	20
	阿卡波糖胶囊	6	维生素 B6 注射液	19
	门冬胰岛素 30 注射液	5	维生素 C 注射液	17
	阿司匹林肠溶片	3	氯化钾注射液	16
	格列齐特片	3	舒血宁注射液	16
	复方利血平氨苯蝶啶片	2	格列齐特缓释片	15
药物	利多卡因针	2	银杏达莫针	13
	缬沙坦分散片	2	肌苷注射液	11
	阿托伐他汀钙片	1	肝素钠针	9
	氨氯地平片	1	阿司匹林肠溶片	8
	非诺贝特胶囊	1	辛伐他汀片	7
	伏格列波糖胶囊	1	门冬胰岛素 30 注射液	6
	美洛昔康片	1	参芎葡萄糖注射液	5
	曲安奈德针	1	丹参川芎嗪注射液	5

（4）手术及其他治疗

表 16　糖尿病其他治疗前 5 位使用表

技术类别	糖尿病			
	门诊	人数	住院	人数
	浅表肿物切除术	7	静脉输液	37
	电脑中频电治疗	1	皮下注射	24
其他治疗	红外线治疗	1	心电监测	4
	穴位注射	1	肌肉注射	4
	静脉输液	1	皮内注射	4

5　慢性肾炎

（1）检查

表 17　慢性肾炎检查前 5 位使用表

技术类别	慢性肾炎			
	门诊	人数	住院	人数
	X 线	3	常规心电图检查	19
	电子胃十二指肠镜检查(含活检、刷检)	2	X 线	14
检查	腹部(肝胆胰脾)彩色多普勒超声常规检查	2	频谱心电图	9
	泌尿系彩色多普勒超声常规检查	2	泌尿系彩色多普勒超声常规检查	8
	四肢血管彩色多普勒超声	2	腹部(肝胆胰脾)彩色多普勒超声常规检查	8

（2）化验

表18　慢性肾炎化验前15位使用表

技术类别	慢性肾炎			
	门诊	人数	住院	人数
化验	血细胞分析	5	肌酐测定	35
	尿沉渣检查	3	尿素测定	35
	尿液分析	3	血清尿酸测定	35
	血清γ-谷氨酰基转移酶测定	2	钙测定	34
	人血白蛋白测定	2	钾测定	34
	血清丙氨酸氨基转移酶测定	2	氯测定	34
	血清天门冬氨酸氨基转移酶测定	2	钠测定	34
	血清直接胆红素测定	2	血清白蛋白测定	34
	血清总胆红素测定	2	血清丙氨酸氨基转移酶测定	34
	血清总胆汁酸测定	2	血清天门冬氨酸氨基转移酶测定	34
	总蛋白测定	2	血清直接胆红素测定	34
	钙测定	1	血清总胆红素测定	34
	钾测定	1	总蛋白测定	34
	氯测定	1	血细胞分析	33
	钠测定	1	血清γ-谷氨酰基转移酶测定	32

（3）药物

表19　慢性肾炎药物前15位使用表

技术类别	慢性肾炎			
	门诊	人数	住院	人数
药物	肾炎安胶囊	3	呋塞米片	21
	螺内酯片	2	氢氯噻嗪片	14
	复方谷氨酰胺颗粒	2	硝苯地平片	12
	呋塞米片	2	辛伐他汀片	12
	氨溴索口服液	2	螺内酯片	11
	腰痹通胶囊	1	重组人促红素注射液	11
	左氧氟沙星胶囊	1	氯化钾注射液	10
	至灵胶囊	1	舒血宁注射液	10
	右旋酮洛芬氨丁三醇片	1	碳酸氢钠注射液	10
	血塞通分散片	1	阿司匹林肠溶片	9
	妥布霉素地塞米松眼膏	1	川芎嗪粉注射液	9
	门冬胰岛素30注射液	1	银杏达莫注射液	9
	氯化钾缓释片	1	醋酸泼尼松片	8
	颈舒颗粒	1	肝素钠注射液	8
	贝那普利片	1	维生素B6	8

（4）手术及其他治疗

表20 慢性肾炎其他治疗前5位使用表

技术类别	慢性肾炎			
	门诊	人数	住院	人数
其他治疗	局部浸润麻醉（含表面麻醉）（胃镜）	3	静脉输液	36
	普通针刺	2	静脉注射	14
	红外线治疗	2	皮内注射	14
	电针	2	皮下注射	8
	静脉输液	1	心电监测	8

6 胆石症和胆囊炎

（1）检查

表21 胆石症和胆囊炎检查前5位使用表

技术类别	胆石症和胆囊炎			
	门诊	人数	住院	人数
检查	腹部(肝胆胰脾)彩色多普勒超声常规检查	7	上腹X线计算机体层（CT）平扫	27
	门静脉系彩色多普勒超声	7	常规心电图检查	20
	腹部（肝胆胰脾）B超常规检查	4	X线	17
	泌尿系B超常规检查	4	腹部(肝胆胰脾)彩色多普勒超声常规检查	16
	泌尿系彩色多普勒超声常规检查	3	频谱心电图	15

（2）化验

表22 胆石症和胆囊炎化验前15位使用表

技术类别	胆石症和胆囊炎			
	门诊	人数	住院	人数
化验	血细胞分析	11	血清白蛋白测定	36
	淀粉酶测定	8	血清丙氨酸氨基转移酶测定	36
	C‐反应蛋白测定	5	血清天门冬氨酸氨基转移酶测定	36
	尿液分析	4	血清直接胆红素测定	36
	尿沉渣检查	3	血清总胆红素测定	36
	尿妊娠试验	3	总蛋白测定	36
	血清脂肪酶测定	2	钙测定	35
	血清碳酸氢盐（HCO3）测定	2	钾测定	35
	葡萄糖测定	2	氯测定	35
	尿素测定	2	钠测定	35
	钠测定	2	尿素测定	35
	氯测定	2	葡萄糖测定	35
	钾测定	2	血细胞分析	35
	肌酐测定	2	血清尿酸测定	34
	钙测定	2	血清白蛋白测定	36

（3）药物

表23　胆石症和胆囊炎药物前15位使用表

技术类别	胆石症和胆囊炎			
	门诊	人数	住院	人数
药物	胆胃康胶囊	7	维生素C注射液	26
	茴三硫胶囊	6	氯化钾注射液	24
	灭菌注射用水	4	苯巴比妥钠注射液	23
	泮托拉唑钠肠溶胶囊	4	丙泊酚注射液	23
	头孢克肟胶囊	4	枸橼酸芬太尼注射液	22
	左氧氟沙星	4	盐酸曲马多注射液	21
	5%葡萄糖注射液	3	氨甲苯酸注射液	17
	山莨菪碱片	3	阿托品注射液	16
	注射用间苯三酚	3	地塞米松注射液	14
	消炎利胆片	3	硫酸阿托品注射液	14
	罗痛定针	3	氯化钠注射液	14
	阿托品针	2	乳酸钠林格注射液	14
	黄体酮针	2	甲硝唑氯化钠注射液	13
	盐酸丙帕他莫针	2	山莨菪碱注射液	13
	银黄颗粒	2	异氟烷	13

（4）手术及其他治疗

表24　胆石症和胆囊炎其他治疗前5位使用表

技术类别	胆石症和胆囊炎			
	门诊	人数	住院	人数
其他治疗	局部浸润麻醉（含表面麻醉）（胃镜）	1	胆囊切除术	23
	门诊静脉输液	8	腹腔引流术	15
	肌肉注射	7	静脉输液	39
	二氧化碳（CO2）激光治疗	2	肌肉注射	32
	血液透析	1	心电监测	25

7　呼吸道感染

（1）检查

表25　呼吸道感染检查前5位使用表

技术类别	呼吸道感染			
	门诊	人数	住院	人数
检查	X线	2	X线	6
	－		常规心电图检查	6
	－		腹部（肝胆胰脾）彩色多普勒超声常规检查	1
	－		甲状腺及颈部淋巴结彩色多普勒超声检查	1
	－		颅脑X线计算机体层（CT）平扫	1

（2）化验

表 26　呼吸道感染化验前 15 位使用表

技术类别	呼吸道感染			
	门诊	人数	住院	人数
化验	血细胞分析	15	钙测定	38
	C - 反应蛋白测定	10	钾测定	38
	ABO 血型鉴定	1	氯测定	38
	Rh 血型鉴定	1	钠测定	38
	淀粉酶测定	1	血清碳酸氢盐（HCO3）测定	38
	血清脂肪酶测定	1	血清天门冬氨酸氨基转移酶测定	38
			粪便常规	37
			肌酐测定	37
			尿常规检查	37
	-		尿素测定	37
	-		尿液分析	37
	-		乳酸脱氢酶测定	37
	-		血清肌酸激酶 - MB 同工酶活性测定	37
	-		血清肌酸激酶测定	37
	-		隐血试验	37

（3）药物

表 27　呼吸道感染药物前 15 位使用表

技术类别	呼吸道感染			
	门诊	人数	住院	人数
药物	双黄连颗粒	12	氯化钠注射液	34
	橘红痰咳液	9	维生素 C 注射液	26
	清开灵片	6	利巴韦林注射液	23
	抗病毒口服液	5	碳酸氢钠注射液	20
	感冒灵颗粒	5	氨溴索粉注射液	18
	复方盐酸伪麻黄碱缓释胶囊	5	头孢曲松钠注射液	18
	贝诺酯片	4	盐酸氨溴索口服液	17
	复方氨林巴比妥注射液	4	氯化钾注射液	16
	罗红霉素	4	灭菌注射用水	14
	头孢丙烯分散片	4	浓氯化钠注射液	14
	祖卡木颗粒	3	小儿电解质补给注射液	14
	氯化钠注射液	3	维生素 B6 注射液	13
	牛黄上清胶囊	3	阿奇霉素干混悬剂	12
	强力枇杷露	3	吸入用布地奈德混悬液	12
	对乙酰氨基酚片	3	肝素钠注射液	11

（4）手术及其他治疗

表28　呼吸道感染其他治疗前5位使用表

技术类别	呼吸道感染			
	门诊	人数	住院	人数
其他治疗	门诊静脉输液	3	小儿头皮静脉输液	29
	肌肉注射	5	氧气雾化吸入	27
	–		电脑中频电治疗	16
	–		住院静脉输液	13
	– –		静脉注射	11

8　慢性阻塞性肺疾病
（1）检查

表29　慢性阻塞性肺疾病检查前5位使用表

技术类别	慢性阻塞性肺疾病			
	门诊	人数	住院	人数
检查	–		常规心电图检查	26
	–		普通二维超声心动图	16
	–		室壁运动分析	16
	–		心脏彩色多普勒超声	16
	–		左心功能测定	16

（2）化验

表30　慢性阻塞性肺疾病化验前15位使用表

技术类别	慢性阻塞性肺疾病			
	门诊	人数	住院	人数
化验	–		钾测定	35
	–		氯测定	35
	–		钠测定	35
	–		钙测定	34
	–		肌酐测定	34
	–		尿素测定	34
	–		葡萄糖测定	34
	–		血清碳酸氢盐（HCO3）测定	32
	–		血细胞分析	32
	–		尿常规检查	31
	–		尿液分析	31
	–		血清尿酸测定	30
	–		血清天门冬氨酸氨基转移酶测定	30
	–		活化部分凝血活酶时间测定	29
	–		凝血酶时间测定	29

（3）药物

表 31　慢性阻塞性肺疾病药物前 15 位使用表

技术类别	慢性阻塞性肺疾病			
	门诊	人数	住院	人数
药物	复方甲氧那明胶囊	10	氨溴索粉注射液	24
	醋酸泼尼松片	7	氨茶碱片	19
	氨茶碱片	5	氨茶碱注射液	18
	盐酸左氧氟沙星分散片	4	肝素钠注射液	16
	呋噻米片	3	阿奇霉素	14
	坎地沙坦酯	3	氯化钾注射液	14
	硫酸特布他林片	3	左氧氟沙星注射液	13
	盐酸氨溴索片	3	地塞米松磷酸钠注射液	10
	硝苯地平缓释片	2	螺内酯片	10
	盐酸雷尼替丁胶囊	2	维生素 C	10
	奥美拉唑肠溶胶囊	2	注射用头孢唑林钠	10
	地塞米松磷酸钠针	2	地塞米松注射液	9
	氟哌噻吨美利曲辛	2	维生素 B6	9
	复方氢氧化铝片	2	盐酸氨溴索口服溶液	9
	硫酸吗啡缓释片	2	复方甘草片	8

（4）手术及其他治疗

表 32　慢性阻塞性肺疾病其他治疗前 5 位使用表

技术类别	慢性阻塞性肺疾病			
	门诊	人数	住院	人数
其他治疗	–		静脉输液	37
	–		氧气吸入	31
	–		皮内注射	28
	–		心电监测	14
	–		血氧饱和度监测	14

9　胃及十二指肠溃疡

（1）检查

表 33　胃及十二指肠溃疡检查前 5 位使用表

技术类别	胃及十二指肠溃疡			
	门诊	人数	住院	人数
检查	电子胃十二指肠镜检查（含活检、刷检）	8	常规心电图检查	18
	X 线	4	腹部(肝胆胰脾)彩色多普勒超声常规检查	18
	腹部（肝胆胰脾）B 超常规检查	2	频谱心电图	16
	泌尿系 B 超常规检查	2	X 线	15
	常规心电图检查	2	门静脉系彩色多普勒超声	14

（2）化验

表 34　胃及十二指肠溃疡化验前 15 位使用表

技术类别	胃及十二指肠溃疡			
	门诊	人数	住院	人数
化验	血细胞分析	4	钙测定	39
	13 碳尿素呼气试验	3	肌酐测定	39
	隐血试验	3	钾测定	39
	乙型肝炎表面抗原测定	3	氯测定	39
	粪寄生虫镜检	3	钠测定	39
	淀粉酶测定	3	尿素测定	39
	葡萄糖测定	2	葡萄糖测定	39
	尿液分析	2	血细胞分析	39
	粪便常规	2	血清尿酸测定	38
	总蛋白测定	1	血清天门冬氨酸氨基转移酶测定	38
	幽门螺杆菌快速尿素酶检测	1	血清白蛋白测定	37
	血清总胆汁酸测定	1	血清丙氨酸氨基转移酶测定	37
	血清总胆红素测定	1	血清碳酸氢盐（HCO3）测定	37
	血清直接胆红素测定	1	总蛋白测定	37
	血清天门冬氨酸氨基转移酶测定	1	血清直接胆红素测定	36

（3）药物

表 35　胃及十二指肠溃疡药物前 15 位使用表

技术类别	胃及十二指肠溃疡			
	门诊	人数	住院	人数
药物	奥美拉唑肠溶胶囊	10	氨甲苯酸注射液	27
	泮托拉唑钠肠溶胶囊	10	氯化钾针	27
	胶体果胶铋干混悬剂	7	维生素 B6	26
	头孢克肟胶囊	4	维生素 C	24
	氯化钠注射液	3	酚磺乙胺针	20
	香砂养胃片	2	复方氯化钠注射液	19
	消旋山莨菪碱片	2	奥美拉唑钠针	16
	硫酸罗通定注射液	2	注射用泮托拉唑钠	16
	磷酸铝凝胶	2	肌苷注射液	15
	枸橼酸芬太尼注射液	2	奥美拉唑肠溶胶囊	14
	丙泊酚注射液	2	肝素钠注射液	12
	埃索美拉唑镁肠溶片	2	泮托拉唑钠针	12
	阿托品注射液	2	盐酸利多卡因	12
	胃力康颗粒	1	阿莫西林分散片	10
	枸橼酸莫沙必利分散片	1	兰索拉唑片	8

（4）手术及其他治疗

表36　胃及十二指肠溃疡其他治疗前5位使用表

| 技术类别 | 胃及十二指肠溃疡 | | | |
	门诊	人数	住院	人数
其他治疗	局部浸润麻醉（含表面麻醉）（胃镜）	8	腹腔引流术	3
	全身麻醉	2	胃肠穿孔修补术	3
	肌肉注射	3	静脉输液	40
	静脉注射	2	心电监测	18
	麻醉中监测	2	血氧饱和度监测	14

10　急性阑尾炎

（1）检查

表37　急性阑尾炎检查前5位使用表

| 技术类别 | 急性阑尾炎 | | | |
	门诊	人数	住院	人数
检查	泌尿系彩色多普勒超声常规检查	9	常规心电图检查	24
	其他彩色多普勒超声检查	6	X线	19
	B超常规检查	3	腹部(肝胆胰脾)彩色多普勒超声常规检查	12
	门静脉系彩色多普勒超声	2	频谱心电图	10
	腹部(肝胆胰脾)彩色多普勒超声常规检查	2	门静脉系彩色多普勒超声	7

（2）化验

表38　急性阑尾炎化验前15位使用表

| 技术类别 | 急性阑尾炎 | | | |
	门诊	人数	住院	人数
化验	血细胞分析	19	血细胞分析	40
	尿液分析	12	ABO血型鉴定	39
	尿沉渣检查	10	Rh血型鉴定	39
	ABO血型鉴定	5	钙测定	39
	C－反应蛋白测定	3	活化部分凝血活酶时间测定	39
	淀粉酶测定	3	肌酐测定	39
	尿妊娠试验	3	钾测定	39
	钾测定	2	氯测定	39
	氯测定	2	钠测定	39
	钠测定	2	尿素测定	39
	凝血酶时间测定	1	凝血酶时间测定	39
	血浆凝血酶原时间测定	1	葡萄糖测定	39
	活化部分凝血活酶时间测定	1	血浆凝血酶原时间测定	39
	尿微量白蛋白测定	1	血浆纤维蛋白原测	39
	肌酐测定	1	血清尿酸测定	39

（3）药物

表 39　急性阑尾炎药物前 15 位使用表

技术类别	急性阑尾炎			
	门诊	人数	住院	人数
药物	硫酸依替米星注射液	10	苯巴比妥钠	36
	氯化钠注射液	8	维生素 C 注射液	32
	甲硝唑氯化钠注射液	5	甲硝唑氯化钠注射液	28
	奥硝唑氯化钠注射液	4	复方氯化钠注射液	26
	左氧氟沙星	4	氯化钾注射液	26
	盐酸克林霉素棕榈酸酯分散片	3	盐酸曲马多注射液	20
	对乙酰氨基酚片	2	乳酸钠林格注射液	19
	利巴韦林片	2	硫酸阿托品注射液	18
	氢溴酸山莨菪碱注射液	2	利多卡因注射液	17
	替硝唑氯化钠注射液	2	阿托品注射液	16
	注射用头孢呋辛钠	2	布比卡因注射液	16
	注射用头孢曲松钠	2	肝素钠注射液	15
	头孢克洛缓释胶囊	1	氨甲苯酸注射液	14
	头孢克肟胶囊	1	盐酸利多卡因注射液	13
	头孢拉定胶囊	1	罗哌卡因注射液	12

（4）手术及其他治疗

表 40　急性阑尾炎其他治疗前 5 位使用表

技术类别	急性阑尾炎			
	门诊	人数	住院	人数
其他治疗	门诊静脉输液	14	阑尾切除术	37
	肌肉注射	5	肠粘连松解术	14
	–		腹腔引流术	10
	–		椎管内麻醉	26
	–		静脉输液	40

11　腹腔疝

（1）检查

表 41　腹腔疝检查前 5 位使用表

技术类别	腹腔疝			
	门诊	人数	住院	人数
检查	彩超（阴囊、双侧睾丸、附件）	7	常规心电图检查	20
	阴囊、双侧睾丸、附睾彩色多普勒超声检查	4	X 线	20
	体表包块彩色多普勒超声检查	4	频谱心电图	14
	彩超（其他）	1	门静脉系彩色多普勒超声	11
	–		腹部(肝胆胰脾)彩色多普勒超声常规检查	10

（2）化验

表 42 腹腔疝化验前 15 位使用表

技术类别	腹腔疝			
	门诊	人数	住院	人数
化验	血细胞分析	3	活化部分凝血活酶时间测定	38
	尿液分析	1	凝血酶时间测定	38
	尿常规检查	1	血浆凝血酶原时间测定	38
	–		血浆纤维蛋白原测定	38
	–		血细胞分析	38
	–		ABO 血型鉴定	37
	–		Rh 血型鉴定	37
	–		钙测定	37
	–		肌酐测定	37
	–		钾测定	37
	–		氯测定	37
	–		钠测定	37
	–		尿素测定	37
	–		葡萄糖测定	37
	–		血清白蛋白测定	37

（3）药物

表 43 腹腔疝药物前 15 位使用表

技术类别	腹腔疝			
	门诊	人数	住院	人数
药物	消旋山莨菪碱片	1	苯巴比妥钠注射液	37
	盐酸克林霉素胶囊	1	维生素 C 注射液	31
	注射用盐酸左氧氟沙星/妥佳	1	葡萄糖氯化钠注射液	24
	西咪替丁片	1	氯化钠注射液	22
	氯化钠注射液	1	盐酸曲马多注射液	18
	复合乳酸菌胶囊	1	复方氯化钠注射液	17
	甲钴胺片	1	阿托品注射液	16
	维生素 B1 片	1	利多卡因注射液	15
	维生素 C 钙胶囊	1	盐酸利多卡因注射液	15
	苯扎氯铵贴	1	硫酸阿托品注射液	14
	复方金钱草颗粒	1	氨甲苯酸注射液	13
	泌淋清胶囊	1	乳酸钠林格注射液	13
	–		肝素钠注射液	12
	–		盐酸氯胺酮注射液	12
	–		氯化钾注射液	11

（4）手术及其他治疗

表 44 腹腔疝其他治疗前 5 位使用表

技术类别	腹腔疝			
	门诊	人数	住院	人数
	大换药	2	腹股沟疝修补术	29
	嵌顿疝手法复位	1	椎管内麻醉	28
其他治疗	体外冲击波碎石	1	充填式无张力疝修补术	6
	–	1	嵌顿疝复位修补术	3
	–		静脉输液	39

12 四肢长骨骨折

（1）检查

表 45 四肢长骨骨折检查前 5 位使用表

技术类别	四肢长骨骨折			
	门诊	人数	住院	人数
	X 线	19	X 线	22
	颈椎 X 线计算机体层（CT）平扫	1	频谱心电图	17
检查	四肢 X 线计算机体层（CT）平扫	1	常规心电图检查	14
	–		腹部(肝胆胰脾)彩色多普勒超声常规检查	3
	–		颅脑 X 线计算机体层（CT）平扫	3

（2）化验

表 46 四肢长骨骨折化验前 15 位使用表

技术类别	四肢长骨骨折			
	门诊	人数	住院	人数
	尿常规检查	1	ABO 血型鉴定	36
	尿液分析	1	Rh 血型鉴定	36
	–		血细胞分析	36
	–		血清 γ - 谷氨酰基转移酶测定	31
	–		活化部分凝血活酶时间测定	30
	–		肌酐测定	30
	–		尿素测定	30
化验	–		凝血酶时间测定	30
	–		葡萄糖测定	30
	–		血浆凝血酶原时间测定	30
	–		血浆纤维蛋白原测定	30
	–		血清白蛋白测定	30
	–		血清丙氨酸氨基转移酶测定	30
	–		血清天门冬氨酸氨基转移酶测定	30
	–		血清直接胆红素测定	30

（3）药物

表 47　四肢长骨骨折药物前 15 位使用表

| 技术类别 | 四肢长骨骨折 | | | |
	门诊	人数	住院	人数
	伤科接骨片	11	氯化钠注射液	26
	麝香正骨酊	8	破伤风抗毒素	17
	痛血康胶囊	3	苯巴比妥钠注射液	15
	龙血竭片	3	甘露醇注射液	15
	独一味分散片	2	注射用七叶皂苷钠	15
	接骨七厘片	2	维生素 C 注射液	12
	雪山金罗汉止痛涂膜剂	2	盐酸利多卡因注射液	11
药物	仙灵骨葆胶囊	2	盐酸曲马多注射液	10
	甲钴胺片	2	阿托品注射液	9
	骨化三醇胶丸	1	盐酸普鲁卡因注射液	9
	骨肽针	1	复方氯化钠注射液	8
	5% 葡萄糖注射液	1	骨肽注射液	8
	氨基葡萄糖胶囊	1	罗哌卡因注射液	8
	氨甲环酸氯化钠注射液	1	伤科接骨片	8
	右旋酮洛芬氨丁三醇片	1	盐酸利多卡因注射液	8

（4）手术及其他治疗

表 48　四肢长骨骨折其他治疗前 5 位使用表

| 技术类别 | 四肢长骨骨折 | | | |
	门诊	人数	住院	人数
	石膏固定术	11	石膏固定术	35
	大换药	2	石膏拆除术	8
其他治疗	静脉输液	2	各部位多头带包扎术	5
	－		肱骨骨折切开复位内固定术	5
	－		胫骨干骨折切开复位内固定术	4

13　子宫肌瘤

（1）检查

表 49　子宫肌瘤检查前 5 位使用表

| 技术类别 | 子宫肌瘤 | | | |
	门诊	人数	住院	人数
	妇科 B 超常规检查	13	常规心电图检查	19
	妇科常规检查	10	妇科常规检查	19
检查	经阴道 B 超检查（含子宫及双附件）	9	盆腔 X 线计算机体层（CT）增强扫描	18
	彩色多普勒超声常规检查	4	X 线	17
	荧光宫颈病变检查	2	腹部(肝胆胰脾)彩色多普勒超声常规检查	16

（2）化验

表50　子宫肌瘤化验前15位使用表

技术类别	子宫肌瘤			
	门诊	人数	住院	人数
化验	细菌性阴道病唾液酸酶测定	6	Rh 血型鉴定	38
	阴道分泌物检查	6	血细胞分析	38
	尿液分析	3	尿常规检查	38
	各类病原体 DNA 测定	2	血清碳酸氢盐（HCO3）测定	37
	尿沉渣检查	2	尿液分析	37
	尿妊娠试验	2	钠测定	37
	补体 3 测定	1	氯测定	37
	补体 4 测定	1	钾测定	37
	甲胎蛋白测定	1	钙测定	37
	免疫球蛋白 A 定量测定	1	丙型肝炎抗体测定	37
	免疫球蛋白 G 定量测定	1	总蛋白测定	36
	免疫球蛋白 M 定量测定	1	血清总胆汁酸测	36
	糖类抗原测定	1	血清总胆红素测定	36
	血清 γ - 谷氨酰基转移酶测定	1	血清直接胆红素测定	36
	人血白蛋白测定	1	血清天门冬氨酸氨基转移酶测定	36

（3）药物

表51　子宫肌瘤药物前15位使用表

技术类别	子宫肌瘤			
	门诊	人数	住院	人数
药物	红金消结胶囊	4	维生素 C 注射液	39
	宫瘤清胶囊	3	复方氯化钠注射液	33
	康妇消炎栓	2	苯巴比妥钠注射液）	32
	康妇炎胶囊	2	氯化钠注射液	32
	利巴韦林	2	盐酸曲马多注射液	22
	阿司匹林肠溶片	1	缩宫素注射液	21
	奥硝唑氯化钠注射液	1	维生素 B6 注射液	21
	桂枝茯苓胶囊	1	阿托品注射液	20
	茜芷胶囊	1	甲硝唑氯化钠注射液	20
	头孢曲松钠	1	维生素 B1 注射液	20
	黄体酮胶丸	1	布比卡因注射液	19
	暖宫七味散	1	利多卡因注射液	19
	痛血康胶囊	1	乳酸钠林格注射液	19
	聚甲酚磺醛栓	1	地西泮注射液	18
	氨咖黄敏胶囊	1	碘海醇注射液	18

（4）手术及其他治疗

表 52　子宫肌瘤其他治疗前 5 位使用表

技术类别	子宫肌瘤			
	门诊	人数	住院	人数
其他治疗	门诊静脉输液	2	刮宫术	19
	显微摄影术	2	经腹子宫肌瘤剔除术	16
	液基薄层细胞制片术	3	腹式全子宫切除术	16
	电针	1	宫颈扩张术（含宫颈插管）	6
	温针	1	经腹腔镜盆腔粘连分离术	5

14　正常分娩

（1）检查

表 53　正常分娩检查前 5 位使用表

技术类别	正常分娩			
	门诊	人数	住院	人数
检查	产前检查	16	产前检查	20
	胎盘成熟度检测	15	妇科彩色多普勒超声常规检查	20
	产科彩色多普勒超声常规检查	14	妇科常规检查	20
	常规心电图检查	13	耳声发射检查	20
	妇科 B 超常规检查	13	产科彩色多普勒超声常规检查	14

（2）化验

表 54　正常分娩化验前 15 位使用表

技术类别	正常分娩			
	门诊	人数	住院	人数
化验	尿液分析	20	血细胞分析	40
	血细胞分析	14	Rh 血型鉴定	39
	细菌性阴道病唾液酸酶测定	12	活化部分凝血活酶时间测定	39
	阴道分泌物检查	12	肌酐测定	39
	血红蛋白电泳	11	尿常规检查	39
	葡萄糖测定	8	尿素测定	39
	肌酐测定	5	尿液分析	39
	人血白蛋白测定	5	凝血酶时间测定	39
	尿沉渣检查	5	血浆凝血酶原时间测定	39
	尿素测定	5	血浆纤维蛋白原测定	39
	血清 γ - 谷氨酰基转移酶测定	5	血清白蛋白测定	39
	血清丙氨酸氨基转移酶测定	5	血清丙氨酸氨基转移酶测定	39
	总蛋白测定	5	血清胱抑素（Cystatin C）测定	39
	血清总胆红素测定	5	血清尿酸测定	39
	血清尿酸测定	5	血清天门冬氨酸氨基转移酶测定	39

（3）药物

表 55　正常分娩药物前 15 位使用表

技术类别	正常分娩			
	门诊	人数	住院	人数
	维 D2 磷葡钙片	10	卡前列甲酯栓	39
	乳酸亚铁胶囊	7	氯化钠针（注射液）	30
	复方氨基酸胶囊	6	缩宫素针	20
	葡萄糖酸钙锌口服液	5	缩宫素注射液	20
	多维元素胶囊	4	维生素 K1 注射液	20
	葡萄糖粉	4	百安洗液	17
	硝呋太尔制霉素阴道软胶囊	2	加味八珍益母膏	17
药物	雪胆素胶囊	2	利多卡因针	12
	维生素 C 钙胶囊	1	注射用头孢呋辛钠	12
	复方硫酸亚铁叶酸片	1	盐酸利多卡因注射液	11
	黄体酮胶丸	1	注射用水	10
	克林霉素分散片	1	益气维血颗粒	9
	蒙脱石散剂	1	新生化颗粒	5
	十二太保丸	1	枸橼酸芬太尼针	3
	碳酸钙 D3 咀嚼片	1	罗哌卡因注射液	3

（4）手术及其他治疗

表 56　正常分娩其他治疗前 5 位使用表

技术类别	正常分娩			
	门诊	人数	住院	人数
	–	–	单胎顺产接生	38
	–	–	人工破膜术	33
其他治疗	–	–	氧气吸入	28
	–	–	肌肉注射	20
	–	–	静脉输液	16

15　意外伤害

（1）检查

表 57　意外伤害检查前 5 位使用表

技术类别	意外伤害			
	门诊	人数	住院	人数
	常规心电图检查	14	X 线	26
	X 线	6	常规心电图检查	15
检查	颅脑 X 线计算机体层（CT）平扫	3	颅脑 X 线计算机体层（CT）平扫	14
	胸部 X 线计算机体层（CT）平扫	2	频谱心电图	14
	门静脉系彩色多普勒超声	2	腹部(肝胆胰脾)彩色多普勒超声常规检查	10

（2）化验

表 58　意外伤害化验前 15 位使用表

技术类别	意外伤害			
	门诊	人数	住院	人数
化验	淀粉酶测定	1	葡萄糖测定	35
	钙测定	1	凝血酶时间测定	35
	肌酐测定	1	活化部分凝血活酶时间测定	35
	钾测定	1	血浆凝血酶原时间测定	35
	氯测定	1	血浆纤维蛋白原测定	35
	钠测定	1	人血白蛋白测定	35
	尿素测定	1	血清丙氨酸氨基转移酶测定	35
	葡萄糖测定	1	血清天门冬氨酸氨基转移酶测定	35
	乳酸脱氢酶测定	1	血清总胆红素测定	35
	血清胆碱脂酶测定	1	血细胞分析	35
	血清肌酸激酶－MB 同工酶活性测定	1	总蛋白测定	35
	血清肌酸激酶测定	1	血清直接胆红素测定	34
	血清碳酸氢盐（HCO3）测定	1	ABO 血型鉴定	33
	血清天门冬氨酸氨基转移酶测定	1	Rh 血型鉴定	33
	血细胞分析	1	血清总胆汁酸测定	33

（3）药物

表 59　意外伤害药物前 15 位使用表

技术类别	意外伤害			
	门诊	人数	住院	人数
药物	氯化钠注射液	16	氯化钠注射液	24
	破伤风抗毒素针	11	维生素 C 注射液	20
	乙酰麦迪霉素片	7	维生素 B6 注射液	17
	硫酸依替米星注射液	6	破伤风抗毒素注射液	16
	龙血竭片	5	氨甲苯酸注射液	12
	致康胶囊	5	苯巴比妥钠注射液	11
	长春红药片	4	利多卡因注射液	11
	维生素 C	3	氯化钾缓释注射液	11
	独一味分散片	2	过氧化氢溶液	10
	鹿瓜多肽注射液	2	复方氯化钠注射液	9
	麝香正骨酊	2	葡萄糖氯化钠注射液	9
	头孢呋辛钠注射液	2	转化糖注射液	9
	雪山金罗汉止痛涂膜剂	2	氨甲环酸氯化钠注射液	9
	三磷酸腺苷二钠注射液	2	阿托品注射液	8
	灭菌注射用水	2	肝素钠注射液	8

（4）手术及其他治疗

表60　意外伤害其他治疗前5位使用表

技术类别	意外伤害			
	门诊	人数	住院	人数
其他治疗	局部浸润麻醉（含表面麻醉）	2	局部浸润麻醉	7
	石膏固定术	1	手外伤清创术	6
	静脉输液	12	石膏固定术	4
	肌肉注射	12	甲床修补术	3
	小换药	9	屈伸指肌腱吻合术	3

附件3

表1　基本需要的卫生技术情况表

病种	类型	卫生技术利用种类					合计
		检查	化验	药物	手术	其他治疗	
冠心病	门诊	2	10	19	0	0	31
	住院	14	45	37	0	2	99
脑梗塞	门诊	6	22	22	0	0	50
	住院	25	90	44	0	4	163
高血压	门诊	3	22	18	0	0	43
	住院	23	50	42	0	0	115
糖尿病	门诊	2	20	16	0	0	38
	住院	13	45	48	0	0	106
慢性肾炎	门诊	3	23	22	0	3	51
	住院	14	87	72	1	13	187
胆石症和胆囊炎	门诊	3	22	18	0	5	48
	住院	11	62	67	4	19	163
呼吸道感染	门诊	1	6	14	0	0	21
	住院	5	72	51	0	0	128
慢性阻塞性肺疾病	门诊	0	0	25	0	0	25
	住院	9	50	74	0	10	133
胃及十二指肠溃疡	门诊	4	21	9	0	0	34
	住院	12	66	24	1	7	110
急性阑尾炎	门诊	6	13	12	0	0	31
	住院	10	44	30	2	12	98
腹腔疝	门诊	3	3	6	0	0	12
	住院	5	38	25	5	12	85
四肢长骨骨折	门诊	3	0	11	1	2	17
	住院	11	56	43	11	15	136
子宫肌瘤	门诊	8	21	14	0	1	44
	住院	13	78	7	25	20	143
正常分娩	门诊	7	29	5	0	0	41
	住院	10	38	17	5	4	74
意外伤害	门诊	5	10	12	2	9	38
	住院	12	56	37	26	17	148

表2 需要淘汰技术清单表

病种	检查	化验	药物	其他
冠心病	–	ESR	抗骨增生片	–
	–	血清泌乳素测定	固化三醇胶丸	–
	–	孕酮测定	氯霉素眼水	–
	–	总 IgE 测定	牛黄上清胶囊	–
	–		强力枇杷露	–
脑梗塞	–	糖化血红蛋白测定	硝苯地平控释片	液基薄层细胞制片术
	–	红细胞流变特性检测	替米沙坦片	荧光宫颈病变检查
	–	ESR	注射用硝普钠	–
	–	HCT	硝酸甘油注射液	–
	–	–	单硝酸异山梨酯片	–
	–	–	非洛地平缓释片	–
	–	–	注射用头孢曲松	–
	–	–	氯沙坦钾片	–
	–	–	氨氯地平	–
高血压	鼻咽 X 线计算机体层（CT）平扫	尿培养加菌落计数	复方丹参片	–
	副鼻窦 X 线计算机体层（CT）平扫	尿妊娠试验	庆大霉素针	–
	颈椎 X 线计算机体层（CT）平扫	血清 T3 摄取实验	咳特灵胶囊	–
	–	–	雷尼替丁胶囊	–
	–	–	乳酸亚铁片	–
	–	–	尿素乳膏	–
糖尿病	能量图血流立体成象	–	盐酸左氧氟沙星注射液	–
	脏器灰阶立体成象	–	碳酸氢钠注射液	–
	电子结肠镜检查	–		–
慢性肾炎	门静脉系彩色多普勒超声	碱性磷酸酶测定	地塞米松针	–
	裂隙灯检查	血清 α–L–岩藻糖苷酶测定	地塞米松磷酸钠注射液	–
	室壁运动分析	–	健脾补血片	–
呼吸道感染	甲状腺及颈部淋巴结彩色多普勒超声检查	补体3测定	炉甘石薄荷脑洗剂	–
	–	补体4测定	麝香止痛帖膏	–
	–	–	碳酸钙 D3 咀嚼片	–
慢性阻塞性肺疾病	前鼻镜检查	–	复方醋酸地塞米松乳膏	–
	心率变异性分析	–	硫酸镁粉	–
胃及十二指肠溃疡	胸部 X 线计算机体层（CT）平扫	–	麝香正骨酊	–
	腰椎 X 线计算机体层（CT）平扫	–	强力枇杷露	–
急性阑尾炎	–	–	奥美拉唑钠针	–
	–	–	奥硝唑氯化钠注射液	–
腹腔疝	室壁运动分析	G–反应蛋白测定	硫酸依替米星注射液	–
	左心功能测定	淀粉酶测定	–	–

表 3　需要增加技术清单表

病种	检查	化验	药物	其他
冠心病	心电图负荷试验	血清总胆固醇测定	–	–
	冠状动脉造影	血清甘油三酯测定	–	–
	核素心肌显像	–	–	–
脑梗塞	MRI	血同型半胱氨酸测定	–	–
	脑血管造影	–	–	–
高血压	眼底检查	血皮质醇测定	哌唑嗪	–
	肾动脉造影	17 – KS	–	–
	–	17 – OHCS	–	–
糖尿病	14 碳 – 呼气试验	动态血糖监测	–	胰岛素泵
	双下肢血管彩超	尿蛋白定量	–	–
	–	血清皮质醇测定	–	–
慢性肾炎	–	尿蛋白定量	金水宝胶囊	肾穿刺活检术
	–	血 a 微球蛋白	多糖铁复合物	深静脉置管术
	–	尿 a 微球蛋白	大黄碳酸氢纳片	–
	–	血 β2 微球蛋白	–	–
	–	尿 β2 微球蛋白	–	–
胆石症和胆囊炎	内镜逆行胰胆管造影	降钙素原测定	–	–
	磁共振胰胆管成像	–	–	–
呼吸道感染	CT	–	–	–
	内镜检查	–	–	–
慢性阻塞性肺疾病	肺弥散功能检查	–	胸腺五肽	–
	肺通气功能检查	–	–	–
	气道阻力测定	–	–	–
胃及十二指肠溃疡	内镜组织活检检查与诊断	尿素酶测定	–	–
	13 碳 – 呼气试验	–	–	–
急性阑尾炎	–	白细胞计数	–	–
	–	红细胞计数	–	–
子宫肌瘤	乳腺 B 超（彩色）	ca199	丹那唑	–
	肝、脾、胰腺 B 超	ca125	棉酚	–
	宫颈 HPV 检验	CEA	–	–
	子宫输卵管造影	脱落细胞学检查	–	–
正常分娩	胎心监测	–	垂体后叶素	–
	大畸形筛查	–	防粘连药物	–

云南省"农村基层医疗卫生机构适宜卫生技术使用现状和需求"调研报告

云南省卫生厅科教处　黄兴黎　周　玲

昆明医科大学公共卫生学院　陆　林　蔡　乐　崔文龙

一、基本情况

（一）门诊病例基本情况

本次调查共收集门诊病例 300 例，15 病种分别调查 20 例。各病种的性别不太相同；其中，除妇科疾病子宫肌瘤和正常分娩之外，其余病种的男女性别比约为 1.05∶1。调查获得的各病种的平均年龄也有所不同。慢性阻塞性肺病的平均年龄最大，达到 74.5 岁；冠心病、脑梗塞、高血压和糖尿病的平均年龄也达到 62 岁以上；调查的正常分娩病例的平均年龄最低，为 25.95 岁。

由于在乡镇卫生院未获得足够的病例，本次调查从宜良县人民医院补充的部分病例，各病种补充病例情况不同（详见表 1～表 3）。

不同病种由于病情不同，病种内疾病的费用情况相差较大。其中，呼吸道感染的门诊平均费用最低，为 39.94 元；四肢长骨骨折、分娩和脑梗塞的门诊平均费用较高，分别为 180.1 元、175.29 元以及 171.47 元。

从所调查病例中人群参加医疗保险的情况来看，调查人群以参加新型农村合作医疗的为主，占到病例数的 55%，其次为自费，占到调查病例数的 20% 以上。

（二）住院病例基本情况

按照调研的要求，本次调查共收集住院病例 600 例，15 病种分别调查 20 例。从性别分布来看，各病种的性别不太相同，其中，除妇产科病例子宫肌瘤和分娩之外，其余病种的男女性别比约为 1.12∶1。调查获得的各病种的平均年龄也有所不同。慢性阻塞性肺病的平均年龄最大，达到 75.1 岁；冠心病、脑梗塞病例中，所调查对象的平均年龄分别为 73.97 岁和 71.15 岁。

由于在乡镇卫生院未获得足够的病例，本次调查从宜良县人民医院补充的部分病例，各病种补充病例情况不同（表 4～表 6）。

不同病种由于病情不同，同一病种内疾病的费用情况相差较大。其中，正常分娩的住院平均费用最低，为 676.38 元；子宫肌瘤的住院平均费用较高，为 4069.98 元。

从所调查病例中人群参加医疗保险的情况来看，调查人群以参加新型农村合作医疗的为主，占到病例数的 76%，其次为城镇居民医疗保险，占到调查病例数的 7% 以上。

二、卫生技术利用情况

（一）卫生技术种类利用情况

对 15 病种卫生技术利用种类分析可以发现，门诊使用卫生技术种类和数量明显低于住院，主要表现为化验和药物的使用；同时，不同病种的卫生技术使用情况有明显差异，住院使用前三位子宫肌瘤、脑梗塞和冠心病；门诊使用前 3 位的分别为上呼吸道感染、胃及十二指肠溃疡和慢性阻塞性肺病（表 7，其中 15 种病种所使用的所有卫生技术清单见技术清单）。

（二）单病种卫生技术情况分析

根据调研病种卫生技术的使用人数和使用频次进行排序，列出了每病种检查的前 5 位，化验和药物的前15位，手术和其他治疗的前5位（各病种的检查、化验、用药、手术及其他治疗情况详见表8～表73）。

本次调查中，由于乡镇卫生院没有保管病人的检查、化验和进行的其他治疗的资料，所以本次回顾调查中缺失了部分相关数据。

（1）冠心病

1．检查

基层医疗机构的冠心病诊疗时，门诊使用过的检查项目主要是心电图；住院使用的检查项目主要有心电图、胸部 X 片、血压测量、血氧饱和度测量。

2．化验

基层医疗机构开展冠心病治疗时，按照使用的频次所进行的化验主要有肝肾功能、血常规、尿常规、粪便常规、电解质、心肌酶等。

3．药物

基层医疗机构开展冠心病治疗时，按照使用人数比例的多少，所选择的药物在门诊主要有丹参（7 人）、阿司匹林（4 人）、血塞通（4 人）、美托洛尔等；在住院期间，主要有氯化钾（32 人）、硫酸镁（25 人）、胰岛素（18 人）、美托洛尔（20 人）、氨茶碱、冠心宁注射液（15 人）、依那普利等。

（2）脑梗塞

1．检查

基层医疗机构开展脑梗塞诊疗时，门诊使用过的检查项目有心电图和彩色多普勒；住院使用的检查项目主要有血压（34 人）、心电图（34 人）、胸片（24 人）、颈椎片（3 人）和头颅 CT（4 人）。

2．化验

基层医疗机构开展脑梗塞治疗时，按照使用的频次所进行的化验主要有肝肾功能、血常规、尿常规、粪便常规、电解质、心肌酶等。

3．药物

基层医疗机构开展脑梗塞治疗时，按照使用人数比例的多少，所选择的药物在门诊主要有丹参（7 人）、阿司匹林（4 人）、血塞通（4 人）、美托洛尔等；在住院期间，主要有氯化钾（32 人）、硫酸镁（25 人）、胰岛素（18 人）、美托洛尔（20 人）、氨茶碱、冠心宁注射液（15 人）、依那普利等。

（3）高血压

1．检查

基层医疗机构开展高血压诊疗时，住院使用的检查项目主要有血压（40 人）、心电图（38 人）、B 超（19 人）、胸部 X 片（16 人）和头颅 CT（3 人）。

2．化验

基层医疗机构开展高血压治疗时，按照使用的频次所进行的化验主要有血常规（36 人）、尿常规（26 人）、血糖（21 人）、肝肾功能（13 人）、血脂（12 人）等。

3．药物

基层医疗机构开展高血压治疗时，按照使用人数比例的多少，所选择的药物在门诊主要有丹参片（10 人）、甘露醇（7 人）、硝苯地平（3 人）、卡托普利和美托洛尔等；在住院期间，主要有丹参片（7 人）、雷尼替丁（6 人）、尼群地平（5 人）、美托洛尔（3 人）、灯盏花素等。

（4）Ⅱ型糖尿病

1．检查

基层医疗机构开展糖尿病诊疗时，住院使用的检查项目主要有血压（40 人）、心电图（36 人）、胸部 X 片（17 人）和腹部 B 超（12 人）。

2．化验

基层医疗机构开展糖尿病诊疗时，按照使用的频次所进行的化验主要有血常规（33 人）、血糖（21 人）、肝肾功能（20 人）、粪便常规（17 人）、尿常规（15 人）等；门诊主要的化验为血糖检测（4 人）。

3．药物

基层医疗机构开展糖尿病治疗时，按照药物使用人数比例的多少，所选择的药物在门诊主要有二甲双胍（9 人）、重组人胰岛素（2 人）、硝苯地平（2 人）和阿卡波糖等；在住院期间，主要有二甲双胍（7 人）、辛伐他汀（5 人）甲钴胺（4 人）等。

（5）慢性肾炎

1．检查

基层医疗机构开展慢性肾炎诊疗时，门诊使用过的检查有胸部 X 片（2 人）、彩超（2 人）、心电图（1 人）和腹部 B 超（1 人）；住院使用的检查项目主要有血压（27 人）、心电图（29 人）、胸部 X 片（11 人）和彩超（6 人）。

2．化验

基层医疗机构开展慢性肾炎诊疗时，门诊使用过的化验项目主要有血常规、血脂、肝肾功能、尿常规；按照使用的频次，住院所进行的化验主要有尿常规（35 人）、血常规（31 人）、内分泌四项（14 人）、血糖（13 人）、肝肾功能（12 人）等。

3．药物

基层医疗机构开展慢性肾炎治疗时，按照药物使用人数比例的多少，所选择的药物在门诊主要有左氧氟沙星（10 人）、头孢哌酮钠（6 人）、利巴韦林（6 人）和阿莫西林（5 人）等；在住院期间，主要有奥美拉唑（8 人）、辛伐他汀（7 人）肝素钠（5 人）、头孢呋辛（5 人）和肾炎片（3 人）等。

（6）胆石症与胆囊炎

1．检查

基层医疗机构开展胆囊炎和胆石症的诊疗时，门诊使用过的检查有腹部 B 超（2 人）、泌尿系统 B 超（2 人）；住院使用的检查项目主要有心电图（32 人）、腹部 B 超（28 人）、血压（21 人）、胸部 X 片（13 人）和肝胆 B 超（3 人）。

2．化验

基层医疗机构开展胆囊炎和胆石症的诊疗时，门诊使用过的化验项目主要有血常规和尿常规；按照使用的频次，住院所进行的化验主要有尿常规（31 人）、血常规（31 人）、粪便常规（20 人）、肝肾功能（18 人）、血糖（9 人）等。

3．药物

基层医疗机构开展胆囊炎和胆石症的治疗时，按照药物使用人数比例的多少，所选择的药物在门诊主要有左氧氟沙星（3 人）、消炎利胆片（3 人）、雷尼替丁（3 人）、奥硝唑（2 人）和甲硝唑（2 人）等；在住院期间，主要有消炎利胆片（16 人）、奥美拉唑（13 人）、左氧氟沙星（11 人）、头孢呋辛（5 人）和甲硝唑（5 人）等。

（7）上呼吸道感染

1．检查

基层医疗机构开展上呼吸道感染的诊疗时，住院使用的检查项目主要有血压（25 人）、心电图（18 人）、胸部 X 片（24 人）和腹部 B 超（12 人）等。

2．化验

基层医疗机构开展上呼吸道感染的诊疗时，门诊使用过的化验项目主要有血常规；按照使用的频次，住院所进行的化验主要有尿常规（38 人）、血常规（38 人）、粪便常规（17 人）、血糖（7 人）、肝肾功能（7 人）等。

3. 药物

基层医疗机构开展上呼吸道感染的治疗时，按照药物使用人数比例的多少，所选择的药物在门诊主要有利巴韦林（11 人）、阿莫西林（4 人）、克林霉素（4 人）等；在住院期间，主要有阿莫西林（10 人）、利巴韦林（11 人）、沐舒坦（16 人）、炎琥宁（11 人）等。

4. 其他治疗

基层医疗机构开展上呼吸道感染的治疗时，采用了注射（40 人）、低流量吸氧（11 人）等其他治疗手段。

（8） 慢性阻塞性肺病

1. 检查

基层医疗机构开展慢性阻塞性肺病的诊疗时，门诊使用过的检查有腹部 B 超；住院使用的检查项目主要有心电图（35 人）、胸部 X 片（12 人）、腹部 B 超（7 人）和泌尿系 B 超（3 人）等。

2. 化验

基层医疗机构开展慢性阻塞性肺病的诊疗时，按照使用的频次，住院所进行的化验主要有尿常规（34 人）、血常规（26 人）、肝肾功能（12 人）、血糖（10 人）等。

3. 药物

基层医疗机构开展慢性阻塞性肺病的治疗时，按照药物使用人数比例的多少，所选择的药物在门诊主要有氨茶碱（10 人）、左氧氟沙星（5 人）、头孢呋辛（3 人）、利巴韦林（3 人）和曲美他嗪（3 人）等；在住院期间，主要有氨茶碱（25 人）、左氧氟沙星（17 人）、地塞米松（15 人）、阿莫西林（13 人）和头孢呋辛（10 人）等。

4. 其他治疗

基层医疗机构开展慢性阻塞性肺病的治疗时，采用了注射（21 人）、低流量吸氧（12 人）等其他治疗手段。

（9）胃及十二指肠溃疡

1. 检查

基层医疗机构开展胃及十二指肠溃疡的诊疗时，门诊使用过的检查有腹部 B 超和胃镜；住院使用的检查项目主要有血压（36 人）、心电图（32 人）、腹部 B 超（18 人）、胸部 X 片（14 人）和胃镜（6 人）。

2. 化验

基层医疗机构开展胃及十二指肠溃疡的诊疗时，按照使用的频次，住院所进行的化验主要有血常规（34 人）、粪便常规（27 人）、血生化（15 人）、肝肾功能（9 人）、凝血四项（3 人）等。

3. 药物

基层医疗机构开展胃及十二指肠溃疡的治疗时，按照药物使用人数比例的多少，所选择的药物在门诊主要有奥美拉唑（15 人）、雷贝拉唑（5 人）、硫糖铝（5 人）和雷尼替丁（2 人）等；在住院期间，主要有奥美拉唑（32 人）、阿莫西林（8 人）、雷贝拉唑（6 人）和雷尼替丁（9 人）等。

（10）急性阑尾炎

1. 检查

基层医疗机构开展急性阑尾炎的诊疗时，门诊使用过的检查有腹部 B 超；住院使用的检查项目主要有心电图（32 人）、腹部 B 超（34 人）、胸部 X 片（21 人）和病理切片（13 人）。

2. 化验

基层医疗机构开展急性阑尾炎的诊疗时，门诊使用过的化验项目主要有血常规；按照使用的频次，住院所进行的化验主要有血常规（40 人）、粪便常规（21 人）、肝肾功能（12 人）、尿常规

（11 人）凝血四项（6 人）等。

3. 药物

基层医疗机构开展急性阑尾炎的治疗时，按照药物使用人数比例的多少，所选择的药物在门诊主要有左氧氟沙星（5 人）、甲硝唑（7 人）、奥美拉唑（4 人）和头孢呋辛钠（3 人）等；在住院期间，主要有甲硝唑（6 人）、地塞米松（5 人）奥硝唑（5 人）、奥美拉唑（4 人）等。

4. 手术

基层医疗机构开展急性阑尾炎的治疗时，有 8 人施行了阑尾切除术。

5. 其他治疗

基层医疗机构开展急性阑尾炎的治疗时，采用了注射（21 人）、微波治疗、雾化等其他治疗手段。

（11）腹腔疝

1. 检查

基层医疗机构开展腹腔疝的诊疗时，门诊使用过的检查有胸部 X 片（2 人）、彩超（2 人）、心电图（1 人）和腹部 B 超（1 人）；住院使用的检查项目主要有腹部 B 超（40 人）、心电图（33 人）和胸部 X 片（29 人）。

2. 化验

基层医疗机构开展腹腔疝的诊疗时，门诊使用过的化验项目主要有血常规和 C 反应；按照使用的频次，住院所进行的化验主要有血常规（27 人）、尿常规（23 人）、粪便常规（20 人）、肝肾功能（12 人）等。

3. 药物

基层医疗机构开展腹腔疝的治疗时，按照药物使用人数比例的多少，所选择的药物在门诊主要有氨甲苯酸（6 人）、头孢呋辛钠（4 人）、酚磺乙胺（4 人）等；在住院期间，使用的药物主要有糜蛋白酶（7 人）、氨甲环酸（5 人）、庆大霉素（5 人）、甲硝唑（4 人）等。

4. 手术

基层医疗机构开展腹腔疝的治疗时，手术类型主要有疝高位结扎（6 人）、无张力疝修补术（4 人）和填充式疝修补术（2 人）。

5. 其他治疗

基层医疗机构开展腹腔疝的治疗时，采用了注射（40 人）、微波治疗、雾化等其他治疗手段。

（12）四肢长骨骨折

1. 检查

基层医疗机构开展四肢长骨骨折的诊疗时，门诊使用过的检查有 X 片（4 人）、CT（2 人）；住院使用的检查项目主要有 X 片（40 人）、心电图（24 人）、腹部 B 超（15 人）和 CT（2 人）。

2. 化验

基层医疗机构开展四肢长骨骨折的诊疗时，按照使用的频次，住院所进行的化验主要有血常规（40 人）、尿常规（28 人）、肝肾功能（16 人）、血糖（14 人）、乙肝两对半（13 人）等。

3. 药物

基层医疗机构开展四肢长骨骨折的治疗时，按照药物使用人数比例的多少，所选择的药物在门诊主要有丹参（4 人）、止血敏（3 人）、对乙酰氨基酚（2 人）和云南白药（2 人）等；在住院期间，主要有云南白药（20 人）、七叶皂甙钠（12 人）、阿司匹林（9 人）、头孢呋辛（8 人）和阿莫西林（8 人）等。

4. 手术

基层医疗机构开展四肢长骨骨折的治疗时，手术类型主要有切开复位固定术（7 人）。

5. 其他治疗

　　基层医疗机构开展四肢长骨骨折的治疗时，采用了注射（40人）、长骨骨折手法复位（3人）、夹板固定（3人）和持续下肢牵引（3人）等其他治疗手段。

　　（13）子宫肌瘤

　　1. 检查

　　基层医疗机构开展子宫肌瘤的诊疗时，门诊使用过的检查有腹部B超（6人）和妇科检查（2人）；住院使用的检查项目主要有血压（40人）、妇科B超（40人）、心电图（38人）、胸片（35人）和阴道镜检查（12人）等。

　　2. 化验

　　基层医疗机构开展子宫肌瘤的诊疗时，按照使用的频次，住院所进行的化验主要有术前四项（40人）、血生化（37人）、血常规（40人）、尿常规（36人）、白带常规（19人）、肝肾功能（9人）和电解质（14人）等。

　　3. 药物

　　基层医疗机构开展子宫肌瘤的治疗时，按照药物使用人数比例的多少，所选择的药物在门诊主要有红金消结浓缩丸（6人）、头孢呋辛（3人）、左氧氟沙星（3人）、酚磺乙胺（2人）等；在住院期间，主要有头孢呋辛（19人）、林格注射液（15人）、克林霉素（13人）、止血敏（13人）和头孢硫醚（9人）等。

　　4. 手术

　　基层医疗机构开展子宫肌瘤的治疗时，手术类型主要有腹式子宫肌瘤剥除术（7人）、腹式子宫切除术（8人）、卵巢囊肿剥除术（7人）和输卵管切除术（4人）等。

　　5. 其他治疗

　　基层医疗机构开展子宫肌瘤的治疗时，采用了注射（40人）、会阴冲洗和雾化等其他治疗手段。

　　（14）正常分娩

　　1. 检查

　　基层医疗机构开展正常分娩的诊疗时，门诊使用过的检查有腹部B超（8人）和妇科检查（5人）；住院使用的检查项目主要有产科B超（13人）、心电图（10人）、腹部B超（6人）。

　　2. 化验

　　基层医疗机构开展正常分娩的诊疗时，门诊使用过的化验项目主要有乙肝两对半、肝功能、血常规、血型和阴道分泌物检测；按照使用的频次，住院所进行的化验主要有血常规（26人）、尿常规（24人）、粪便常规（7人）、乙肝表面抗原（7人）和结核菌（3人）等。

　　3. 药物

　　基层医疗机构开展正常分娩的治疗时，按照药物使用人数比例的多少，所选择的药物在门诊主要有蹄甲多肽（8人）、紫草软膏（8人）、缩宫素（2人）和宫血宁（2人）等；在住院期间，主要有缩宫素（20人）、益母草颗粒（16人）、庆大霉素（11人）等。

　　4. 手术

　　基层医疗机构开展正常分娩的治疗时，手术类型主要有会阴缝合、会阴侧切、会阴正切等。

　　5. 其他治疗

　　基层医疗机构开展正常分娩的治疗时，采用了注射、会阴冲洗和人工破膜等其他治疗手段。

　　（15）意外伤害

　　本次调查到的意外伤害病例主要为软组织挫伤、擦伤等，还包括一例酒精中毒、一例蜂蜇伤。

　　1. 检查

　　基层医疗机构开展意外伤害的诊疗时，门诊使用过的检查有心电图；住院使用的检查项目主要有心电图（34人）、胸部X片（26人）、腹部B超（10人）等。

　　2. 化验

基层医疗机构开展意外伤害的诊疗时，按照使用的频次，住院所进行的化验主要有尿常规（38人）、血常规（38人）、粪便常规（17人）、肝肾功（15人）、血糖（11人）和乙肝两对半（6人）等。

3. 药物

基层医疗机构开展意外伤害的治疗时，按照药物使用人数比例的多少，所选择的药物在门诊主要有阿莫西林（11人）、云南白药（9人）、利多卡因（4人）和双氯芬酸钠（3人）等；在住院期间，主要有云南白药（20人）、丹参（11人）、头孢呋辛（8人）和克林霉素（7人）等。

三、机构调查情况

从乡镇卫生院的机构配置来看，所调查的玉溪市卫生院和宜良县卫生院的情况有较大区别。玉溪市卫生院的编制病床有100张，实际开放病床还要超过其编制数；其业务科室囊括了包括内科、外科、妇产科等在内的基本医疗的科室设置，而且可以开展一般的手术。玉溪市调查到的两个中心乡镇卫生院中，平均每个卫生院有医务人员80人，年门急诊人数达到10万人次以上。

而宜良县的两个中心乡镇卫生院编制病床分别只有53张和18张；大的卫生院每年的门急诊人数也只有15000人次，医务人员也只有20人左右。

从职称上看，云南省所调查的两县乡镇卫生院中，高级职称5人，中级职称41人，初级职称141人，分别占人员总数的2.67%、21.9%、75.4%；从事公共卫生的医护人员有24人，占到所有医护人员的比例仅为12.8%。

从信息系统建立和应用情况来看，玉溪市乡镇卫生院建立和使用的信息系统较全面，包括门急诊的挂号、收费、结账、药房管理系统以及健康档案管理系统等，以医疗信息系统的建设为主。而宜良县的乡镇卫生院则主要以居民健康档案管理系统、妇女保健信息管理系统、儿童保健信息管理系统、传染病信息管理系统等公共卫生相关的信息系统为主。

四、专家访谈

（一）存在的问题

乡镇卫生院作为基层卫生服务体系的重要组成，既是连接县、村两级卫生组织的枢纽，又是提供基本医疗和公共卫生服务的主体，其功能发挥关系着农村卫生事业的持续发展，对我国实现人人享有卫生保健的目标具有重要意义。随着新农合和基本药物制度以及一系列重大、基本公共卫生服务项目的实施，加之食品安全事件和各类突发公共卫生事件频发，以及农村疾病谱的变化，乡镇卫生院地位和作用也越来越突出，承担的任务越来越繁重，但是，提供基本医疗卫生服务是乡镇卫生院最根本职能这一点是不变的。新型农村合作医疗的深入开展，乡镇卫生院的门（急）诊和住院病人逐年增多，基层医务人员需要掌握能适应当地经济发展水平和基本医疗保障制度承受能力的，安全、有效、方便、价廉的医疗卫生和计划生育技术等适宜技术技能，解决农村常见病、多发病的诊治和广大群众预防疾病的问题。

项目组通过对县级专家进行访谈，对在乡镇卫生院开展基本医疗活动方面的问题有了较深入的了解。专家以及当地乡镇卫生院的院长和卫生部门管理人员都认为存在以下问题：

（1）"重医轻防"问题影响农村基本公共卫生服务的开展。

作为"夹心层"的乡镇卫生院，在医疗领域，其便利性和服务价格不及村卫生室（所），在医疗水平上又难以与城区医院相比，在竞争中逐渐落入下风。近年来，随着政府对农村卫生工作重视程度的不断提高，一些惠及乡镇卫生院的政策相继出台，改善了乡镇卫生院的硬件设施，"新农合"在报销方面向乡镇卫生院倾斜，另外，"十八项公共卫生工作"的开展也为其带来了发展的契机。然而，这些政策仅仅只是"救活"乡镇卫生院，使他们能维持正常运转，没有在乡镇卫生院回归其本来定位上做出实质性贡献，大多数乡镇卫生院仍然行进在"重医轻防"的老路上。从调查地区的乡镇卫生院卫生人力资源的构成来看，公共卫生人员只占调查总数的12.8%，这与乡镇卫生院担负的区域内公共卫生服务的重要职能不相匹配。农村地区中青年大部分在城市求学或务工，低龄儿童、妇女和老年人留守家中，这些人是农村卫生工作的重点关注人群。基层公共卫生人员的缺乏将无法保证儿童计划免疫、妇幼保健、慢性病防治等工作的顺利开展，既影响了农村广大居民的健康，又抑制了基层公共卫生服务的良性循环。

（2）医疗设备配置情况参差不齐，利用率也有待提高。

由于多年来卫生事业经费投入不足，卫生院底子薄，无法投入更多的资金及时更新医疗设备，致使部分卫生院医疗设备陈旧简陋。而近年随着国家对基本医疗服务投入的增加，一些卫生院的医疗设备得到了更新，但同时也凸显出另外一个问题，新进设备没有人会使用，导致设备的闲置。从对基层医疗机构的调查来看，宜良县的两个乡镇卫生院设备相对较少，而且设备相对陈旧，不适合长期开展基层诊疗工作；调查了解到国家也为乡镇卫生院配备了相关设备，但很多设备处于闲置，没有在实际工作中利用起来，其主要原因是乡镇卫生院缺乏专业操作设备的技术人员。所以，基层医疗工作的顺利开展还需要考虑相关专业技术人员的配置以及现有人员的技术培训。

（3）信息化管理有待提高

云南省的乡镇一级医疗机构信息系统建设有待进一步提高。从信息系统建立和应用情况来看，玉溪市乡镇卫生院建立和使用的信息系统较全面，包括门急诊的挂号、收费、结账、药房管理系统以及健康档案管理系统等，以医疗信息系统的建设为主。而宜良县的乡镇卫生院则主要以居民健康档案管理系统、妇女保健信息管理系统、儿童保健信息管理系统、传染病信息管理系统等公共卫生相关的信息系统为主。在收集基层适宜技术资料过程中，由于信息系统不健全，导致信息短缺严重，对于数据查询和医疗机构的管理造成较大的困难。

（二）需要淘汰和增加的具体技术

由于病人存在并发症治疗的关系，专家建议病人需要根据个体情况进行分析。经过专家评议，宜良县专家对于一些常见的检查、化验、药物和其他治疗手术做出了建议，包括需要增加和淘汰的具体技术（见表79和表80），并提出了建议。

其中，县级医疗机构专家指出，在治疗冠心病时由于大多数病人同时存在血脂高的问题需要增加降脂类（如血脂康，辛伐他丁，洛伐他丁）药物；在慢性阻塞性肺病诊断时为确诊是否合并肺大泡，可加用双肺CT；脑梗塞治疗时，因为可能引发癫痫不主张用奎诺酮类药物，建议增加尼莫地平；胃及十二指肠溃疡诊断时为检查是否有小量出血，建议增加大便潜血，同时为阻止增加胃动力而加重出血不主张用多潘立酮。

五、讨论和建议

（一）医院人力资源问题严重

根据国家对乡镇卫生院的功能定位，应以常见病、多发病的诊治，重病实施前期救治和转移，发现疑难病例转诊为主。现有的人才尚可满足当前医疗工作的需求，但依然面临人才短缺的巨大挑战。不管卫生院级别，存在如下基本问题：人员数量不足，玉溪市的大营街乡镇卫生院的63名医护人员中，有近1/2的人属于编外人员，存在极大的不稳定性。

（二）对适宜技术推广的建议

乡镇卫生院集医疗和公共卫生服务职能为一体，是应对突发公共卫生事件的"触角"，承担着发现、报告和第一时间应急处置等职责，针对我省基层卫技人员对急救知识和应对突发公共卫生事件知识的欠缺，建议在适宜技术推广中增加急诊急救的内容，以提高重大疫情、集体中毒等突发事件的预防和应急能力。

　　根据《云南省"十二五"期间深化医药卫生体制改革发展规划》和"云南省妇幼健康计划"提出的降低婴儿死亡率、孕产妇死亡率和出生缺陷的要求，建议推广提高产科、儿科能力的适宜技术，以提高农村孕产妇住院分娩的安全性、新生儿抢救能力和宫颈癌、乳腺癌防治技术，充分发挥乡镇卫生院的妇幼卫生保健职能。

　　调查的卫生院医务人员对适宜技术的推广持积极的意见，认为对能够开展相应的医疗诊治工作，就需要有统一的标准和一致的适宜技术，这样才有利于医疗工作的长期发展。

　　同时，鉴于基层人员素质参差不齐，在使用相关仪器以及技术上存在一定的困难。所以，在基层医疗机构推广适宜卫生技术过程中，需要建立农村医师培养的专门轨道；院校摒弃原有的教学模式，建立适应农村医师特点的教学内容与教学方式，对现有农村基层医生要考核、分流，并进入专门的继续教育轨道，达到合理开展相关卫生技术的目的。

表1　15病种门诊病例年龄性别分布表

病种	调查人数	年龄		性别		病例来源	
	样本量	均数	标准差	男	女	县	乡
冠心病	20	66.63	14.72	10	10	7	13
脑梗塞	20	63.75	11.82	9	11	5	15
高血压	20	66.05	13.56	9	11	2	18
糖尿病	20	62.90	7.43	7	13	8	12
慢性肾炎	20	48.47	16.89	7	13	5	15
胆石症和胆囊炎	20	51.70	20.99	6	14	5	15
呼吸道感染	20	38.30	20.49	8	12	0	20
慢性阻塞性肺病	20	74.50	8.70	16	4	7	13
胃及十二指肠溃疡	20	47.80	23.51	13	7	5	15
急性阑尾炎	20	37.44	19.45	11	9	5	15
腹腔疝	20	35.00	28.21	15	5	5	15
四肢长骨骨折	20	48.58	23.59	10	10	6	14
子宫肌瘤	20	42.95	5.92	0	20	7	13
正常分娩	20	25.95	5.37	0	20	16	4
意外伤害	20	32.55	19.91	13	7	2	18
合计	300	49.61	22.07	134	166	85	215

表2　15病种门诊病例费用情况

病种	费用				
	样本量	均数	标准差	最大值	最小值
冠心病	20	107.14	148.28	527.25	9.50
脑梗塞	20	171.47	269.53	1051.32	22.2
高血压	20	53.53	60.05	237.90	9.28
糖尿病	20	90.22	80.55	249.36	12.60
慢性肾炎	20	87.53	88.57	314.25	15.00
胆石症和胆囊炎	20	74.36	77.88	255.68	11.00
呼吸道感染	20	39.94	24.28	89.80	13.50
慢性阻塞性肺病	20	124.19	125.98	487.42	13.80
胃及十二指肠溃疡	20	106.62	175.22	715.41	4.50
急性阑尾炎	20	76.44	108.15	481.06	2.58
腹腔疝	20	97.14	132.85	434.56	2.35
四肢长骨骨折	20	180.10	200.46	786.99	1.99
子宫肌瘤	20	131.08	110.59	312.59	14.83
正常分娩	20	175.29	113.80	360.90	17.10
意外伤害	20	57.50	52.52	235.00	3.69
合计	300	103.64	137.48	1051.32	1.99

表3　15病种门诊病例医疗保险情况

病种	医疗制度				合计
	城镇职工	城镇居民	新农合	自费	
冠心病	4	1	10	1	16
脑梗塞	1	0	16	3	20
高血压	1	0	18	0	19
糖尿病	5	1	13	0	19
慢性肾炎	1	1	10	3	15
胆石症和胆囊炎	0	0	11	6	17
呼吸道感染	0	0	17	0	17
慢性阻塞性肺病	1	0	14	3	18
胃及十二指肠溃疡	0	2	9	5	16
急性阑尾炎	0	0	9	6	15
腹腔疝	0	0	7	4	11
四肢长骨骨折	1	0	7	4	12
子宫肌瘤	1	0	6	6	13
正常分娩	2	0	1	15	18
意外伤害	0	0	13	4	17
合计	17	5	161	60	243

表4　15病种住院病例年龄性别分布表

病种	调查人数	年龄		性别		病例来源	
	样本量	均数	标准差	男	女	县	乡
冠心病	40	73.97	8.84	18	22	5	35
脑梗塞	40	71.15	8.19	27	13	0	40
高血压	40	61.38	13.47	14	26	5	35
糖尿病	40	61.85	11.54	16	24	12	28
慢性肾炎	40	50.18	16.69	18	22	21	19
胆石症和胆囊炎	40	61.08	16.89	16	24	0	40
呼吸道感染	40	49.23	27.88	13	27	5	35
慢性阻塞性肺病	40	75.13	10.22	30	10	0	40
胃及十二指肠溃疡	40	55.85	13.27	29	11	10	30
急性阑尾炎	40	39.08	21.28	13	27	12	28
腹腔疝	40	42.48	28.58	34	6	11	29
四肢长骨骨折	40	41.03	24.91	19	21	7	33
子宫肌瘤	40	45.17	7.03	0	40	16	24
正常分娩	40	26.45	6.32	0	40	0	40
意外伤害	40	45.55	19.27	27	13	1	39
合计	600	53.31	21.77	275	325	105	495

表5　15病种住院病例费用情况

病种	费用				
	样本量	均数	标准差	最大值	最小值
冠心病	40	2061.14	1555.06	6653.00	126.55
脑梗塞	40	1298.73	751.92	3238.00	102.10
高血压	40	1523.93	1291.77	6671.83	253.83
糖尿病	40	1799.74	1517.55	6765.54	328.75
慢性肾炎	40	2068.27	1749.65	6097.66	286.16
胆石症和胆囊炎	40	1131.91	1032.28	4533.64	231.50
呼吸道感染	40	1307.32	907.11	4317.68	352.30
慢性阻塞性肺病	40	1651.65	1895.19	11667.00	311.24
胃及十二指肠溃疡	40	1107.45	724.04	3649.84	211.25
急性阑尾炎	40	1946.24	1172.27	4063.17	158.90
腹腔疝	40	2168.47	1469.52	6271.91	218.50
四肢长骨骨折	40	3412.57	5425.52	21347.29	204.00
子宫肌瘤	40	4069.98	1996.59	7359.33	325.10
正常分娩	40	676.48	329.57	1333.60	53.40
意外伤害	40	1298.10	1331.85	7119.00	145.30
合计	600	1834.80	2076.22		

表6　15病种住院病例医疗保险情况

病种	医疗制度				合计
	城镇职工	城镇居民	新农合	自费	
冠心病	0	6	25	2	33
脑梗塞	0	0	29	1	30
高血压	0	1	32	1	34
糖尿病	0	2	30	5	37
慢性肾炎	0	5	28	2	35
胆石症和胆囊炎	0	4	36	0	40
呼吸道感染	0	3	24	3	30
慢性阻塞性肺病	0	0	26	1	27
胃及十二指肠溃疡	1	4	35	0	40
急性阑尾炎	0	4	30	5	39
腹腔疝	2	6	26	4	38
四肢长骨骨折	0	1	33	1	35
子宫肌瘤	1	2	33	1	37
正常分娩	0	0	37	2	39
意外伤害	0	2	30	2	34
合计	4	40	454	30	528

表7　15 病种卫生技术种类利用情况表

病种	类型	卫生技术利用种类					合计
		检查	化验	药物	手术	其他治疗	
冠心病	门诊	4	0	51	0	0	55
	住院	99	192	517	0	10	818
脑梗塞	门诊	2	0	69	0	0	71
	住院	412	124	162	0	149	847
高血压	门诊	0	0	67	0	0	67
	住院	148	128	210	0	128	614
糖尿病 II 型	门诊	0	2	48	0	0	50
	住院	230	140	146	0	55	631
慢性肾炎	门诊	2	6	52	0	0	60
	住院	119	200	204	0	59	582
胆石症伴胆囊炎	门诊	6	4	53	0	0	63
	住院	115	128	209	0	84	536
肺炎和支气管炎	门诊	0	1	83	0	0	84
	住院	96	142	228	0	107	573
慢性阻塞性肺病	门诊	1	0	68	0	2	71
	住院	61	128	335	0	39	563
胃及十二指肠溃疡	门诊	4	1	74	0	0	79
	住院	298	138	237	0	140	813
急性阑尾炎	门诊	2	2	64	0	0	68
	住院	135	148	151	8	87	529
腹腔疝	门诊	6	4	40	0	5	55
	住院	120	102	132	15	159	528
四肢长骨骨折	门诊	6	0	31	0	4	41
	住院	134	174	275	7	208	798
子宫肌瘤	门诊	8	0	46	0	0	52
	住院	690	305	197	31	84	1307
正常分娩	门诊	13	9	36	0	0	58
	住院	29	76	115	18	59	297
意外伤害	门诊	1	0	58	0	7	66
	住院	73	146	153	1	167	539

表8　冠心病检查项目名称前5位使用表

技术类别	门诊	使用人数	住院	使用人数
检查	心电图	4	心电图	35
			胸部X片	19
			血压测量	12
			体格检查	7
			血氧饱和度	5

表9　冠心病化验项目名称前15位使用表

技术类别	门诊	使用人数	住院	使用人数
化验			肝肾功	34
			血常规	33
			尿常规	28
			粪便常规	20
			电解质	17
			血糖	15
			心肌酶	11
			血脂	6
			乙肝两对半	4
			微量血糖	1
			心肌标志物	1
			甲胎蛋白	1
			肌钙蛋白	1
			免疫球蛋白	1

表10　冠心病药物前15位使用表

技术类别	门诊	使用人数	住院	使用人数
药物	丹参	7	氯化钾	32
	阿司匹林	4	硫酸镁	25
	血塞通	4	胰岛素	18
	速效救心丸	3	呋塞米	21
	美托洛尔	3	美托洛尔	20
	麝香保心丸	2	氨茶碱	19
	螺内酯	2	螺内酯	19
	头孢哌酮钠	2	冠心宁	15
			奥美拉唑	15
			依那普利	14
			硝酸异山梨酯	12
			丹参	12
			头孢呋辛钠	11
			硝酸甘油	8
			氢氯噻嗪	7

表 11 冠心病其他治疗前 5 位使用表

技术类别	门诊	使用人数	住院	使用人数
	无		注射	5
其他治疗			吸氧	3
			留置针	1
			小换药	1

表 12 脑梗塞检查项目名称前 5 位使用表

技术类别	门诊	使用人数	住院	使用人数
	心电图	1	血压	34
	彩色多普勒	1	心电图	34
检查			胸片	24
			头颅 CT	4
			颈椎片	3

表 13 脑梗塞化验项目名称前 15 位使用表

技术类别	门诊	使用人数	住院	使用人数
			血常规	28
			肝肾功	19
化验			尿常规	16
			粪便常规	16
			血生化	9

表 14 脑梗塞药物前 15 位使用表

技术类别	门诊	使用人数	住院	使用人数
	血塞通	6	血塞通	15
	维生素 C	6	丹参	9
	氯化钾	6	脑蛋白水解物	8
	辛伐他丁	4	B 族维生素	7
	藿香正气胶囊	4	灯盏花素	6
	克林霉素	4	沐舒坦	4
	雷尼替丁	4	胞二磷胆碱	4
药物	灯盏花素	2	肝素	4
	七叶皂甙	2	左氧氟沙星	3
	阿司匹林	2	头孢塞污钠	3
	甘露醇	2	雷尼替丁	2
	胞二磷胆碱	2	尼群地平	2
	头孢曲松钠	2	左克	2
			甘露醇	2
			甘草合剂	2

表 15　脑梗塞其他治疗前 5 位使用表

技术类别	门诊	使用人数	住院	使用人数
	无		注射	101
其他治疗			电针	11
			静脉穿刺	2
			持续低流量吸氧	1

表 16　高血压检查项目名称前 5 位使用表

技术类别	门诊	使用人数	住院	使用人数
			血压	40
			心电图	38
检查			B 超	19
			胸片	16
			CT	3

表 17　高血压化验项目名称前 15 位使用表

技术类别	门诊	使用人数	住院	使用人数
			血常规	36
			尿常规	26
化验			血糖	21
			肝肾功	13
			血脂	12

表 18　高血压药物前 15 位使用表

技术类别	门诊	使用人数	住院	使用人数
	丹参	10	丹参	7
	甘露醇	7	雷尼替丁	6
	硝苯地平	3	尼群地平	5
	卡托普利	2	甲硝唑	4
	美托洛尔	2	头孢呋辛	4
	利巴韦林	2	灯盏花素	5
	黄芪	3	奥美拉唑	4
药物	尼群地平	2	美托洛尔	3
	苯磺酸氨氯地平	2	欣洛平	3
	地塞米松	1	黄芪	3
	脑蛋白水解物	2	地塞米松	3
	血栓通	1	卡托普利	2
	脉络宁	1	利巴韦林	2
	氨基比林	1	左氧氟沙星	5
	赖诺普利	1	氨茶碱	2

表 19   高血压其他治疗前 5 位使用表

技术类别	门诊	使用人数	住院	使用人数
其他治疗			注射	40
			持续吸氧	2
			心电监测	1
			针刺	1

表 20   Ⅱ型糖尿病检查项目名称前 5 位使用表

技术类别	门诊	使用人数	住院	使用人数
检查			血压	40
			心电图	36
			胸部 X 片	17
			腹部 B 超	12

表 21   Ⅱ型糖尿病化验项目名称前 15 位使用表

技术类别	门诊	使用人数	住院	使用人数
化验	血糖	4	血常规	33
			血糖	21
			肝肾功	20
			粪便常规	17
			尿常规	15

表 22   Ⅱ型糖尿病药物前 15 位使用表

技术类别	门诊	使用人数	住院	使用人数
药物	二甲双胍	9	二甲双胍	7
	重组人胰岛素	2	辛伐他汀	5
	硝苯地平	2	复方丹参	5
	头孢呋辛钠	2	奥美拉唑	5
	奥美拉唑	2	甘露醇	4
	阿莫西林	2	甘舒霖	4
	阿卡波糖	2	甲钴胺	4
	硝苯地平	2	雷尼替丁	3
	氯化钾	2	骨肽	3
	拜糖平	1	美托洛尔	3
	美托洛尔	1	灯盏花素	3
	格列吡嗪	1	螺内酯	2
	诺氟沙星	1	胰岛素	2
	瑞格列特	1	舒血宁	2
	精蛋白来福胰岛素	1	左氧氟沙星	2

表 23   Ⅱ型糖尿病其他治疗前 5 位使用表

技术类别	门诊	使用人数	住院	使用人数
其他治疗			注射	5

表 24   慢性肾炎检查项目名称前 5 位使用表

技术类别	门诊	使用人数	住院	使用人数
检查	X 线	2	血压	27
	彩超	2	心电图	29
	腹部 B 超	1	泌尿系统 B 超	26
	心电图	1	胸片	11
			彩超	6

表 25   慢性肾炎化验项目名称前 15 位使用表

技术类别	门诊	使用人数	住院	使用人数
化验	血常规	1	尿常规	35
	血脂	1	血常规	31
	肝肾功能	1	内分泌四项	14
	尿常规	1	血糖	13
			肝肾功	12
			粪便常规	9
			血脂	9
			乙肝两对半	8
			尿微量蛋白	6
			血红蛋白检测	5
			C 反应蛋白	4
			电解质	4
			心肌酶	4
			血液分析	2

表 26   慢性肾炎药物前 15 位使用表

技术类别	门诊	使用人数	住院	使用人数
药物	左氧氟沙星	10	奥美拉唑	8
	头孢哌酮钠	6	辛伐他丁	7
	利巴韦林	6	肝素钠	5
	阿莫西林	5	头孢呋辛	5
	奥美拉唑	2	维生素注射液	5
	复方肾炎片	2	雷尼替丁	4
	氨苯碱	2	肾炎片	3
	辛伐他丁	1	苯磺酸氨氯地平	3
	肾炎胶囊	1	丹参	3
			雷贝拉唑	3
			左氧氟沙星	3
			氯化钾	3
			酚磺乙胺	2
			呋塞米	2
			胸腺肽	2

表 27　慢性肾炎其他治疗前 5 位使用表

技术类别	门诊	使用人数	住院	使用人数
其他治疗			注射	31

表 28　胆囊炎检查项目名称前 5 位使用表

技术类别	门诊	使用人数	住院	使用人数
	腹部 B 超	4	心电图	32
	泌尿系统 B 超	2	腹部 B 超	28
检查			血压	21
			胸片	13
			肝胆 B 超	3

表 29　胆囊炎化验项目名称前 15 位使用表

技术类别	门诊	使用人数	住院	使用人数
	血常规	3	血常规	31
	尿常规	1	尿常规	31
			粪便常规	20
			心肌酶	4
			乙肝两对半	3
化验			电解质	6
			淀粉酶	2
			肝肾功	18
			血糖	9
			血脂	3

表 30　胆囊炎药物前 15 位使用表

技术类别	门诊	使用人数	住院	使用人数
	硫酸镁	3	消炎利胆	16
	消炎利胆片	3	维生素类	15
	雷尼替丁	3	奥美拉唑	13
	左氧氟沙星	3	左氧氟沙星	11
	维生素 B6	3	雷尼替丁	7
	克林霉素	2	丹参	6
	颠茄片	2	阿莫西林	5
药物	奥硝唑	2	头孢呋辛	5
	甲硝唑	2	甲硝唑	5
	大黄利胆片	2	安必仙	4
	西咪替丁	2	硫酸镁	4
	山莨菪碱	1	法莫替丁	3
	氨苄西林	1	细辛脑	3
	阿米卡星	1	头孢曲松钠	3

表 31 胆囊炎其他治疗前 5 位使用表

技术类别	门诊	使用人数	住院	使用人数
其他治疗			注射	24
			关机松动训练	11
			手指点穴五个穴位	11
			普通针刺五个穴位	11
			低流量吸氧	3

表 32 上呼吸道感染检查项目名称前 5 位使用表

技术类别	门诊	使用人数	住院	使用人数
检查			血压	25
			心电图	18
			胸片	24
			腹部 B 超	12
			肝功能测定	2

表 33 上呼吸道感染化验项目名称前 15 位使用表

技术类别	门诊	使用人数	住院	使用人数
化验	血常规	1	血常规	38
			尿常规	38
			粪便常规	17
			乙肝两对半	8
			血糖	7
			肝肾功	7
			血脂	5
			电解质	3
			内分泌	1
			超敏 C 反应蛋白	1

表 34　上呼吸道感染药物前 15 位使用表

技术类别	门诊	使用人数	住院	使用人数
药物	头孢呋辛钠	4	阿莫西林	10
	头孢曲松钠	4	氨茶碱	5
	利巴韦林	11	利巴韦林	11
	沐舒坦	4	沐舒坦	16
	阿莫西林	5	头孢呋辛钠	14
	细辛脑	4	炎琥宁	11
	感冒颗粒	5	左氧氟沙星	11
	克林霉素	4	止咳糖浆	14
	左氧氟沙星	2	丹参	6
	维生素 C	3	清开灵	4
	止咳糖浆	2	细辛脑	4
	地塞米松	2	头孢哌酮	4
	抗病毒颗粒	2	黄芪	4
	柴胡针	3	维生素类	4
	复方甘草剂	2	克林霉素	3

（5）其他治疗

表 35　上呼吸道感染其他治疗前 5 位使用表

技术类别	门诊	使用人数	住院	使用人数
其他治疗	无		注射	40
			低流量吸氧	11
			电极布	2
			肥达外斐试验	1

表 36　慢性阻塞性肺病检查项目名称前 5 位使用表

技术类别	门诊	使用人数	住院	使用人数
检查	腹部 B 超	1	心电图	35
			胸片	12
			腹部 B 超	7
			泌尿系统 B 超	3

表 37　慢性阻塞性肺病化验项目名称前 15 位使用表

技术类别	门诊	使用人数	住院	使用人数
化验			尿常规	34
			血常规	26
			肝肾功	12
			离子	11
			血糖	10
			粪便常规	9
			乙肝两对半	6
			血糖血脂	5

表 38　慢性阻塞性肺病药物前 15 位使用表

技术类别	门诊	使用人数	住院	使用人数
药物	氨茶碱	10	氨茶碱	25
	左氧氟沙星	5	沐舒坦	20
	曲美他嗪片	3	左氧氟沙星	17
	地塞米松	3	地塞米松	15
	利巴韦林	3	复方丹参	15
	头孢呋辛钠	3	阿莫西林	13
	氨溴索	2	黄芪	13
	阿莫西林	2	酮替芬	11
	螺内酯	2	头孢呋辛钠	10
	氢氯噻嗪	2	沙丁胺醇	8
	酮替芬	2	甘草合剂	7
	舒喘宁	1	细辛脑	7
	单硝酸异山梨酶胶囊	1	螺内酯	6
	单硝酸异山梨酯胶囊	1	利莎林	6
	头孢克洛	1	雷尼替丁	6

表 39　慢性阻塞性肺病其他治疗前 5 位使用表

技术类别	门诊	使用人数	住院	使用人数
其他治疗	吸氧	1	注射	21
	冰袋降温	1	低流量吸氧	12

表 40　胃及十二指肠溃疡检查项目名称前 5 位使用表

技术类别	门诊	使用人数	住院	使用人数
检查	腹部 B 超	3	血压	36
	胃镜	1	心电图	32
			腹部 B 超	18
			胸片	14
			胃镜	6

表 41　胃及十二指肠溃疡化验项目名称前 15 位使用表

技术类别	门诊	使用人数	住院	使用人数
化验			粪便常规	27
			血常规	34
			血生化	15
			电解质	8
			肝肾功	9
			凝血四项	3
			糖蛋白	2
			血糖	4
			血型	3
			乙肝两对半	3

表 42　胃及十二指肠溃疡药物前 15 位使用表

技术类别	门诊	使用人数	住院	使用人数
药物	奥美拉唑	15	奥美拉唑	32
	雷贝拉唑	5	阿莫西林	8
	硫糖铝	5	雷贝拉唑	6
	维生素类	9	维生素类	18
	阿莫西林	4	氯化钾	10
	多潘立酮	2	雷尼替丁	9
	乳酸钠林格	2	硫糖铝	6
	克林霉素	2	吗丁啉片	6
	蒙脱石散	2	头孢呋辛	3
	雷尼替丁	2	云南白药	5
	氯化钾	2	甲硝唑	2
	替硝唑	1	林格注射液	4
	颠茄片	1	替硝唑	2

表 43　胃及十二指肠溃疡其他治疗前 5 位使用表

技术类别	门诊	使用人数	住院	使用人数
其他治疗	无		注射	130
			物理冰袋降温	6
			电针	2
			拔火罐	1
			艾条针灸	1

表 44　急性阑尾炎检查项目名称前 5 位使用表

技术类别	门诊	使用人数	住院	使用人数
检查	腹部 B 超	2	心电图	32
			腹部 B 超	34
			胸片	21
			病检	13
			体格检查	14

表45　急性阑尾炎化验项目名称前15位使用表

技术类别	门诊	使用人数	住院	使用人数
	血常规	2	血常规	40
			粪便常规	21
			肝肾功	12
			尿常规	11
化验			电解质	9
			凝血四项	6
			乙肝两对半	5
			血脂	4
			血糖	3
			血液流变检查	1
			抗 HIV	1

表46　急性阑尾炎药物前15位使用表

技术类别	门诊	使用人数	住院	使用人数
	维生素类	10	维生素类	22
	甲硝唑	7	甲硝唑	6
	左氧氟沙星	5	地塞米松	5
	奥美拉唑	4	奥硝唑	5
	头孢呋辛钠	3	奥美拉唑	4
	克林霉素	2	糜蛋白酶	4
	头孢曲松	2	头孢他啶	3
药物	雷尼替丁	2	安必仙	3
	氯化钾	2	复方氯化钠注射液	3
	替硝唑	2	西咪替丁	2
	异丙嗪	2	庆大霉素	2
	丹参	2	头孢匹胺	2
	利巴韦林	1	丹参	2
	颠茄片	1	胰岛素	2
	炎琥宁	1	异丙嗪	1

表47　急性阑尾炎手术前5位使用表

技术类别	门诊	使用人数	住院	使用人数
手术			阑尾切除术	8

表48　急性阑尾炎其他治疗前5位使用表

技术类别	门诊	使用人数	住院	使用人数
	无		注射	40
			换药	4
其他治疗			微波治疗	1
			雾化	4
			中成药	1

表 49　腹腔疝检查项目名称前 5 位使用表

技术类别	门诊	使用人数	住院	使用人数
检查	X 线	2	心电图	33
	彩超	2	B 超	40
	腹部 B 超	1	胸片	29
	心电图	1	体格检查	19

表 50　腹腔疝化验项目名称前 15 位使用表

技术类别	门诊	使用人数	住院	使用人数
化验	血常规	3	血常规	27
	C 反应	1	粪便常规	20
			尿常规	23
			肝肾功	12
			凝血四项	6
			术前四项	2
			血脂	2
			电解质	4
			血糖	2
			血沉	1
			乙肝两对半	1

表 51　腹腔疝药物前 15 位使用表

技术类别	门诊	使用人数	住院	使用人数
药物	氨甲苯酸	6	维生素类	14
	酚磺乙胺	4	糜蛋白酶	7
	青霉素钠	4	氢甲环酸	5
	头孢呋辛钠	4	庆大霉素	5
	活血止痛胶囊	2	地塞米松	5
	左氧氟沙星	1	甲硝唑	4
	双氯芬酸钠	1	头孢曲松钠	3
	硝酸甘油	1	七叶皂甙	3
			炎琥宁	3
			止血敏	3
			开塞露	3
			阿莫西林	3
			氨溴素	3
			林格注射液	2

表 52　腹腔疝手术前 5 位使用表

技术类别	门诊	使用人数	住院	使用人数
其他治疗			疝高位结扎	6
			无张力疝修补术	4
			填充式疝修补术	2

表 53　腹腔疝其他治疗前 5 位使用表

技术类别	门诊	使用人数	住院	使用人数
	换药	5	注射	40
			中换药	34
其他治疗			微波治疗	4
			雾化	6
			中药熏洗	3

表 54　四肢长骨骨折检查项目名称前 5 位使用表

技术类别	门诊	使用人数	住院	使用人数
	X 线	4	X 线	40
	CT	2	腹部 B 超	15
检查			心电图	24
			CT	2
			体格检查	1

表 55　四肢长骨骨折化验项目名称前 15 位使用表

技术类别	门诊	使用人数	住院	使用人数
			血常规	40
			尿常规	28
			肝肾功	16
			血糖	14
			乙肝两对半	13
			粪便常规	12
化验			生化免疫	6
			电解质	5
			血脂	5
			凝血四项	5
			心肌酶	2
			术前四项	2

表 56　四肢长骨骨折药物前 15 位使用表

技术类别	门诊	使用人数	住院	使用人数
	丹参	4	维生素类	31
	酚碘乙胺	3	云南白药	20
	对乙酰氨基酚	2	七叶皂甙钠	12
	克林霉素磷酸酯	2	阿司匹林	9
	云南白药	2	阿莫西林	8
	双氯芬酸钠	2	头孢曲松钠	8
	活血止痛散	2	头孢呋辛钠	8
药物	头孢曲松钠	1	甲硝唑	6
	吲哚美辛	1	青霉素钠	6
	左氧氟沙星	1	丹参	6
	替硝唑	1	替硝唑	5
	阿莫林胶囊	1	布洛芬	5
			氯化钾	4
			雷尼替丁	4
			地塞米松	3

表 57　四肢长骨骨折手术前 5 位使用表

技术类别	门诊	使用人数	住院	使用人数
手术			切开复位固定术	7

表 58　四肢长骨骨折其他治疗前 5 位使用表

技术类别	门诊	使用人数	住院	使用人数
			注射	40
			换药	29
其他治疗			长骨骨折手法复位	3
			夹板固定	3
			持续下肢牵引	3

表 59　子宫肌瘤检查项目名称前 5 位使用表

技术类别	门诊	使用人数	住院	使用人数
	腹部 B 超	6	血压	40
	妇检	2	妇科 B 超	40
			心电图	38
检查			胸片	35
			阴道镜检查	12
			病检	10

表60 子宫肌瘤化验项目名称前15位使用表

技术类别	门诊	使用人数	住院	使用人数
化验			血常规	40
			术前四项	40
			血生化	37
			尿常规	36
			粪便常规	22
			白带常规	19
			电解质	14
			血糖	11
			肝肾功	9
			尿HCG	5
			宫颈刮片	1
			阴道分泌物培养	1
			内分泌	1

表61 子宫肌瘤药物前15位使用表

技术类别	门诊	使用人数	住院	使用人数
药物	红金消结浓缩丸	6	头孢呋辛钠	19
	左氧氟沙星	3	复方氯化钠注射液	15
	头孢呋辛钠	3	克林霉素	13
	米非司酮	2	酚碘乙胺	17
	酚碘乙胺	3	缩宫素	10
	缩宫素	2	庆大霉素	10
	甲硝唑	2	葡萄糖酸钙	10
	维生素C	2	维生素类	9
	宫血宁	2	头孢硫脒	9
	氯化钾	2	氨甲苯酸	7
	替硝唑	1	甘草合剂	6
	奥美拉唑	1	抗纤注射液	6
	氨基苯酚	1	胃复安	5
	双氯芬酸钠	1	甲硝唑	5

表62 子宫肌瘤手术前5位使用表

技术类别	门诊	使用人数	住院	使用人数
其他治疗			腹式子宫肌瘤剥除术	7
			腹式子宫切除术	8
			卵巢囊肿剥除术	7
			输卵管切除术	4

表63　子宫肌瘤其他治疗前5位使用表

技术类别	门诊	使用人数	住院	使用人数
	无		注射	40
			中换药	11
其他治疗			会阴冲洗	4
			雾化	2
			膀胱冲洗	2

表64　正常分娩检查项目名称前5位使用表

技术类别	门诊	使用人数	住院	使用人数
	腹部B超	8	产科B超	13
检查	妇检	5	心电图	10
			腹部B超	6

表65　正常分娩化验项目名称前15位使用表

技术类别	门诊	使用人数	住院	使用人数
	乙肝两对半	2	血常规	26
	肝功	2	尿常规	24
化验	血常规	2	粪便常规	7
	血型	1	乙肝表面抗原	7
	阴道分泌物	1	结核菌	3

表66　正常分娩药物前15位使用表

技术类别	门诊	使用人数	住院	使用人数
	蹄甲多肽	8	缩宫素	20
	紫草软膏	8	阴部冲洗液	16
	缩宫素	2	益母草颗粒	16
	宫血宁	2	庆大霉素	11
	养血胶囊	2	阿莫西林	5
	维生素C	2	酚碘乙胺	4
	益母草颗粒	1	缩宫素	3
药物	活血片	1	地塞米松	3
	头孢呋辛钠	1	米索前列醇	3
	头孢呋辛酯	1	头孢曲松钠	3
	利多卡因	1	维生素C	3
	去乳灵口服液	1	克拉维酸钾	3
	甲硝唑	1	阿莫仙胶囊	2
	醋酸钠颗粒	1	古林霉素	2
			葡萄糖酸钙	2

表 67 正常分娩手术前 5 位使用表

技术类别	门诊	使用人数	住院	使用人数
其他治疗			会阴缝合	11
			会阴侧切术	5
			会阴正切	2

表 68 正常分娩其他治疗前 5 位使用表

技术类别	门诊	使用人数	住院	使用人数
其他治疗			注射	17
			会阴冲洗	16
			低流量吸氧	10
			人工破膜	9

表 69 意外伤害（急救）检查项目名称前 5 位使用表

技术类别	门诊	使用人数	住院	使用人数
检查	心电图	1	心电图	34
			X 线	26
			腹部 B 超	10
			体格检查	2
			头颅 CT	1

表 70 意外伤害（急救）化验项目名称前 15 位使用表

技术类别	门诊	使用人数	住院	使用人数
化验			尿常规	38
			血常规	38
			粪便常规	17
			肝肾功	15
			血糖	11
			电解质	7
			乙肝两对半	6
			血脂	4
			心肌酶	2

表 71 意外伤害（急救）手术前 5 位使用表

技术类别	门诊	使用人数	住院	使用人数
其他治疗			清创缝合	1

表 72 意外伤害（急救）药物前 15 位使用表

技术类别	门诊	使用人数	住院	使用人数
药物	阿莫西林	11	云南白药	20
	云南白药	9	维生素类	20
	维生素类	5	丹参	11
	利多卡因	4	头孢呋辛	8
	双氯芬酸钠	3	克林霉素	7
	电极布	2	甲硝唑	7
	甲硝唑	2	青霉素	6
	葡萄糖注射液	2	替硝唑	6
	醒脑静	1	头孢曲松钠	5
	对乙酰氨基酚	1	止血敏	5
	纳洛酮	1	七叶皂苷	5
	奥美拉唑	1	阿莫西林	4
	替硝唑	1	阿莫仙	4
	抗坏血酸	1	左氧氟沙星	3
	活血止痛胶囊	1	利莎林	3

表 73 意外伤害（急救）其他治疗前 5 位使用表

技术类别	门诊	使用人数	住院	使用人数
其他治疗	小换药	6	注射	40
	绷带 1 周	1	换药	31
			电极片	1

表 74 调查机构人员配置情况

类别		玉溪卫生院		宜良卫生院		合计	
		数量	百分比	数量	百分比	数量	百分比
职称	高级	4	2.96	1	1.92	5	2.67
	中级	33	24.4	8	15.4	41	21.9
	初级	98	72.6	43	82.7	141	75.4
种类	公共卫生	12	8.89	12	23.1	24	12.8
	中医	8	5.93	6	11.5	14	7.49
	护士	99	73.3	9	17.3	108	57.8
	医技	16	11.9	25	48.1	41	21.9
合计		135	100	52	100	187	100

表 75　调查机构门急诊服务量情况

服务量		玉溪卫生院		宜良卫生院		合计	
		数量	百分比	数量	百分比	数量	百分比
门急诊	内科	78079	51.01	6120	41.92	84199	50.22
	外科	16154	10.55	380	2.603	16534	9.86
	妇产科	16078	10.5	2000	13.7	18078	10.78
	儿科	0	0	4600	31.51	4600	2.74
	其他	42744	27.93	1500	10.27	44244	26.39
合计		153055	100.0	14600	100.0	167655	100.0

表 76　调查机构出院病人服务量情况

服务量		玉溪卫生院		宜良卫生院		合计	
		数量	百分比	数量	百分比	数量	百分比
出院	内科	4277	54.36	200	68.97	4477	54.88
	外科	1864	23.69	30	10.34	1894	23.22
	妇产科	1178	14.97	15	5.172	1193	14.62
	儿科	549	6.978	40	13.79	589	7.22
	其他	0	0	5	1.724	5	0.061
合计		7868	100	290	100	8158	100

表 77　调查机构设备配置情况表

配置情况	应配置	玉溪卫生院		宜良卫生院		合计	
		数量	百分比	数量	百分比	数量	百分比
设备种类	39	38	97.44	22	56.41	35	89.74
登记情况	39	38	97.44	22	56.41	35	89.74
实际数量	39	38	97.44	22	56.41	35	89.74
使用情况	39	38	97.44	22	56.41	35	89.74

表 78　调查机构基本药物配置情况

类别	玉溪卫生院		宜良卫生院		合计	
	数量	配置比例	数量	百分比	数量	百分比
国家基本药物	280	67.96	235	60.49	280	63.64
本省/本市基本药物	55	13.35	55	13.58	55	12.50
其他药物	77	18.69	105	25.93	105	23.86
合计	412	100	405	100	440	100

表 79　需增加的卫生技术

病种	检查	化验	药物	其他
冠心病			血脂康 洛伐他丁	
慢性阻塞性肺病	双肺 CT		甲泼尼龙 沙丁胺醇吸入剂	雾化治疗
脑梗塞			尼莫地平	
高血压				
Ⅱ型糖尿病	血气分析 24 小时尿蛋白			
胃及十二指肠溃疡		大便潜血		
上呼吸道感染				
胆囊炎，胆结石				
阑尾炎	术前十项			
腹腔疝				
慢性肾炎		24 小时尿常规		
四肢长骨骨折			肝素钙 复方骨肽	取骨植骨术
子宫肌瘤	泌尿系统 B 超	RPR（TPPA）		子宫肌瘤摘除术
正常分娩	肾功能 血凝四项			宫颈内口探查 阴道壁裂伤缝合
意外伤害	术前四项			神经血管肌腱探查术 心肺复苏术

表 80　需淘汰的卫生技术

病种	检查	化验	药物	其他
冠心病				
脑梗塞			奎诺酮类	
高血压				
糖尿病（Ⅱ型）				
慢性肾炎				
胆石症和胆囊炎			细辛脑	
呼吸道感染		乙肝两对半		
慢性阻塞性肺病				
胃及十二指肠溃疡			多潘立酮	
急性阑尾炎				
腹腔疝			抗生素类	
四肢长骨骨折				
子宫肌瘤			双氯芬	
正常分娩				
意外伤害				

辽宁省"农村基层医疗卫生机构适宜卫生技术使用现状和需求"调研报告

辽宁省卫生厅科教处　李大军

中国医科大学　佟赤、郭军强、马亚楠、王喜阳

一、调查结果

1　调查病例基本情况

1.1　门诊病例基本情况

本次共调查门诊病历 285 人，其中慢性肾炎为 11 人，子宫肌瘤为 14 人，其他均为 20 人。男女性别比约为 4 : 5；不同病种的平均年龄不同，慢性阻塞性肺病平均年龄最大，为 72 岁；正常分娩年龄最小，为 29 岁。不同病种的平均门诊费用不同，慢性阻塞性肺病、脑梗死及高血压为前三位，分别为 226.7 元、215.4 元及 210 元；腹腔疝门诊费用为最低值，为 53 元（表 1）。门诊病历医保构成主要为新农合，占病例数的 91.6%，其次为自费，为 6.7%。

1.2　住院病例基本情况

本次共调查住院病历 533 例。男女比例约为 1.1 : 1；不同病种的平均年龄相差较大，其中慢性阻塞性肺病、慢性肾炎和冠心病平均年龄为前三位，分别为 72 岁、68 岁和 64 岁。正常分娩平均年龄为最低值，为 28 岁。不同病种的平均住院天数不同，其中脑梗死、四肢长骨骨折、慢性阻塞性肺病的住院天数为前三位，分别为 9.2 天、8.3 天和 8 天。正常分娩的住院天数为最小值，为 1.5 天。脑梗死的平均住院费用为最大值，为 2420 元。慢性肾炎的平均费用为最小值，为 600 元（表 2）。住院病历医保构成主要为新农合病人，占总病例数的 98.3%；其次是城镇职工，为 1.7%。

2　卫生技术利用情况

2.1　卫生技术种类利用分布情况

对 15 病种卫生技术利用种类分析显示：首先，门诊使用卫生技术种类的数量明显低于住院，主要表现为化验和药物的使用。其次，不同病种使用的卫生技术情况差异明显，住院使用前三位分别为慢性阻塞性肺病、糖尿病 II 型、高血压；门诊分别为高血压、子宫肌瘤、肺炎和支气管炎（表3）。

2.2　单病种卫生技术情况分析

根据调研病种卫生技术的使用人数和使用频次进行排序，列出每病种检查的前 5 位，化验和药物的前 15 位，手术和其他治疗的前 5 位。

2.2.1　冠心病

冠心病门诊和住院检查以心电图、胸片和彩超为主，门诊化验为心肌酶谱，而住院化验主要为血常规和尿常规，住院药物主要为氯化钾和硝酸甘油。

（1）检查

表4　冠心病检查前5位使用表

技术类别	冠心病			
	门诊	人数	住院	人数
检查	心电图	20	心电图	39
	胸片	6	彩超	16
	B超	1	胸片	10
	心脏彩超	4	B超	6
	颈部血管彩超	2	CT	3

（2）化验

表5　冠心病化验前15位使用表

技术类别	冠心病			
	门诊	人数	住院	人数
化验	心肌酶谱	1	血常规	21
			尿常规	20
			大生化	11
			血凝检测	5
			血糖	4
			血流变	3
			肝功	2
			肾功	1
			血三脂	1

（3）药物

表6　冠心病药物前15位使用表

技术类别	冠心病			
	门诊	人数	住院	人数
药物			盐水	19
			氯化钾	9
			硝酸甘油	9
			丹参川芎嗪	7
			丹参滴丸	7
			单硝酸异山梨脂	6
			阿司匹林	6
			倍他乐克	6
			参松养心胶囊	6
			硫酸镁	5
			葡萄糖	4
			环磷酰胺	3
			左氧氟沙星	3
			螺内酯	3
			长春西汀	2

（4）手术及其他治疗

表7　冠心病其他治疗前5位使用表

技术类别	冠心病			
	门诊	人数	住院	人数
			注射	20

2.2.2　脑梗死

脑梗死门诊和住院检查以心电图和CT为主，门诊化验为血三脂，而住院化验主要为血常规和尿常规，门诊药物为阿司匹林和辛代他汀而住院药物主要为脑蛋白水解物、阿司匹林、血栓通和银杏叶片。

（1）检查

表8　脑梗死检查前5位使用表

技术类别	脑梗死			
	门诊	人数	住院	人数
检查	CT	13	心电图	28
	心电图	10	CT	20
	颈部血管彩超	3	彩超	14
	核磁共振	1	B超	6
			胸片	3

（2）化验

表9　脑梗死化验前15位使用表

技术类别	脑梗死			
	门诊	人数	住院	人数
化验	血三脂	4	尿常规	18
	血流变	2	血常规	18
			血糖	12
			血流变	9
			大生化	6
			离子	6
			血三脂	5
			血凝检测	3

（3）药物

表 10　脑梗死药物前 15 位使用表

技术类别	脑梗死			
	门诊	人数	住院	人数
药物	阿司匹林	8	盐水	29
	辛代他汀	6	脑蛋白水解物	22
	银杏叶片	6	阿司匹林	19
	依那普利	3	血栓通	18
	丹参滴丸	2	银杏叶片	18
			丹参川芎嗪	16
			葡萄糖	15
			奥扎格雷钠	11
			胞二磷	11
			长春西汀	10
			丹奥	10
			卡托普利	10
			辛伐他汀	7
			丹参滴丸	7
			倍他乐克	6

（4）手术及其他治疗

表 11　脑梗死其他治疗前 5 位使用表

技术类别	脑梗死			
	门诊	人数	住院	人数
			注射	39

2.2.3　高血压

高血压门诊和住院检查以心电图、CT 和彩超为主，门诊化验为尿常规，而住院化验主要为血常规和尿常规，门诊药物为依那普利和阿司匹林，而住院药物主要为硝苯地平、丹参川芎嗪和血栓通。

（1）检查

表 12　高血压检查前 5 位使用表

技术类别	高血压			
	门诊	人数	住院	人数
检查	CT	9	心电图	33
	心电图	8	彩超	24
	彩超	5	CT	11
	B 超	2	胸片	4
	胸片	1	B 超	3

（2）化验

表 13　高血压化验前 15 位使用表

技术类别	高血压			
	门诊	人数	住院	人数
化验	尿常规	3	血常规	30
	血流变	2	尿常规	29
	血三脂	2	血糖	22
	血糖	2	大生化	15
	肾功	1	离子	14
	心电图	1	血流变	3
	血常规	1	血沉	3
			肝功	3
			肾功	2
			血三脂	1
			血凝检测	1
			心脏彩超	1

（3）药物

表 14　高血压药物前 15 位使用表

技术类别	高血压			
	门诊	人数	住院	人数
药物	依那普利	5	盐水	33
	阿司匹林	4	硝苯地平	18
	辛代他汀	3	丹参川芎嗪	17
	银杏叶片	2	血栓通	17
	硝苯地平	1	葡萄糖	16
	丹参滴丸	1	脑蛋白水解物	16
	倍他乐克	1	阿司匹林	13
			银杏叶片	11
			硫酸镁	10
			氯化钾	9
			丹参滴丸	9
			长春西汀	8
			倍他乐克	7
			舒降之	6
			胞二磷胆碱	6

（4）手术及其他治疗

表 15　高血压其他治疗前 5 位使用表

技术类别	高血压			
	门诊	人数	住院	人数
			注射	40

2.2.4 糖尿病

糖尿病门诊和住院检查以心电图和胸片为主，门诊化验为血糖，而住院化验主要为血常规、尿常规和血糖，门诊药物为二甲双胍，而住院药物主要为氯化钾、胰岛素和美吡达。

（1）检查

表16　糖尿病检查前5位使用表

技术类别	糖尿病			
	门诊	人数	住院	人数
检查	心电图	9	心电图	35
	胸片	7	胸片	8
	B超	3	B超	5
	彩超	3	CT	3
			彩超	2

（2）化验

表17　糖尿病化验前15位使用表

技术类别	糖尿病			
	门诊	人数	住院	人数
化验	血糖	10	血常规	37
	尿常规	6	尿常规	37
	餐后血糖	2	血糖	35
	心电图	2	大生化	15
	离子	1	肝功	9
	血常规	1	血三脂	1

（3）药物

表18　糖尿病药物前15位使用表

技术类别	糖尿病			
	门诊	人数	住院	人数
药物	二甲双胍	5	盐水	38
	胰岛素	1	氯化钾	13
	依那普利	1	胰岛素	12
	银杏叶片	1	美吡达	11
			二甲双胍	10
			银杏达莫	10
			葡萄糖	9
			银杏叶片	8
			丹参川芎嗪	8
			奥美拉唑	7
			左氧氟沙星	7
			舒降之	7
			黄芪	6
			疏血通	6
			舒血宁	6

（4）手术及其他治疗

表 19　糖尿病其他治疗前 5 位使用表

技术类别	糖尿病			
	门诊	人数	住院	人数
			注射	40

2.4.5　慢性肾炎

慢性肾炎门诊和住院检查以心电图和彩超为主，门诊化验和住院化验主要为血常规和尿常规，门诊药物为三金片和阿莫西林，而住院药物主要为洛美沙星。

（1）检查

表 20　慢性肾炎检查前 5 位使用表

技术类别	慢性肾炎			
	门诊	人数	住院	人数
	彩超	6	心电图	7
检查	B 超	5	彩超	4
			B 超	1

（2）化验

表 21　慢性肾炎化验前 15 位使用表

技术类别	慢性肾炎			
	门诊	人数	住院	人数
	尿常规	10	尿常规	11
	血常规	9	血常规	8
			大生化	5
化验			离子	3
			血糖	3
			肾功	2
			肝功	1

（3）药物

表22 慢性肾炎药物前15位使用表

| 技术类别 | 慢性肾炎 | | | |
	门诊	人数	住院	人数
药物	三金片	10	盐水	11
	阿莫西林	5	洛美沙星	4
	肾炎四味片	5	舒血宁	3
	左氧氟沙星	3	头孢吡肟钠	3
	头孢曲松钠	2	头孢呋辛钠	3
	依那普利	1	头孢三嗪	3
			氯化钾	3
			脉络宁	2
			开博通	2
			速尿	2
			硝苯地平缓释片	2
			左氧氟沙星	2
			丹参川芎嗪	2
			长春西汀	1
			奥美拉唑	1

（4）手术及其他治疗

表23 慢性肾炎其他治疗前5位使用表

| 技术类别 | 慢性肾炎 | | | |
	门诊	人数	住院	人数
			注射	10

2.2.6 胆囊结石伴胆囊炎

胆囊结石伴胆囊炎门诊和住院检查以 B 超、心电图和彩超为主，门诊化验和住院化验主要为血常规和尿常规，门诊药物为消炎利胆片和阿莫西林，而住院药物主要为维生素 C 和甲硝唑。

（1）检查

表24 胆石症和胆囊炎检查前5位使用表

| 技术类别 | 胆石症和胆囊炎 | | | |
	门诊	人数	住院	人数
检查	B 超	13	心电图	34
	彩超	9	B 超	19
	心电图	9	彩超	13
	胸片	6	胸片	11
			腹平片	3

（2）化验

表 25　胆石症和胆囊炎化验前 15 位使用表

技术类别	胆石症和胆囊炎			
	门诊	人数	住院	人数
化验	血常规	5	血常规	36
	肝功	1	血糖	22
	尿常规	1	尿常规	20
			肝功	13
			血凝时间	12
			血流变	2
			粪便常规	1
			血型	1

（3）药物

表 26　胆石症和胆囊炎药物前 15 位使用表

技术类别	胆石症和胆囊炎			
	门诊	人数	住院	人数
药物	消炎利胆片	8	盐水	29
	阿莫西林	3	葡萄糖	24
	银杏叶片	1	维生素 C	18
	左氧氟沙星	1	甲硝唑	17
			氯化钾	12
			西咪替丁	10
			654 - 2	9
			奥美拉唑	9
			青霉素	8
			消炎利胆片	8
			克林霉素	7
			磷霉素钠	6
			维生素 B6	4
			左氧氟沙星	4
			头孢呋辛	4

（4）手术及其他治疗

表 27　胆石症和胆囊炎手术前 5 位使用表

技术类别	胆石症和胆囊炎			
	门诊	人数	住院	人数
手术			胆囊摘除术	4
			胆道引流术	2
			胆囊探查取石术	1
			空回肠吻合术	1
			胆囊造瘘术	1

2.2.7　肺炎和支气管炎

肺炎和支气管炎门诊和住院检查以心电图和胸片为主，门诊化验和住院化验主要为血常规和尿常规，门诊药物为氨溴素，而住院药物主要为氨溴素、头孢呋辛和炎琥宁。

（1）检查

表28　肺炎和支气管炎检查前5位使用表

| 技术类别 | 肺炎和支气管炎 | | | |
	门诊	人数	住院	人数
检查	胸片	18	心电图	31
	心电图	9	胸片	21
	CT	5	彩超	13
	B超	1	CT	4
	X片	1	B超	1

（2）化验

表29　肺炎和支气管炎化验前15位使用表

| 技术类别 | 肺炎和支气管炎 | | | |
	门诊	人数	住院	人数
化验	血常规	9	血常规	39
	尿常规	2	尿常规	31
			血糖	20
			大生化	15
			离子	12
			肝功	7
			支原体	4
			心肌酶	2

（3）药物

表30　肺炎和支气管炎药物前15位使用表

| 技术类别 | 肺炎和支气管炎 | | | |
	门诊	使用人数	住院	使用人数
药物	氨溴素	7	盐水	37
	头孢曲松钠	4	氨溴素	21
	0.9%氯化钠	3	头孢呋辛	18
	头孢呋辛	2	炎琥宁	16
	多索茶碱	2	葡萄糖	14
	病毒唑	1	罗红霉素	13
	磷霉素钠	1	甘草片	10
	头孢噻肟	1	头孢吡肟	9
			阿奇霉素	7
			克林霉素	7
			洛美沙星	6
			左氧氟沙星	6
			氯化钾	6
			氨酚烷胺片	6
			维生素C	6

（4）手术及其他治疗

表 31　肺炎和支气管炎其他治疗前 5 位使用表

技术类别	肺炎和支气管炎			
	门诊	人数	住院	人数
			注射	38

表 32　胆石症和胆囊炎其他治疗前 5 位使用表

技术类别	胆石症和胆囊炎			
	门诊	人数	住院	人数
			注射	38
其他治疗			心电监护	2
			低流量吸氧	2

2.2.8　慢性阻塞性肺病

慢阻肺门诊和住院检查以 CT、心电图和胸片为主，门诊化验和住院化验主要为血常规和尿常规，门诊药物为氨茶碱和阿莫西林，而住院药物主要为氨溴素、氨茶碱和头孢呋辛。

（1）检查

表 33　慢性阻塞性肺病检查前 5 位使用表

技术类别	慢阻肺			
	门诊	人数	住院	人数
	CT	12	心电图	32
	心电图	5	胸片	19
检查	胸片	2	彩超	13
	B 超	1	CT	7
			B 超	3

（2）化验

表 34　慢性阻塞性肺病化验前 15 位使用表

技术类别	慢阻肺			
	门诊	人数	住院	人数
	血常规	10	血常规	40
	尿常规	6	尿常规	33
	离子	4	血糖	16
	衣原体	3	大生化	16
化验			离子	8
			肝功	3
			支原体	3
			血流变	1

（3）药物

表35　慢性阻塞性肺病药物前15位使用表

技术类别	慢阻肺			
	门诊	人数	住院	人数
药物	氨茶碱	6	盐水	31
	阿莫西林	5	氨溴素	30
	甘草片	3	氨茶碱	20
	氨溴素	2	葡萄糖	18
	头孢呋辛	2	头孢呋辛	14
	桂龙咳喘宁	2	甘草片	13
	青霉素	2	阿莫西林	12
	阿奇霉素	1	地塞米松	8
	博列康尼	1	丹参滴丸	7
	罗红霉素	1	克林霉素	6
	富露旋	1	洛美沙星	6
	头孢曲松钠	1	头孢三嗪	6
			左氧氟沙星	6
			甲硝唑	5
			呋塞米	5

（4）手术及其他治疗

表36　慢性阻塞性肺病其他治疗前5位使用表

技术类别	慢阻肺			
	门诊	人数	住院	人数
			注射	40

2.2.9　胃及十二指肠溃疡

胃及十二指肠溃疡门诊检查为胃镜和B超，而住院检查以心电图和彩超为主，门诊化验和住院化验主要为血常规和尿常规，门诊药物为奥美拉唑、阿司匹林和阿莫西林，而住院药物主要为奥美拉唑、葡萄糖和氯化钾。

（1）检查

表37　胃及十二指肠溃疡检查前5位使用表

技术类别	胃及十二指肠溃疡			
	门诊	人数	住院	人数
检查	胃镜	10	心电图	22
	B超	8	彩超	12
	心电图	7	胸片	7
	胸片	6	B超	6
	彩超	2	超声	2

（2）化验

表 38　胃及十二指肠溃疡化验前 15 位使用表

技术类别	胃及十二指肠溃疡			
	门诊	人数	住院	人数
血常规	血常规	1	血常规	28
			尿常规	14
			大生化	13
			血糖	11
化验			肝功	4
			粪便常规	2
			血淀粉酶	1
			镜检	1
			离子	1
			肾功	1

（3）药物

表 39　胃及十二指肠溃疡药物前 15 位使用表

技术类别	胃及十二指肠溃疡			
	门诊	人数	住院	人数
	奥美拉唑	9	盐水	26
	阿司匹林	5	奥美拉唑	24
	阿莫西林	3	葡萄糖	23
	克林霉素	2	氯化钾	17
	乳酸菌素片	2	磷霉素钠	16
	吗丁啉	1	维生素 C	15
	果胶铋	1	维生素 B6	10
药物			硫酸镁	8
			西咪替丁	7
			头孢曲松钠	6
			甲硝唑	6
			辅酶 A	6
			止血芳酸	5
			左氧氟沙星	4
			头孢呋辛	4

（4）手术及其他治疗

表 40　胃及十二指肠溃疡手术前 5 位使用表

技术类别	胃及十二指肠溃疡			
	门诊	人数	住院	人数
手术			穿孔修补术	2
			腹腔冲洗引流术	1

表 41　胃及十二指肠溃疡其他治疗前 5 位使用表

技术类别	胃及十二指肠溃疡			
	门诊	人数	住院	人数
其他治疗			注射	26
			胃肠减压	1

2.2.10　急性阑尾炎

急性阑尾炎门诊和住院检查以心电图、B 超和彩超为主，门诊化验和住院化验主要为血常规和尿常规，住院药物主要为甲硝唑、维生素 C 和氯化钾。

（1）检查

表 42　急性阑尾炎检查前 5 位使用表

技术类别	急性阑尾炎			
	门诊	人数	住院	人数
检查	B 超	10	心电图	25
	心电图	9	彩超	16
	彩超	6	B 超	13
	腹平片	4	胸片	2
	触诊	3		

（2）化验

表 43　急性阑尾炎化验前 15 位使用表

技术类别	急性阑尾炎			
	门诊	人数	住院	人数
化验	血常规	7	血常规	29
	尿常规	6	尿常规	18
			血糖	12
			出凝血时间	8
			肝功	2
			粪便常规	1
			乙肝	1
			血型	1

（3）药物

表 44 急性阑尾炎药物前 15 位使用表

技术类别	急性阑尾炎			
	门诊	人数	住院	人数
药物			葡萄糖	37
			盐水	28
			甲硝唑	26
			维生素 C	25
			氯化钾	23
			磷霉素钠	17
			青霉素	14
			维生素 B6	9
			庆大霉素	6
			安痛定	4
			左氧氟沙星	2
			酚碘乙胺	1
			头孢吡肟钠	1
			黄体酮	1
			维生素 E	1

（4）手术及其他治疗

表 45 急性阑尾炎手术前 5 位使用表

技术类别	急性阑尾炎			
	门诊	人数	住院	人数
手术			阑尾切除术	29
			剖腹探查术	1

表 46 急性阑尾炎其他治疗前 5 位使用表

技术类别	急性阑尾炎			
	门诊	人数	住院	人数
			注射	29

2.2.11 腹腔疝

腹腔疝门诊和住院检查以心电图和胸片为主，住院化验主要为血常规和尿常规，住院药物主要为青霉素、维生素 C 和磷霉素钠。

（1）检查

表 47 腹腔疝检查前 5 位使用表

| 技术类别 | 腹腔疝 | | | |
	门诊	人数	住院	人数
检查	心电图	10	心电图	36
	触诊	8	胸片	6
	胸片	2	B 超	3
	B 超	2	彩超	1
	望诊	1	腹平片	1

（2）化验

表 48 腹腔疝化验前 15 位使用表

| 技术类别 | 腹腔疝 | | | |
	门诊	人数	住院	人数
化验			血常规	32
			尿常规	22
			血糖	20
			出凝血时间	14
			肝功	5
			肾功	2
			艾滋	1
			梅毒	1
			丙肝	1

（3）药物

表 49 腹腔疝药物前 15 位使用表

| 技术类别 | 腹腔疝 | | | |
	门诊	人数	住院	人数
药物			盐水	20
			青霉素	16
			维生素 C	12
			葡萄糖	11
			磷霉素钠	11
			氯化钾	8
			甲硝唑	8
			奥硝唑	8
			庆大霉素	7
			左氧氟沙星	1
			复方氨基比枝	1
			克林霉素	1

（4）手术及其他治疗

表50　腹腔疝手术前5位使用表

技术类别	腹腔疝			
	门诊	人数	住院	人数
手术			探查修补术	28
			高位接扎	13
			结扎修补	4

表51　腹腔疝其他治疗前5位使用表

技术类别	腹腔疝			
	门诊	人数	住院	人数
			注射	34

2.2.12　四肢长骨骨折

四肢长骨骨折门诊和住院检查为X片和心电图，住院化验主要为血常规和尿常规，住院药物主要为甲硝唑和维生素，手术主要为内固定术。

（1）检查

表52　四肢长骨骨折检查前5位使用表

技术类别	四肢长骨骨折			
	门诊	人数	住院	人数
检查	X片	19	X片	27
	CT	2	心电图	22
	彩超	2	CT	2
	心电图	2		

（2）化验

表53　四肢长骨骨折化验前15位使用表

技术类别	四肢长骨骨折			
	门诊	人数	住院	人数
化验			血常规	38
			尿常规	31
			血糖	22
			出凝血时间	15
			肝功	12
			血红蛋白	10
			心电图	1
			丙肝	1
			艾滋	1
			梅毒	1

（3）药物

表 54　四肢长骨骨折药物前 15 位使用表

| 技术类别 | 四肢长骨骨折 | | | |
	门诊	人数	住院	人数
药物			盐水	30
			甲硝唑	28
			维生素 C	17
			葡萄糖	16
			青霉素	10
			氨酚待因	10
			骨肽	7
			庆大霉素	6
			利多卡因	5
			氯化钾	3
			阿莫西林	3
			磷霉素钠	2
			头孢替唑钠	2
			酚碘乙胺	2
			肾上腺素	2

（4）手术及其他治疗

表 55　四肢长骨骨折手术前 5 位使用表

| 技术类别 | 四肢长骨骨折 | | | |
	门诊	人数	住院	人数
手术			内固定术	12
			钢板取出术	1
			外固定驾固定术	1

表 56　四肢长骨骨折其他治疗前 5 位使用表

| 技术类别 | 四肢长骨骨折 | | | |
	门诊	人数	住院	人数
			注射	15

2.2.13 意外伤害

意外伤害门诊和住院检查为 X 片、CT 和心电图，门诊和住院化验主要为血常规和尿常规，住院药物主要为甲硝唑、维生素 C 和磷霉素钠，手术主要为内固定术。

（1）检查

表 57　意外伤害检查前 5 位使用表

技术类别	意外伤害			
	门诊	人数	住院	人数
检查	X 片	15	心电图	30
	CT	13	X 片	21
	彩超	2		
	心电图	1		

（2）化验

表 58　意外伤害化验前 15 位使用表

技术类别	意外伤害			
	门诊	人数	住院	人数
化验	尿常规	1	血常规	39
			尿常规	31
			血糖	19
			出凝血时间	11
			肝功	10

（3）药物

表 59　意外伤害药物前 15 位使用表

技术类别	意外伤害			
	门诊	人数	住院	人数
药物			甲硝唑	27
			生理盐水	26
			葡萄糖	20
			维生素 C	18
			磷霉素钠	17
			青霉素	11
			骨肽	8
			庆大霉素	6
			接骨丹	6
			磷钠	5
			氨酚待因片	4
			左氧氟沙星	4
			头孢吡肟	3
			舒巴坦钠	3
			红药	3

（4）手术及其他治疗

表 60　意外伤害手术前 5 位使用表

技术类别	意外伤害			
	门诊	人数	住院	人数
手术			内固定术	6
			内固定取出术	3

表 61　意外伤害其他治疗前 5 位使用表

技术类别	意外伤害			
	门诊	人数	住院	人数
			注射	38

2.2.14　子宫肌瘤

子宫肌瘤门诊和住院检查为超声和心电图，门诊和住院化验主要为血常规和尿常规，住院药物主要为维生素 C 和甲硝唑，手术主要为子宫次全切术。

（1）检查

表 62　子宫肌瘤检查前 5 位使用表

技术类别	子宫肌瘤			
	门诊	人数	住院	人数
检查	体格检查	8	心电图	14
	妇科内诊	7	超声	6
	B 超	7	胸片	2
	保温	5		
	心电图	5		

（2）化验

表 63　子宫肌瘤化验前 15 位使用表

技术类别	子宫肌瘤			
	门诊	人数	住院	人数
化验	尿常规	9	血常规	14
	血糖	7	尿常规	13
	血常规	6	血糖	13
	梅毒	4	血型	12
	血型	4	出凝血时间	11
	艾滋	4	艾滋	8
	肝功	1	梅毒	8
	血沉	1	肝功	8
			输卵管系列	1

（3）药物

表 64 子宫肌瘤药物前 15 位使用表

技术类别	子宫肌瘤			
	门诊	人数	住院	人数
药物			盐水	18
			葡萄糖	15
			维生素 C	15
			甲硝唑	12
			青霉素	9
			止血芳酸	8
			磷霉素钠	5
			氯化钾	4
			缩宫素	3
			胰岛素	2
			利多卡因	2
			阿托品	1
			庆大霉素	1
			杜冷丁	1
			吗啡	1

（4）手术及其他治疗

表 65 子宫肌瘤手术前 5 位使用表

技术类别	子宫肌瘤			
	门诊	人数	住院	人数
手术			子宫次全切术	4
			子宫合切术	1
			子宫肌瘤术	1
			宫颈息肉摘除术	1
			阴道前壁修补术	1

表 66 子宫肌瘤其他治疗前 5 位使用表

技术类别	子宫肌瘤			
	门诊	人数	住院	人数
			注射	14

2.2.15 正常分娩

正常分娩门诊和住院检查为超声和心电图，门诊和住院化验主要为血常规和尿常规，住院药物主要为磷霉素钠、缩宫素和益母草。

（1）检查

表 67 正常分娩检查前 5 位使用表

技术类别	正常分娩			
	门诊	人数	住院	人数
检查	心电图	17	超声	22
	B 超	9	心电图	12
	超声	9		
	彩超	2		

（2）化验

表 68 正常分娩化验前 15 位使用表

技术类别	正常分娩			
	门诊	人数	住院	人数
化验	尿常规	10	血常规	39
	血常规	10	尿常规	37
	血型	10	出凝血时间	32
	梅毒	10	血型	23
	艾滋	10	肝功	17
	肝功	10	血糖	11
	肾功	10	转氨酶	8
	血糖	9	梅毒	1
			血色素	1

（3）药物

表 69 正常分娩药物前 15 位使用表

技术类别	正常分娩			
	门诊	人数	住院	人数
药物			葡萄糖	29
			磷霉素钠	21
			缩宫素	16
			益母草	15
			维生素 C	11
			盐水	7
			宫血宁	4
			催产素	2
			地塞米松	1
			庆大霉素	1
			甲硝唑	1

（4）手术及其他治疗

表 70　正常分娩其他治疗前 5 位使用表

技术类别	正常分娩			
	门诊	人数	住院	人数
			注射	38

3　基层医疗机构人员、设备等配置和利用情况

3.1　基层医疗机构人员配置和服务情况

调查机构职称以中级为主，医生种类以护士和医生为主。其中中级职称平均水平为 33.5%，其次是初级 18.1%；医生种类护士比例最高，占 26.9%，其次是医生，占 17%。门诊服务量由多到少依次为内科、外科、妇产科、儿科四科室；出院服务量则主要是内科，占总数的 41.3%，儿科、外科均在 20% 以上（表 71~72）。

表 71　调查机构门急诊服务量情况

服务量		辽中县第三人民医院		腾鳌镇中心医院		合计	
		数量	百分比（%）	数量	百分比（%）	数量	百分比（%）
门急诊	内科	2810	58.4	4307	50.1	7117	53.1
	外科	1100	22.9	1580	18.4	2680	20.0
	妇产科	900	18.7	1296	15.0	2196	16.3
	儿科	0	0.0	1261	14.7	1261	9.4
	其他	0	0.0	156	1.8	156	1.2
合计		4810	100	8600	100	13410	100

表 72　调查机构出院病人服务量情况

服务量		辽中县第三人民医院		腾鳌镇中心医院		合计	
		数量	百分比	数量	百分比	数量	百分比
出院	内科	250	67.9	2768	39.8	3018	41.3
	外科	100	27.2	2128	30.7	2228	30.4
	妇产科	18	4.9	1894	27.3	1912	26.2
	儿科	0	0	0	0	0	0
	其他	0	0	156	0.2	156	2.1
合计		368	100	6938	6100	7306	100

3.2　基层医疗机构设备配置情况

调查表涉及乡镇卫生院的基本配置调查机构配置率在 80% 以上。数量两家医院配置水平相同。

4　专家访谈

组建专家小组，小组成员包括熟悉各病种检查、化验、药物使用及手术治疗等方案的临床卫生专家（三级甲等医院、县医院和农村基层卫生院等）10 人，通过调查结果，对各病种的门诊和住院适宜技术方案进行评定，最后列出各病种专家咨询需要淘汰的具体技术名称和列出各病种专家咨询

需要增加的具体技术名称（分病种分种类列出结果见表73 – 1 ~ 73 – 14）。

二、讨论和建议

1．适宜技术宣传力度不够，存在知晓率较低和适宜技术是低技术、低品质的认识误区

本次调研访谈中发现，在卫生适宜技术推广过程中，部分医疗机构与医务人员尚不知道什么是适宜技术，并在卫生适宜技术的认识上存有误区，认为适宜技术就是低技术，甚至与低品质、已淘汰技术相提并论。适宜卫生技术是指适合于常见病、多发病诊治和广大群众预防疾病、增进健康的技术；能够为广大基层、预防、保健单位的医药卫生人员掌握和应用的技术；费用较为低廉、广大群众在经济上一般能够承受的技术。具有技术安全性、有效性、经济性、操作方便性以及可接受性的五个主要特点。费用低廉不等于低品质，非高新技术不等于低技术，政府、医院以及适宜技术持有方以及推广方应该转变居民和医院的错误观念，并改变居民对适宜技术是低技术、低品质的认识误区[1]。在宣传中首先应该知道适宜技术最大优势是其经济性，以较低的价格得到较高的医疗服务，并取得更大的社会效益，从一定程度上可以缓解解决群众"看病难、看病贵"问题。其次，可以利用网络、远程教育等现代化宣传工具，配合传统的广播、电视、杂志报纸等大众媒体，形成形式多样，立体交叉的宣传模式和手段，通过开展以健康教育、科普宣传和适宜卫生技术推广活动为专题的宣教活动，提高群众的自我保健意识和对适宜卫生技术的了解认识吗，提高了群众对适宜技术知晓程度和可接受性。

2．基层卫生医疗技术人员整体素质不高，接受卫生新技术、新方法的能力有限[2]

本次调查显示，抽样乡镇医院农村卫生人力职称结构中，中级职称平均水平为33.5%，其次是初级18.1%。由此可见，基层医疗机构卫生人力资源总体职称水平不高。卫生适宜技术推广的前沿阵地是广大基层和农村地区，适宜技术的推广应用最终要由参加学习、培训的卫生技术人员来实施，因此，他们学历和能力的高低直接影响到适宜技术推广的成败，尤其是县、乡两级人员还肩负着对卫生院或卫生所再培训或指导的任务。政府部门应该结合基层卫生人员大专学历教育、乡镇卫生院医生岗位培训、乡镇卫生院护士岗位培训、乡村医生培训、乡镇卫生院管理人员培训等项目，不断加大基层卫生人员的培养工作力度，用先进的知识理念提升应用农村卫生适宜技术的能力和水平。

3．适宜技术的低价性影响到基层医疗机构和医务人员的积极性

虽然适宜技术对于群众来说最大的优势和特色就是经济性和费用低廉，但从另外一个角度来看，对于基层医疗机构来讲，由于当前政府对基层医疗卫生机构的财政投入不足，由于经营性和经济性的矛盾，使适宜技术运行机制就不可避免地受到市场经济的调节与制约。对于价格低廉的卫生适宜技术，基层医疗机构与医务人员的推广积极性明显不足，因为这会给医疗机构和个人的经济收入带来消极影响，客观上就抑制了应用适宜技术的积极性和主动性。这个问题应该是适宜技术发展过程中迫切需要解决的重要问题[2]。政府有关部门应该建立一定的补偿机制，例如可以与新型农村合作医疗和农村医疗救助等政策相结合，将有些推广成熟的适宜技术的药品纳入其医保目录，并在每项适宜技术推广和使用的过程中，给予基层医疗机构和医务人员一定的经济补偿，建立起相应的激励和约束机制。

4．建立适宜技术推广项目库

开展适宜技术推广的调查研究，对乡镇卫生院卫生技术人员进行需求调查，结合当地的疾病谱和死亡谱以及医院具备的可接受条件包括技术可行性、设备检查的可实施性和项目的可操作性，使推广内容更切合实际和符合群众需求；组织专家从卫生部"十年百项"技术推广项目和各省区市的卫生科技成果和新技术推广项目中筛选适宜技术推广项目，结合各地区实际情况和乡镇卫生院卫生技术人员需求调查情况建立适宜技术推广项目库。

5. 组织适宜技术培训

各省适宜技术推广模式应该形成一定的培训统筹和管理模式，组织以高校为依托，高校师资力量为基础的培训体制，通过编写与发放适宜技术培训教材达到规范标准、统一培训目标，为各乡镇医院卫生技术人员带来实实在在的技术和知识技能。

6. 加强适宜技术推广的效果评价

各试点省区市卫生厅局科教处加强适宜技术推广督导，针对适宜技术推广工作开展质量管理和效果评价；充分发挥专家在项目遴选、技术指导、评估和督导作用，探索对推广效果进行监督评估的新机制。

7. 保障机制

1）组织管理保障

各试点省区市卫生厅局科教处负责本地的适宜技术推广工作，根据项目活动总体方案和各地的实际情况制定相应的推广方案，保障经费，加强管理，有效地开展适宜技术推广工作。

2）技术保障

成立项目专家委员会，主要职责是负责培训计划和教材内容的指导和审定，编审教材、多媒体课件编录、推荐授课人员。参与对各省区市工作进行指导、检查与考核；建立项目指导组，主要负责本地项目的实施。具体制定并实施项目计划，向本省区市卫生行政管理部门提交项目实施进度报表、工作和检查评估报告及汇总等，负责授课教师的培训，并安排落实师资，完成有关讲课任务。

3）经费保障

各试点省区市根据工作需要筹措适宜技术推广经费，做好本省的推广工作；争取企业的资助，在保证项目实施过程公益性的基础上，探索全社会广泛参与适宜技术面向社区推广工作的模式。

总之，农村适宜卫生技术推广应用应该包括卫生服务需求、技术筛选、培训推广、效果评价、模式与机制的建立等五个环节。其中技术筛选过程中，一是要有明确的治疗效果（需方）；二是符合当地卫生服务需求（从供方卫生技术人员和需方居民和患者两个方面）；三是与农村卫生机构现有人力、设备水平相适宜（供方）；四是能有效提高农村卫生技术水平和服务质量（供需双方）；五是能产生较好的社会效益和经济效益（供需双方）[3]。在实践和推广过程中我们应该充分考虑以下几个方面的内容：首先，从供需双方两个方面了解当地疾病谱和死亡谱等疾病分布特征，找到影响当地居民的健康和生命生活质量的主要疾病，并从大卫生以及常见病、多发病结合卫生适宜技术适宜性的角度出发，充分了解当地卫生服务需求；其次，掌握供方卫生服务机构卫生服务能力，从人力、物力、财力等因素考虑卫生适宜技术的提供能力即可操作性，同时，应考虑当地经济水平居民和患者的可接受性；再次，明确治疗效果和治疗质量即技术安全性和有效性，当然，社会效益和经济效益的产出才是关键即经济性和社会性。卫生适宜技术的推广工作是一项长期任务，应不断探索和完善我国农村卫生适宜技术推广应用措施，建立起使项目能持续发展的推广长效机制，从而切实实施好这一项功在当代、利在千秋的惠民工程。

参 考 文 献

[1] 李顺平，李雪梅，孟庆跃. 关于农村卫生适宜技术推广应用的思考. 中国卫生事业管理 [J]. 2009；9：622－624.

[2] 孙荣国，曾智，饶莉，张卫东. 中国农村卫生适宜技术推广应用模式及其发展的探讨. 现代预防医学 [J]. 2010；37（19）：3659－3660.

[3] 李雪梅，孟庆跃，李顺平，王建. 我国农村卫生适宜技术需求研究现状. 中国卫生事业管理 [J]. 2010；2：110.

附录：

表1　15病种门诊费用情况

病种	门诊费用				
	样本量	均数	标准差	最大值	最小值
冠心病	20	131.7	99.3	356	20
脑梗死	20	215.4	126.8	600	20
高血压	20	210.0	100.9	400	50
糖尿病	20	204.9	147.0	500	22
慢性肾炎	11	129.9	47.7	185	40
胆石症和胆囊炎	20	142.1	51.6	268.4	60
呼吸道感染	20	184.5	111.5	380	24
慢性阻塞性肺病	20	226.7	83.8	380	99
胃及十二指肠溃疡	20	190.7	102.2	358	25
急性阑尾炎	20	85.6	39.9	145	2
腹腔疝	20	53.0	56.0	150	2
四肢长骨骨折	20	55.5	49.9	190	20
子宫肌瘤	14	126.8	59.3	247	35
正常分娩	20	166.5	96.8	322	60
意外伤害	20	154.1	161.5	480	2

表2　15病种住院病历住院天数和住院费用情况

病种	样本	住院天数		门诊费用			
		均数	标准差	均数	标准差	最大值	最小值
冠心病	40	6.4	2.8	2100	524.2	3000	1200
脑梗死	40	9.2	3.6	2420	738.8	4000	1100
高血压	40	6.9	3.3	1430	398.8	1800	600
糖尿病	40	7.4	3.2	1760	715.5	3000	700
慢性肾炎	11	6.3	2.9	600	0	600	600
胆石症和胆囊炎	39	7.5	4.0	1475	532	2400	800
呼吸道感染	40	7.3	3.5	844	192.9	1400	500
慢性阻塞性肺病	40	8.0	4.4	2219.4	1320.5	5600	8
胃及十二指肠溃疡	30	6.2	2.8	1092	462.8	1800	500
急性阑尾炎	40	6.0	1.9	1350.5	347.7	1900	840
腹腔疝	40	6.6	2.8	1535	361.7	2900	1200
四肢长骨骨折	39	8.3	8.3	1055.6	517	2700	400
子宫肌瘤	14	6.7	1.4	2333.3	427.4	2700	1500
正常分娩	40	1.5	0.8	800	0	800	800
意外伤害	40	7.5	3.9	1615	417.1	2000	800

表3　15 病种卫生技术种类利用情况表

病种	类型	卫生技术利用种类					合计
		检查	化验	药物	手术	治疗	
冠心病	门诊	5	1	0	0	0	6
	住院	5	9	47	0	1	61
脑梗死	门诊	4	2	5	0	0	11
	住院	6	8	60	0	1	75
高血压	门诊	7	7	7	0	0	21
	住院	5	12	83	0	1	100
糖尿病Ⅱ型	门诊	4	6	4	0	0	14
	住院	6	6	97	0	1	110
慢性肾炎	门诊	2	2	6	0	0	10
	住院	3	7	35	0	1	46
胆石症伴胆囊炎	门诊	4	3	4	0	0	11
	住院	7	8	67	6	3	91
肺炎和支气管炎	门诊	5	2	8	0	0	15
	住院	8	8	77	0	1	94
慢性阻塞性肺病	门诊	4	4	12	0	0	20
	住院	6	8	104	0	1	118
胃及十二指肠溃疡	门诊	5	1	7	0	0	13
	住院	8	10	38	2	2	61
急性阑尾炎	门诊	7	2	0	0	0	9
	住院	4	8	19	2	1	34
腹腔疝	门诊	5	0	0	0	0	5
	住院	5	9	12	3	1	29
四肢长骨骨折	门诊	4	0	0	0	0	4
	住院	3	10	36	3	1	53
子宫肌瘤	门诊	9	8	0	0	0	17
	住院	3	9	19	5	1	35
正常分娩	门诊	4	8	0	0	0	12
	住院	2	9	11	0	1	23
意外伤害	门诊	4	1	0	0	0	5
	住院	2	5	31	2	1	41

表73-1　冠心病需增加（淘汰）卫生技术

检查	化验	药物	其他
心电图负荷试验（增加）	血流变（淘汰）	参松养心胶囊（淘汰） 环磷酰胺（淘汰） 长春西汀（淘汰）	

表73-2　脑梗死需增加（淘汰）卫生技术

检查	化验	药物	其他
头 MRI＋MRA（增加） PDE（增加） B 超（淘汰）	血糖（门诊） 凝血（门诊）		

表73-3　高血压需增加（淘汰）卫生技术

检查	化验	药物	其他
血流变（淘汰） 24 小时动态血压监测（增加）	血浆肾素活性（增加） 血沉（淘汰）	脑蛋白水解物（淘汰） 胞二磷胆碱（淘汰） 丹参滴丸（淘汰） 血栓通（淘汰）	

表73-4　糖尿病需增加（淘汰）卫生技术

检查	化验	药物	其他
眼底（增加）	糖化血红蛋白（增加） 尿微量白蛋白（增加） 尿酮体（增加）	拜唐萍（增加）	

表73-5　慢性肾炎需增加（淘汰）卫生技术

检查	化验	药物	其他
	24 小时尿蛋白定量（增加）	舒血宁（淘汰） 脉络宁（淘汰） ACEI（增加） ARB（增加）	

表73-6　胆囊结石伴胆囊炎需增加（淘汰）卫生技术

检查	化验	药物	其他
CT（增加） MRCP（增加）	血淀粉酶（增加） 血流变（淘汰）	保肝药物	腔镜手术 ERCP

表73-7　肺炎和支气管炎需增加（淘汰）卫生技术

检查	化验	药物	其他
	痰培养（增加） 血气分析	维生素 c（淘汰）	

表73-8　慢性阻塞性肺病需增加（淘汰）卫生技术

检查	化验	药物	其他
血气分析（增加） 血流变（淘汰） 肺功能（增加）	支原体抗体（增加） 痰细菌培养（增加）	丹参滴丸（淘汰）	

表73-9　胃及十二指肠溃疡需增加（淘汰）卫生技术

检查	化验	药物	其他
幽门螺杆菌（增加） 病理（增加）		阿司匹林（淘汰） 乳酸菌素（淘汰） 止血芳酸（淘汰）	

表73-10　急性阑尾炎需增加（淘汰）卫生技术

检查	化验	药物	其他
CT		抗生素	

表73-11　腹腔疝需增加（淘汰）卫生技术

检查	化验	药物	其他
门诊胸片（淘汰）	术前常规	无基础疾病的患者可不使用抗生素	

表73-12　四肢长骨骨折需增加（淘汰）卫生技术

检查	化验	药物	其他
CT三维重建 邻近膝关节骨折考虑MR	术前常规	抗生素	骨折复位术

表73-13　正常分娩需增加（淘汰）卫生技术

检查	化验	药物	其他
B超（淘汰）	转氨酶（淘汰）		

表73-14　意外伤害需增加（淘汰）卫生技术

检查	化验	药物	其他
CT重建 MR 主位腹平片	血淀粉酶 心肌酶谱 肌钙蛋白		清创缝合术 骨折复位固定术

甘肃省"农村基层医疗卫生机构适宜卫生技术使用现状和需求"调研报告

甘肃省卫生厅科教处　曹晓源

兰州大学继续教育学院（兰州大学循证医学中心）　杨克虎

兰州大学循证医学中心　李秀霞　田金徽　陈耀龙　申希平　孙绕　张泽倩　张家华

一、调研工作简介

本次调研严格按照卫生部科技教育司的组织要求开展工作。在甘肃省卫生厅与兰州大学的通力合作下，我们成立了两级专家技术指导组与策划执行组，通过电话访谈、预调查和抽选，确定我省皋兰县西岔中心卫生院（发达县）和永靖县盐锅峡中心卫生院（欠发达县）为调查机构，现场调查6次，历时28天，对农村地区15种常见病、多发病随机抽取门诊病例300例（每院每种疾病10例）、住院病例600例（每院每种疾病20例），经过统计学数据整理与分析，形成门诊卫生技术使用清单和住院卫生技术使用清单，并撰写调研报告1篇。

二、基层医疗机构调查

（一）人员配置和服务情况

调查机构卫生工作人员的执业类别以医生和护士为主，其比例护士最高，为53.6%，其次为医生，占17.8%，医技人员占16.1%，公共卫生人员约占12.5%；调查机构卫生工作人员的职称结构以初级为主，其比例为82.1%，其次是中级21.1%（表1）。

调查机构的门诊服务与住院服务均以内科服务为主，其占总服务量的比例分别为58.3%与60.0%，其它主要服务科室，如外科、儿科、妇产科等服务量所占比例均较低（表2～表3）。

（二）设备配置情况

调查机构设备配置情况参差不齐，西岔中心卫生院的设备配置情况不佳，其设备配置率为64.1%，登记完整率为20.5%，实际使用率为59.0%（表4）。

（三）药品配置情况

调查机构药品配置以基本药物为主，其配置比例已达90%以上，其中国家基本药物配置比例、甘肃省市基本药物配置比例均在40%以上，而其它药物配置比例不足3%（表5）。

三、卫生技术利用情况

（一）调查病历基本情况

本次调查随机抽取病例共900例，涉及门诊患者300人，住院患者600人，其男女患者性别比例基本持平，门诊为1∶1.2，住院为1∶1.1。

调查病例中，门诊患者与住院患者的平均年龄基本一致，慢性阻塞性肺病的平均年龄较高，最高值为87岁；正常分娩、急性阑尾炎、上呼吸道感染等疾病患者的平均年龄较低，最低值为1岁（表6～表7）。

调查显示，疾病诊疗费用高低不一，住院诊疗费用相对较高。门诊平均诊疗费用以意外伤害、正常分娩和慢性肾炎为高，而高血压为最低；住院诊疗中，慢性肾炎、四肢长骨骨折、慢性阻塞性肺病、意外伤害等平均住院天数多，住院费用高，意外伤害住院诊疗费用最高值为14990.9元，而正常分娩平均住院天数最少，急性阑尾炎的平均住院费用最低（表8-9）。

调查病例中，门诊患者和住院患者的医疗支付方式构成基本一致，主要支付方式为"新农合"，其支付比例均已达80%以上（表10~表11）。

（二）卫生技术利用分布情况

调查病例中，住院采用卫生技术的种类多于门诊，主要是药物种类和化验种类，其中意外伤害、四肢长骨骨折、慢性肾炎采用卫生技术种类较多，急性阑尾炎、正常分娩等采用卫生技术种类较少（表12）。

调查病例卫生技术利用的频次分布，住院病例在次数和人数上显著高于门诊病例，但人均利用次数相差不大。检查技术利用频次的最大值为2.27次，见于慢性肾炎住院病例；化验技术利用频次的最大值为1.37次，见于慢性肾炎住院病例；药物利用频次均为1.00次；其他治疗技术利用频次的最大值为5.6次，见于意外伤害住院病例（表13~表14）。

（三）单病种卫生技术利用情况

（1）冠心病：检查技术采用4种，为血压测量、心电图、B超、X线摄片等诊断技术；化验技术采用12种，门诊采用化验技术为随机血糖、血生化全套、肝炎标志物检测，住院采用化验技术前5位为血常规、尿常规、粪便常规、肝功能、肾功能等；药物使用以活血化瘀类、扩张冠脉类、降压利尿类、强心类为主，门诊使用药物前5位为地奥心血康、辛伐他汀片、稳心颗粒、阿司匹林肠溶片、酒石酸美托洛尔片等，住院使用药物前5位为阿司匹林肠溶片、参麦注射液、辛伐他汀片、青霉素钠注射液、红花注射液等；其它治疗为间断吸氧（附表15~表18）。

（2）脑梗死：检查技术采用7种，门诊检查采用血压测量、心率计数、体重测量，住院检查采用心电图、B超、X线摄片、颅脑CT等诊断技术；化验技术采用13种，门诊采用化验技术为血生化全套、肝炎标志物检测，住院采用化验技术前5位为血常规、粪便常规、尿常规、肝功能、肾功能等；药物使用以活血化瘀类、改善微循环类、降压类、维生素类等为主，门诊使用药物前5位为脑心通胶囊、盐酸氟桂利嗪胶囊、活血通脉胶囊、丹参制剂、阿司匹林肠溶片等，住院使用药物前5位为维生素B6片、维生素C片、三磷酸腺苷二钠片、辅酶A、胞磷胆碱钠等；其它治疗采用中药汤剂、中小针刀、持续氧气、间断吸氧等（表19~表22）。

（3）高血压：检查技术采用4种，为血压测量、心电图、B超、X线摄片等诊断技术；化验技术采用16种，门诊采用化验技术为随机血糖、血生化全套、肝炎标志物检测，住院采用化验技术前5位为粪便常规、尿常规、血常规、肝功能、肾功能等；药物使用以降血压类、活血化瘀类、维生素类等为主，门诊使用药物前5位为硝苯地平缓释片（Ⅱ）、卡托普利片、酒石酸美托洛尔片、阿司匹林肠溶片、丹参制剂等，住院使用药物前5位为维生素B6片、辅酶A、维生素C片、三磷酸腺苷二钠片、胞磷胆碱钠等；其它治疗采用间断氧气、推拿等（表23~表26）。

（4）糖尿病：检查技术采用5种，为血压测量、心率计数、心电图、B超、X线摄片等诊断技术；化验技术采用15种，门诊采用化验技术为随机血糖、血生化全套、肝炎标志物检测、尿常规，住院采用化验技术前5位依次为血常规、尿常规、粪便常规、肝功能、肾功能；药物使用以降血糖类、抗血小板类、调节电解质类等为主，门诊使用药物为盐酸二甲双胍片、消渴丸、参芪降糖胶囊、格列吡嗪片，住院使用药物前5位依次为维生素B6片、盐酸二甲双胍片、维生素C片、三磷酸腺苷二钠片和胰岛素；其它治疗采用中药汤剂治疗（表27~表30）。

（5）慢性肾炎：检查技术采用9种，主要为血压测量、心率计数、心电图、B超、X线摄片等诊断技术；化验技术采用16种，门诊采用化验技术前5位为尿常规、血常规、血生化全套、血沉、24小时尿蛋白定量等，住院采用化验技术前5位依次为血常规、尿常规、血生化全套、传染病四项和粪便常规；药物使用以降压利尿类、活血化瘀类、激素类、抗感染类等为主，门诊使用药物前5

位为氢氯噻嗪片、黄芪颗粒、川芎嗪注射液、头孢呋辛钠、醋酸泼尼松片等，住院使用药物前 5 位为维生素 C 片、川芎嗪注射液、黄芪颗粒、奥美拉唑、头孢呋辛钠等；其它治疗采用中药汤剂和饮食控制治疗（表 31 ~ 表 34）。

（6）胆囊结石伴胆囊炎：检查技术采用 4 种，为血压测量、心电图、B 超、X 线摄片等诊断技术；化验技术采用 15 种，门诊采用化验技术为随机血糖、血生化全套、肝炎标志物检测，住院采用化验技术前 5 位为尿常规、血常规、粪便常规、肝功能、肾功能等；药物使用以利胆类、抗感染类、维生素类、解痉类等为主，门诊使用药物前 5 位依次为消炎利胆片、阿莫西林胶囊、柠檬烯胶囊、甲硝唑片和维生素 K3，住院使用药物前 5 位为消炎利胆片、维生素 B6 片、维生素 C 片、盐酸左氧氟沙星片、辅酶 A 等；其它治疗采用中药汤剂、间断吸氧、推拿和理疗（表 35 ~ 表 38）。

（7）肺炎和支气管炎：检查技术采用 6 种，主要为心率计数、X 线摄片、B 超、心电图等诊断技术；化验技术采用 16 种，门诊采用化验技术为肝炎标志物检测、血生化全套、随机血糖，住院采用化验技术前 5 位依次为尿常规、粪便常规、血常规、肝功能和肾功能；药物使用以抗感染类、解热镇痛类、化痰平喘类、维生素类等为主，除 5% 葡萄糖注射液、0.9% 氯化钠注射液外，门诊使用药物前 5 位为头孢氨苄片、阿莫西林胶囊、清开灵颗粒、维 C 银翘片、氨咖黄敏胶囊等，住院使用药物前 5 位依次为青霉素钠注射液、注射用炎琥宁、注射用头孢曲松钠、清开灵颗粒和双黄连；其它治疗采用吸氧、中药汤剂、静脉输液等（表 39 ~ 表 42）。

（8）慢性阻塞性肺病：检查技术采用 10 种，门诊采用检查技术为心率计数、体重测量、血压测量、心电图和 X 线摄片，住院采用检查技术前 5 位为心电图、X 线摄片、B 超、彩超、超声心电图等；化验技术采用 15 种，门诊采用化验技术为肝炎标志物检测、血生化全套、血常规、尿常规和梅毒螺旋体特异抗体测定，住院采用化验技术前 5 位为血常规、尿常规、粪便常规、肝功能、肾功能等；药物使用以止咳平喘类、抗感染类、利尿类等为主，门诊使用药物前 5 位为肺宁颗粒、沙丁胺醇气雾剂、蛤蚧定喘胶囊、头孢氨苄胶囊、阿莫西林胶囊等，住院使用前 5 位药物为氨茶碱片、盐酸左氧氟沙星片、沙丁胺醇气雾剂、参麦注射液、盐酸氨溴索等；其它治疗采用中药汤剂和间断氧气（表 43 ~ 表 46）。

（9）胃及十二指肠溃疡：检查技术采用 7 种，门诊采用检查技术为心率计数、体重测量、血压测量和 B 超，住院采用检查技术为 X 线摄片、B 超、心电图、上消化道造影等；化验技术采用 13 种，门诊采用化验技术为血生化全套和肝炎标志物检测，住院采用化验技术前 5 位依次为血常规、粪便常规、尿常规、肝功能和肾功能；药物使用以抗感染类、维生素类、保护胃粘膜类、抑酸类等为主，门诊使用药物前 5 位为奥美拉唑、阿莫西林胶囊、枸橼酸铋钾颗粒、胶体果胶铋胶囊、多潘立酮片等，住院使用药物前 5 位依次为奥美拉唑、维生素 B6 片、维生素 C 片、10% 氯化钾和甲硝唑片；其它治疗采用静脉输液和皮试（表 47 ~ 表 50）。

（10）急性阑尾炎：检查技术采用 6 种，门诊采用检查技术为心率计数、体重测量和血压测量，住院采用检查技术为 B 超、心电图和 X 线摄片；化验技术采用 12 种，门诊采用化验技术为血常规和尿常规，住院采用化验技术前 5 位为尿常规、血常规、粪便常规、肝功能、肾功能等；药物使用以抗感染类、解痉镇痛类、维生素类、电解质调节类等为主，门诊使用药物前 5 位依次为阿莫西林胶囊、维生素 K3、甲硝唑片、消旋山莨菪碱片（654 - 2）和注射用头孢曲松钠，住院使用药物前 5 位为维生素 C 片、辅酶 A、三磷酸腺苷二钠片、10% 氯化钾、维生素 B6 片等；其它治疗采用阑尾切除术、静脉输液、转院处理等（表 51 ~ 表 54）。

（11）疝气：检查技术采用 9 种，门诊采用检查技术为血压测量、体格检查、心率计数、透视、心电图等，住院采用检查技术为心电图、X 线摄片、B 超、体重测量等；化验技术采用 15 种，门诊采用化验技术为血常规、尿常规、血生化全套、肾功能、肝功能等，住院采用化验技术前 5 位依次为血常规、尿常规、凝血功能检查、粪便常规和血电解质测定；药物使用以止血类、抑酸类、抗感染类、维生素类等为主，除 5% 葡萄糖注射液、0.9% 氯化钠注射液外，门诊使用药物前 5 位为注射用头孢呋辛钠、维生素 C 片、甲硝唑片、维生素 B6 片、奥美拉唑等，住院使用药物前 5 位为苯巴比妥、硫酸阿托品片、维生素 C 片、甲硝唑片、注射用头孢呋辛钠等；其它治疗采用静脉输液、充填式无张力疝修补术、皮试、吸氧等（表 55 ~ 表 58）。

（12）四肢长骨骨折：检查技术采用 8 种，门诊采用检查技术为 X 线摄片、血压测量、心率计数、体重测量等，住院采用检查技术为 X 线摄片、心电图、B 超、CT 等；化验技术采用 16 种，门诊采用化验技术为血常规，住院采用化验技术前 5 位为尿常规、血常规、凝血功能检查、粪便常规、血生化全套等；药物使用以活血化瘀类、抗感染类、维生素类、舒筋壮骨类等为主，门诊使用药物前 5 位为伤科接骨片、云南白药气雾剂、愈伤灵胶囊、阿莫西林胶囊、跌打丸等，住院使用药物前 5 位为维生素 C 片、跌打丸、伤科接骨片、盐酸左氧氟沙星片、阿莫西林胶囊等；其它治疗主要采用石膏外固定术、手法复位牵引术、骨折切开复位内固定术等（表 59 ~ 表 62）。

（13）子宫肌瘤：检查技术采用 8 种，门诊采用检查技术为血压测量、心率计数、体重测量、B 超、妇科检查等，住院采用检查技术为 B 超、心电图、X 线摄片、血压测量、心率计数等；化验技术采用 11 种，门诊采用化验技术为血常规，住院采用化验技术前 5 位为血常规、尿常规、粪便常规、肝功能、肾功能等；药物使用以抗感染类、维生素类、清热除湿类等为主，门诊使用药物前 5 位为妇炎康片、妇科千金胶囊、头孢氨苄胶囊、甲硝唑片、阿莫西林胶囊等，住院使用药物前 5 位为三磷酸腺苷二钠片、维生素 C 片、10% 氯化钾、维生素 B6 片、肌苷注射液等；其它治疗采用全子宫切除术、子宫肌瘤剔除术等（表 63 ~ 表 66）。

（14）正常分娩：检查技术采用 8 种，门诊采用检查技术为 B 超、心电图、产前检查、体温测量、血压测量等，住院采用检查技术为心电图、B 超、血压测量、体重测量、心率计数等；化验技术采用 18 种，门诊采用化验技术前 5 位为血常规、肝功能、肾功能、随机血糖、血型鉴定等，住院采用化验技术前 5 位为血常规、尿常规、肝功能、粪便常规、肾功能等；药物使用以补气养血类、助产类、抗感染类等为主，除 5% 葡萄糖注射液、0.9% 氯化钠注射液外，门诊使用药物前 5 位为青霉素钠注射液、注射用头孢呋辛钠、罗红霉素胶囊、苯甲二氮卓、头孢拉定颗粒等，住院使用药物前 5 位为甲硝唑片、催产素、益母草颗粒、缩宫素、康妇消炎栓等；其它治疗采用自然分娩、静脉输液、会阴侧切术、吸氧等（表 67 ~ 表 70）。

（15）意外伤害：检查技术采用 14 种，门诊采用检查技术为 X 线摄片、CT、心电图、血压测量、B 超等，住院采用检查技术为血压测量、体重测量、CT、心率计数、心电图等；化验技术采用 16 种，门诊采用化验技术前 5 位为血常规、尿常规、血生化全套、凝血功能检查、血型鉴定等，住院采用化验技术前 5 位依次为血常规、血生化全套、尿常规、传染病四项和粪便常规；药物使用以活血化瘀类、抗感染类、解热镇痛类、维生素类等为主，门诊使用药物前 5 位为维生素 C 片、维生素 B6 片、盐酸洛美沙星胶囊、氨甲环酸片、三磷酸腺苷二钠片等，住院使用药物前 5 位为维生素 C 片、三磷酸腺苷二钠片、氨甲环酸片、注射用头孢呋辛钠、10% 氯化钾等；其它治疗主要采用静脉输液、石膏外固定术、异物取出术等（表 71 ~ 表 74）。

四、专家咨询

（一）需淘汰或增加的卫生技术

我省根据两级专家组的意见，对适宜卫生技术进行遴选，并提出建议淘汰或增加的卫生技术，其中有 12 种疾病需增加卫生技术，合计 36 项；有 11 种疾病需考虑淘汰卫生技术，合计 30 项（附表 75）。需淘汰或增加的卫生技术的确定，是根据现有卫生技术使用清单，考虑其适用性、经济性等因素进行的删减与补充。需要特别说明的是，我省对于某些卫生技术的淘汰，是由于其对相应疾病的对应性差，不排除并发症、合并症及常规医疗技术等所产生的干扰。

经专家建议，我省 15 种疾病所需增加或淘汰的卫生技术如下：

冠心病：需要增加卫生技术为超声心电图、心电图负荷试验、心肌酶谱常规测定，需要淘汰卫生技术为肝炎标志物检测；

脑梗死：需要增加卫生技术为脑血管造影、抗凝药物、脑组织保护剂，需要淘汰卫生技术为肝炎标志物检测；

高血压：需要增加卫生技术为超声心电图、24 小时 Holter 和眼底检查，需要淘汰卫生技术为肝炎标志物检测；

糖尿病：需要增加卫生技术为眼底检查、口服葡萄糖耐量试验、糖化血红蛋白测定、尿蛋白定量等，无需淘汰卫生技术；

慢性肾炎：需要增加卫生技术为静脉肾盂造影、膀胱镜检查、尿细菌培养，无需淘汰卫生技术；

胆石症和胆囊炎：需增加卫生技术为腹腔镜手术，需淘汰卫生技术为胸片、空腹血糖检测和餐后 2 小时血糖检测；

肺炎和支气管炎：需增加卫生技术为痰培养、药敏试验、细菌及真菌培养与鉴定，需淘汰卫生技术为腹部 B 超、血脂全套、空腹血糖检测、餐后 2 小时血糖检测和肝炎标志物检测；

慢性阻塞性肺病：需增加卫生技术为肺功能检查、血氧饱和度、CT、痰培养、血气分析和药物阿米脱林甲磺酰酸，需淘汰卫生技术为随机血糖检测、餐后 2 小时血糖检测和肝炎标志物检测；

胃十二指肠溃疡：需增加卫生技术为胃镜检查、病理学检查、HP 检测，需淘汰卫生技术为胸部 X 线摄片、空腹血糖检测、餐后 2 小时血糖检测；

急性阑尾炎：无需增加卫生技术，需淘汰卫生技术为空腹血糖检测和餐后 2 小时血糖检测；

疝气：需增加卫生技术为补片修补术，需淘汰卫生技术为吸氧和药物奥美拉唑；

四肢长骨骨折：需增加卫生技术为骨密度检测，需淘汰卫生技术为止血敏、止血芳酸和吸氧治疗；

子宫肌瘤：需增加卫生技术为输卵管造影、诊断性刮宫、肿瘤标记物检测、激素水平检测，需淘汰卫生技术为胸部 X 线摄片、空腹血糖检测、餐后 2 小时血糖检测；

正常分娩无需要增加或淘汰的卫生技术。

意外伤害无需要增加或淘汰的卫生技术。

（二）医疗资源配置存在的问题

自国家实施医药卫生改革、农村合作医疗等政策以来，乡镇卫生院的职能正发生转变，其工作重心逐步转向公共卫生保健等工作领域。目前，乡镇卫生院的人员、设备、药品等配置基本可满足基层需求，但仍存在以下问题：

（1）医务人员的配置不合理，存在职称低、医护比例失衡、专业技术人员缺乏、服务水平偏低等现象；

（2）基层医疗单位现有医疗设备的配置存在"三低"现象，即配置率低、登记率低、利用率低，这将严重影响卫生技术的推广和应用；

（3）基层单位现有药品的配备存在种类偏少、选择性较差的现象，将很难满足人们日益增长的医疗需求。

四、讨论和建议

卫生技术是指用于卫生保健和医疗服务系统的特定知识体系，包括药物、医疗器械、卫生材料、医疗方案、技术程序、后勤支持系统和行政管理组织，或泛指一切用于疾病预防、筛查、诊断、治疗、康复及健康促进、提高生存质量和生存期的技术手段[1]。卫生技术的革新有益于改进卫生服务和病人的结局[2]。本调查从我省农村基层医疗卫生机构卫生技术使用的现状出发，探索其应用需求，为医疗服务质量的提高、卫生资源的合理配置和管理提供参考。

（一）卫生资源分配

卫生资源涵盖卫生财力、物力和人力等方面，卫生资源总量和资源配置公平水平均与医疗卫生事业的发展息息相关[3]。不合理的卫生资源配置也将影响到卫生技术的推广与应用。调查发现，我省农村基层医疗机构卫生资源分布不均，配置不合理的现象仍然存在，如医务人员比例失调，设备配备率、使用率低等，影响了当地卫生技术的使用。因此，相关部门一方面需加强对基层医疗单位的经济支持与保障，另一方面需做好"强军"建设，即强化基层医务人员的培训、教育机制，合理引进所需人才。

（二）卫生技术分布

卫生技术的推广和应用在很大程度上受到卫生资源的限制，如医疗设备的配置，工作人员的技能水平等。由于我省卫生资源的配置不平衡，调查机构在卫生技术的使用上存在诸多问题。调查显示，门诊与住院采用卫生技术的种类偏少且频次不高，某些病种涵盖疾病范筹广，如意外伤害，其涵盖中毒、溺水、烧伤等多种意外损伤，在调查时未作单独统计，故造成了卫生技术种类多，使用频次高的个别现象；现有卫生技术的水平不高，常规性卫生技术所占比例较高，鉴别诊断技术、高精技术所占比例较低，甚至缺乏。

（三）卫生技术评估

卫生技术评估（health technology assessment，HTA）是指对卫生技术的技术特性、安全性、有效性（效能、效果和生存质量）、经济学特性（成本－效果、成本－效益、成本－效用）和社会适应性（社会、法律、伦理、政治）进行系统全面的评价，为各层次的决策者提供合理选择卫生技术的科学信息和决策依据，对卫生技术的开发、应用、推广与淘汰实行政策干预，从而合理配置卫生资源，提高有限卫生资源的利用质量和效率[2]。本次调查对卫生技术的评估主要依靠专家意见，充分考虑了现有技术的有效性、安全性、经济性和适用性。但有些卫生技术的应用条件复杂，存在争议，需要考虑其他科学方法的评估。循证医学强调医疗决策的科学化，即医疗决策的制定应该建立在个人经验与科学依据相结合的基础上，为患者作出最佳的选择[4]。将循证医学原理应用于评估过程当中，为适宜技术的筛选提供理论依据，将有效提高卫生技术评估的科学性与合理性。

综上所述，通过现场调查和专家咨询，我们初步了解和掌握了甘肃省基层医疗机构设备、药物、人员等的配置情况及卫生技术应用的现状，并提出了适宜技术应用和推广的建议。但对提出的淘汰和增加的卫生技术还需要根据科学的卫生技术评估方法进一步研究和证实。目前，建议相关部门在加大对卫生资源的投入与平衡的同时，进一步强化卫生工作者的技能培训，为适宜卫生技术的推广与应用做充足准备。

参 考 文 献

[1] 陈洁. 卫生技术评估. 北京：人民卫生出版社，2008.

[2] 李静. 卫生技术评估的基本方法. 中国循证医学杂志，2003（04）：p. 315－320.

[3] 陆海霞. 我国农村基层卫生资源配置失衡的理性思考. 中国卫生经济，2009. 28（2）：p. 38－42.

[4] 李静，李幼平，刘鸣. 卫生技术评估与循证医学. 华西医学，2000（01）：p. 6－9.

甘肃省"农村基层医疗卫生机构适宜卫生技术使用现状和需求"调研报告附表

表1 调查机构人员配置情况

类别		西岔中心卫生院		盐锅峡中心卫生院		合计	
		数量	百分比	数量	百分比	数量	百分比
职称	高级	1	2.7%	0	0	1	1.8%
	中级	5	13.5%	4	21.1%	9	16.1%
	初级	31	83.8%	15	78.9%	46	82.1%
种类	公共卫生	7	19.0%	0	0	7	12.5%
	中医	5	13.5%	3	15.8%	8	14.2%
	全科医师	2	5.4%	0	0	2	3.6%
	护士	15	40.5%	15	78.9%	30	53.6%
	医技	8	21.6%	1	5.3%	9	16.1%
合计		37	100%	19	100%	56	100%

表2 调查机构门急诊服务量情况

服务量		西岔中心卫生院		盐锅峡中心卫生院		合计	
		数量	百分比	数量	百分比	数量	百分比
门急诊	内科	6692	47.9%	11869	66.4%	18561	58.3%
	外科	2555	18.3%	2850	16.0%	5405	17.0%
	妇产科	2100	15.0%	1116	6.2%	3216	10.1%
	儿科	1630	11.7%	2034	11.4%	3664	11.5%
	其他	991	7.1%	0	0	991	3.1%
合计		13968	100%	17869	100%	31837	100%

表3 调查机构出院病人服务量情况

服务量		西岔中心卫生院		盐锅峡中心卫生院		合计	
		数量	百分比	数量	百分比	数量	百分比
住院	内科	44	24.4%	362	73.0%	406	60.0%
	外科	52	28.9%	30	6.0%	82	12.1%
	妇产科	31	17.2%	42	8.5%	73	10.8%
	儿科	33	18.4%	62	12.5%	95	14.1%
	其他	20	11.1%	0	0	20	3.0%
合计		180	100%	496	100%	676	100%

表4 调查机构设备配置情况表

配置情况	应配置	西岔中心卫生院		盐锅峡中心卫生院	
		数量	配置比例	数量	百分比
设备种类	39	25	64.1%	37	94.9%
登记情况	39	8	20.5%	14	35.9%
实际数量	−	36	−	99	−
使用情况	39	23	59.0%	35	89.7%

表5　调查机构基本药物配置情况表

药物类别	西岔中心卫生院		盐锅峡中心卫生院	
	数量	配置比例	数量	配置比例
国家基本药物	116	40.8%	307	59.8%
甘肃省基本药物	160	56.3%	206	40.2%
其他药物	8	2.9%	0	0
合计	284	100.0%	513	100.0%

表6　门诊患者年龄性别分布表

病种	年龄					性别	
	样本量	均数	标准差	最大值	最小值	男	女
冠心病	20	62	13	80	32	8	12
脑梗死	20	58	11	74	35	7	13
高血压	20	60	10	78	43	11	9
糖尿病	20	58	8	70	40	5	15
慢性肾炎	20	41	18	71	16	10	10
胆石症和胆囊炎	20	54	9	72	40	1	19
肺炎和支气管炎	20	26	23	76	2	16	4
慢性阻塞性肺病	20	67	14	82	28	9	11
胃及十二指肠溃疡	20	40	15	73	15	12	8
急性阑尾炎	20	21	11	45	2	11	9
疝气	20	34	25	73	3	18	2
四肢长骨骨折	20	35	21	72	4	13	7
子宫肌瘤	20	45	12	84	30	0	20
正常分娩	20	24	6	38	19	0	20
意外伤害	20	38	22	77	13	11	9
合计	300	–	–	–	–	132	168

表7　住院患者年龄性别分布表

病种	年龄					性别	
	样本量	均数	标准差	最大值	最小值	男	女
冠心病	40	59	14	84	20	21	19
脑梗死	40	66	7	79	52	22	18
高血压	40	62	8	76	45	15	25
糖尿病	40	62	10	83	38	16	24
慢性肾炎	40	42	16	75	9	21	19
胆石症和胆囊炎	40	57	14	78	13	16	24
肺炎和支气管炎	40	21	20	78	1	27	13
慢性阻塞性肺病	40	70	8	87	41	20	20
胃及十二指肠溃疡	40	53	18	74	2	24	16
急性阑尾炎	40	28	14	70	12	20	20
疝气	40	36	21	70	4	40	0
四肢长骨骨折	40	45	25	82	1	24	16
子宫肌瘤	40	30	10	70	14	0	40
正常分娩	40	26	6	37	18	0	40
意外伤害	40	42	20	84	1	20	20
合计	600	–	–	–	–	286	314

表8　门诊患者门诊费用情况

病种	门诊费用				
	样本量	均数	标准差	最大值	最小值
冠心病	20	38.6	25.5	109.9	18.0
脑梗死	20	44.9	31.3	107.9	19.8
高血压	20	30.4	22.9	70.9	3.0
糖尿病	20	61.9	24.1	96.0	2.8
慢性肾炎	20	301.5	293.8	856.0	19.8
胆石症和胆囊炎	20	66.4	13.9	70.9	23.2
肺炎和支气管炎	20	30.7	19.4	82.6	6.5
慢性阻塞性肺病	20	92.2	63.6	325.9	20.0
胃及十二指肠溃疡	20	61.5	60.3	281.4	27.6
急性阑尾炎	20	34.8	15.7	56.0	19.8
疝气	20	145.4	77.1	277.9	65.0
四肢长骨骨折	20	51.2	36.9	120.0	19.8
子宫肌瘤	20	54.4	25.4	85.0	19.8
正常分娩	20	734.5	642.9	3156.2	85.0
意外伤害	20	1379.7	1342.6	5075.0	19.8
合计	300	–	–	–	–

表9　住院患者住院天数和住院费用情况

病种	样本	住院天数		住院费用			
		均数	标准差	均数	标准差	最大值	最小值
冠心病	40	8	3	807.0	217.8	1630.4	431.8
脑梗死	40	9	3	939.1	533.8	3704.4	580.5
高血压	40	8	3	915.8	345.8	1459.6	279.6
糖尿病	40	11	6	1856.1	1742.0	7876.0	560.3
慢性肾炎	40	11	6	2845.5	1526.3	6278.3	693.1
胆石症和胆囊炎	40	8	2	800.8	187.4	1086.2	197.5
肺炎和支气管炎	40	8	3	763.6	217.2	1569.5	329.2
慢性阻塞性肺病	40	12	4	2074.7	2015.5	10479.5	600.1
胃及十二指肠溃疡	40	9	3	730.7	210.6	1201.5	223.5
急性阑尾炎	40	8	3	644.3	144.9	870.9	380.6
疝气	40	9	3	1419.3	797.4	3463.5	570.5
四肢长骨骨折	40	13	9	2760.5	2624.3	10055.9	189.0
子宫肌瘤	40	7	2	1384.8	1201.8	5480.0	360.3
正常分娩	40	4	2	834.2	243.3	1910.0	647.8
意外伤害	40	11	10	2875.2	2684.7	14990.9	413.0
合计	600	–	–	–	–	–	–

表10 门诊患者医疗保险情况

病种	医疗制度				合计
	城镇职工	城镇居民	新农合	自费	
冠心病	0	0	20	0	20
脑梗死	0	0	20	0	20
高血压	0	0	20	0	20
糖尿病	0	0	20	0	20
慢性肾炎	0	0	19	1	20
胆石症和胆囊炎	0	0	20	0	20
肺炎和支气管炎	0	0	20	0	20
慢性阻塞性肺病	0	0	20	0	20
胃及十二指肠溃疡	0	0	19	1	20
急性阑尾炎	0	0	18	2	20
疝气	0	0	14	6	20
四肢长骨骨折	0	0	17	3	20
子宫肌瘤	0	0	20	0	20
正常分娩	1	1	13	5	20
意外伤害	1	0	12	7	20
合计	2	1	272	25	300

表11 住院患者医疗保险情况

病种	医疗制度				合计
	城镇职工	城镇居民	新农合	自费	
冠心病	0	0	26	14	40
脑梗死	0	1	37	2	40
高血压	0	0	40	0	40
糖尿病	0	0	40	0	40
慢性肾炎	0	3	37	0	40
胆石症和胆囊炎	0	0	40	0	40
肺炎和支气管炎	0	0	35	5	40
慢性阻塞性肺病	0	0	40	0	40
胃及十二指肠溃疡	0	0	34	6	40
急性阑尾炎	0	0	40	0	40
疝气	1	2	26	1	40
四肢长骨骨折	0	1	21	18	40
子宫肌瘤	0	0	39	1	40
正常分娩	0	8	27	5	40
意外伤害	1	5	29	5	40
合计	2	20	511	57	600

表12 卫生技术种类利用情况表

病种	类型	卫生技术种类利用					合计
		检查	化验	药物	手术	其他治疗	
冠心病	门诊	2	3	14	0	0	19
	住院	3	11	60	0	1	75
脑梗死	门诊	3	2	21	0	1	27
	住院	4	11	58	0	3	76
高血压	门诊	3	3	17	0	0	23
	住院	3	15	57	0	2	77
糖尿病	门诊	3	4	4	0	1	12
	住院	5	15	55	0	0	75
慢性肾炎	门诊	5	9	47	0	1	62
	住院	9	15	68	0	1	93
胆石症和胆囊炎	门诊	3	3	12	0	0	18
	住院	3	14	60	0	4	81
肺炎和支气管炎	门诊	4	3	33	0	3	43
	住院	3	15	53	0	3	74
慢性阻塞性肺病	门诊	5	5	21	0	2	33
	住院	7	12	43	0	2	64
胃及十二指肠溃疡	门诊	4	2	11	0	0	17
	住院	4	13	43	0	2	62
急性阑尾炎	门诊	3	2	11	0	1	17
	住院	3	12	29	1	1	46
疝气	门诊	8	8	21	0	1	38
	住院	6	14	40	1	3	64
四肢长骨骨折	门诊	4	1	6	3	1	15
	住院	7	16	71	6	3	103
子宫肌瘤	门诊	5	1	11	0	1	18
	住院	7	11	44	2	0	64
正常分娩	门诊	7	12	12	0	1	32
	住院	5	16	32	2	2	57
意外伤害	门诊	10	12	53	2	2	79
	住院	10	13	104	0	4	131

表 13　卫生技术利用频次分布表

病种	类型	检查			化验		
		次数（次）	人数（人）	人均利用次数（人次）	次数（次）	人数（人）	人均次数（人次）
冠心病	门诊	20	20	1.00	30	30	1.00
	住院	127	90	1.41	202	198	1.02
脑梗死	门诊	30	30	1.00	20	20	1.00
	住院	101	98	1.03	210	207	1.01
高血压	门诊	21	21	1.00	30	30	1.00
	住院	112	92	1.22	280	244	1.15
糖尿病	门诊	20	20	1.00	37	37	1.00
	住院	126	122	1.03	333	247	1.35
慢性肾炎	门诊	19	19	1.00	53	53	1.00
	住院	281	214	2.27	210	153	1.37
胆石症和胆囊炎	门诊	31	31	1.00	30	30	1.00
	住院	126	106	1.19	290	287	1.01
肺炎和支气管炎	门诊	21	21	1.00	19	19	1.00
	住院	51	47	1.09	202	182	1.11
慢性阻塞性肺病	门诊	34	34	1.00	14	14	1.00
	住院	121	111	1.09	217	204	1.06
胃及十二指肠溃疡	门诊	30	30	1.00	40	40	1.00
	住院	95	95	1.00	227	226	1.00
急性阑尾炎	门诊	30	30	1.00	24	24	1.00
	住院	105	105	1.00	247	246	1.00
疝气	门诊	59	59	1.00	63	63	1.00
	住院	194	138	1.41	250	247	1.01
四肢长骨骨折	门诊	45	45	1.00	9	9	1.00
	住院	129	91	1.42	199	189	1.05
子宫肌瘤	门诊	42	42	1.00	4	4	1.00
	住院	121	100	1.21	223	221	1.01
正常分娩	门诊	54	54	1.00	85	85	1.00
	住院	177	118	1.50	195	181	1.08
意外伤害	门诊	44	44	1.00	54	54	1.00
	住院	167	121	1.38	150	138	1.09

表14 卫生技术利用频次分布表（续）

病种	类型	药物			其他		
		次数（次）	人数（人）	人均利用次数（人次）	次数（次）	人数（人）	人均次数（人次）
冠心病	门诊	40	40	1.00	–	–	–
	住院	385	385	1.00	2	2	1.00
脑梗死	门诊	46	26	1.00	3	1	3.00
	住院	486	486	1.00	3	3	1.00
高血压	门诊	47	47	1.00	–	–	–
	住院	516	516	1.00	2	2	1.00
糖尿病	门诊	28	18	1.00	2	1	2.00
	住院	414	414	1.00	–	–	–
慢性肾炎	门诊	115	115	1.00	3	1	3.00
	住院	255	255	1.00	1	1	1.00
胆石症和胆囊炎	门诊	41	41	1.00	–	–	–
	住院	453	453	1.00	11	11	1.00
肺炎和支气管炎	门诊	74	74	1.00	–	–	–
	住院	316	316	1.00	7	7	1.00
慢性阻塞性肺病	门诊	53	53	1.00	5	5	1.00
	住院	336	336	1.00	2	2	1.00
胃及十二指肠溃疡	门诊	51	51	1.00	–	–	–
	住院	425	425	1.00	4	4	1.00
急性阑尾炎	门诊	43	43	1.00	1	1	1.00
	住院	379	379	1.00	4	4	1.00
疝气	门诊	81	81	1.00	2	2	1.00
	住院	293	293	1.00	53	53	1.00
四肢长骨骨折	门诊	24	24	1.00	22	22	1.00
	住院	326	326	1.00	22	20	1.10
子宫肌瘤	门诊	44	44	1.00	1	1	1.00
	住院	356	356	1.00	–	–	–
正常分娩	门诊	35	35	1.00	8	8	1.00
	住院	276	276	1.00	11	11	1.00
意外伤害	门诊	116	116	1.00	4	4	1.00
	住院	311	311	1.00	28	5	5.6

表 15　冠心病　检查前 5 位使用表

技术类别	冠心病			
	门诊	使用人数	住院	使用人数
检查	血压测量	10	心电图	40
	心电图	10	B 超	25
	–	–	X 线摄片	25
	–	–	–	–
	–	–	–	–

表 16　冠心病　化验前 15 位使用表

技术类别	冠心病			
	门诊	使用人数	住院	使用人数
化验	随机血糖	10	尿常规	40
	血生化全套	10	血常规	40
	肝炎标志物检测	10	粪便常规	38
	–	–	肝功能	23
	–	–	肾功能	21
	–	–	空腹血糖	20
	–	–	肝炎标志物检测	6
	–	–	随机血糖	4
	–	–	血脂全套	3
	–	–	传染病四项※	2
	–	–	凝血功能检查	1
	–	–	–	–
	–	–	–	–
	–	–	–	–
	–	–	–	–

表 17　冠心病　药物前 15 位使用表

技术类别	冠心病			
	门诊	使用人数	住院	使用人数
药物	地奥心血康	9	阿司匹林肠溶片	25
	辛伐他汀片	5	参麦注射液	25
	稳心颗粒	5	辛伐他汀片	20
	阿司匹林肠溶片	4	青霉素钠注射液	19
	酒石酸美托洛尔片	4	红花注射液	16
	脑心通胶囊	2	酒石酸美托洛尔片	15
	丹参片	2	硝酸甘油片	15
	维生素 E 胶丸	2	注射用头孢曲松钠	13
	硝苯地平缓释片（Ⅱ）	2	三磷酸腺苷二钠片	10
	磷酸川芎嗪胶囊	1	维生素 C 片	10
	速效救心丸	1	辅酶 A	10
	血塞通片	1	丹参注射液	9
	卡托普利片	1	氢氯噻嗪片	8
	硝酸异山梨酯片	1	维生素 B6 片	8
	–	–	地奥心血康	8

表18 冠心病 手术及其他治疗前5位使用表

技术类别	冠心病			
	门诊	使用人数	住院	使用人数
手术及 其他治疗	–	–	间断吸氧	2
	–	–	–	–
	–	–	–	–
	–	–	–	–
	–	–	–	–

表19 脑梗死 检查前5位使用表

技术类别	脑梗死			
	门诊	使用人数	住院	使用人数
检查	血压测量	10	心电图	40
	心率计数	10	B超	29
	体重测量	10	X线摄片	28
	–	–	颅脑CT	1
	–	–	–	–

表20 脑梗死 化验前15位使用表

技术类别	脑梗死			
	门诊	使用人数	住院	使用人数
化验	血液生化检查	10	血常规	40
	乙肝表面抗原检查	10	粪便常规	40
	–	–	尿常规	39
	–	–	肝功能	25
	–	–	肾功能	23
	–	–	空腹血糖	20
	–	–	随机血糖	5
	–	–	传染病四项※	5
	–	–	血脂全套	5
	–	–	凝血功能检查	3
	–	–	血电解质测定	2
	–	–	–	–
	–	–	–	–
	–	–	–	–
	–	–	–	–

表21 脑梗死 药物前15位使用表

技术类别	脑梗死			
	门诊	使用人数	住院	使用人数
药物	脑心通胶囊	8	维生素 B6 片	34
	盐酸氟桂利嗪胶囊	5	维生素 C 片	32
	活血通脉胶囊	3	三磷酸腺苷二钠片	32
	丹参制剂△	3	辅酶 A	31
	阿司匹林肠溶片	3	胞磷胆碱钠	27
	辛伐他汀片	3	吡拉西坦氯化钠注射液	22
	脑立清胶囊	2	10% 氯化钾	20
	吡拉西坦氯化钠注射液	2	肌苷注射液	20
	缬沙坦胶囊	2	丹参制剂△	20
	血塞通片	2	川芎嗪注射液	19
	曲克芦丁片	2	阿司匹林肠溶片	17
	川芎茶调颗粒	2	血塞通片	16
	5% 葡萄糖注射液	1	曲克芦丁片	15
	维生素 B6 片	1	卡托普利片	9
	维生素 C 片	1	头孢曲松钠	9

表22 脑梗死 手术及其他治疗前5位使用表

技术类别	脑梗死			
	门诊	使用人数	住院	使用人数
手术及其他治疗	中药汤剂治疗	1	小针刀	1
	–	–	低流量吸氧	1
	–	–	间断吸氧	1
	–	–	–	–
	–	–	–	–

表23 高血压检查前5位使用表

技术类别	高血压			
	门诊	使用人数	住院	使用人数
检查	心电图	10	心电图	40
	血压测量	10	B 超	29
	B 超	1	X 线摄片	23
	–	–	–	–
	–	–	–	–

表 24　高血压化验前 15 位使用表

技术类别	高血压			
	门诊	使用人数	住院	使用人数
化验	随机血糖	10	粪便常规	40
	血生化全套	10	尿常规	39
	肝炎标志物检测	10	血常规	39
	–	–	肝功能	33
	–	–	肾功能	27
	–	–	空腹血糖	21
	–	–	传染病四项※	11
	–	–	血脂全套	11
	–	–	随机血糖	9
	–	–	肝炎标志物检测	5
	–	–	凝血功能检查	4
	–	–	血电解质测定	2
	–	–	餐后 2 小时血糖	1
	–	–	血沉	1
	–	–	乙肝三对半	1

表 25　高血压药物前 15 位使用表

技术类别	高血压			
	门诊	使用人数	住院	使用人数
药物	硝苯地平缓释片（Ⅱ）	11	维生素 B6 片	32
	卡托普利片	9	辅酶 A	30
	酒石酸美托洛尔片	4	维生素 C 片	30
	阿司匹林肠溶片	4	三磷酸腺苷二钠片	30
	丹参制剂△	3	胞磷胆碱钠	23
	华佗再造丸	2	硝苯地平缓释片（Ⅱ）	21
	氢氯噻嗪片	2	吡拉西坦氯化钠注射液´	20
	复方利血平片	2	川芎嗪注射液	19
	辛伐他汀片	2	10% 氯化钾	17
	盐酸二甲双胍片	1	丹参制剂△	17
	西咪替丁胶囊	1	参麦注射液	16
	盐酸氟桂利嗪胶囊	1	氢氯噻嗪片	16
	缬沙坦胶囊	1	缬沙坦胶囊	15
	多潘立酮片	1	头孢曲松钠	12
	螺内酯片	1	肌苷注射液	10

表 26　高血压手术及其他治疗前 5 位使用表

技术类别	高血压			
	门诊	使用人数	住院	使用人数
手术及其他治疗	−	−	间断吸氧	3
	−	−	推拿	2
	−	−	−	−
	−	−	−	−
	−	−	−	−

表 27　糖尿病检查前 5 位使用表

技术类别	糖尿病			
	门诊	使用人数	住院	使用人数
检查	血压测量	10	心电图	40
	心电图	9	B 超	37
	心率计数	1	X 线摄片	23
	−	−	血压测量	11
	−	−	心率计数	11

表 28　糖尿病化验前 15 位使用表

技术类别	糖尿病			
	门诊	使用人数	住院	使用人数
化验	随机血糖	16	血常规	39
	血生化全套	10	尿常规	35
	肝炎标志物检测	10	粪便常规	31
	尿常规	1	肝功能	27
	−	−	肾功能	25
	−	−	空腹血糖	20
	−	−	餐后 2 小时血糖	19
	−	−	随机血糖	18
	−	−	凝血功能检查	13
	−	−	传染病四项※	5
	−	−	血沉	5
	−	−	血生化全套	3
	−	−	血脂全套	3
	−	−	血电解质测定	2
	−	−	肝炎标志物检测	2

表 29　糖尿病药物前 15 位使用表

技术类别	糖尿病			
	门诊	使用人数	住院	使用人数
药物	盐酸二甲双胍片	16	维生素 B6	29
	消渴丸	10	盐酸二甲双胍片	28
	参芪降糖胶囊	1	维生素 C	27
	格列吡嗪片	1	三磷酸腺苷二钠片	23
	–	–	胰岛素	22
	–	–	辅酶 A	22
	–	–	红花注射液	20
	–	–	10% 氯化钾	20
	–	–	消渴丸	16
	–	–	肌苷注射液	13
	–	–	川芎嗪注射液	10
	–	–	丹参注射液	10
	–	–	头孢曲松钠	9
	–	–	阿卡波糖片	9
	–	–	辛伐他汀片	8

表 30　糖尿病手术及其他治疗前 5 位使用表

技术类别	糖尿病			
	门诊	使用人数	住院	使用人数
手术及其他治疗	中药汤剂	1	–	–
	–	–	–	–
	–	–	–	–
	–	–	–	–
	–	–	–	–

表 31　慢性肾炎　检查前 5 位使用表

技术类别	慢性肾炎			
	门诊	使用人数	住院	使用人数
检查	心电图	6	血压测量	30
	彩超	5	心电图	21
	B 超	5	心率计数	20
	X 线摄片	2	B 超	13
	血压测量	1	彩超	13

表 32　慢性肾炎　化验前 15 位使用表

技术类别	慢性肾炎			
	门诊	使用人数	住院	使用人数
化验	尿常规	16	血常规	39
	血常规	10	尿常规	34
	血生化全套	10	血生化全套	22
	血沉	6	传染病四项※	17
	24 小时尿蛋白定量	5	粪便常规	11
	粪便常规	2	肾功能	6
	肾功能	2	24 小时尿蛋白定量	5
	凝血功能检查	1	血生化全套	5
	肝炎标志物检测	1	凝血功能检查	5
	–	–	腹水常规检查	2
	–	–	肝功能	2
	–	–	血沉	2
	–	–	抗酸染色	1
	–	–	血型鉴定	1
	–	–	血电解质测定	1

表 33　慢性肾炎　药物前 15 位使用表

技术类别	慢性肾炎			
	门诊	使用人数	住院	使用人数
药物	氢氯噻嗪片	7	维生素 C 片	15
	黄芪颗粒	6	川芎嗪注射液	13
	川芎嗪注射液	5	黄芪颗粒	11
	注射用头孢呋辛钠	5	奥美拉唑*	10
	醋酸泼尼松片	5	头孢呋辛钠	10
	螺内酯片	5	辛伐他汀片	9
	呋塞米片	5	醋酸泼尼松片	8
	雷公藤多甙片	4	双嘧达莫片	8
	头孢哌酮钠	4	卡托普利片	8
	地塞米松片	4	甲硝唑片	8
	双嘧达莫片	3	青霉素钠注射液	6
	盐酸洛美沙星胶囊	3	螺内酯片	6
	西咪替丁片	2	硫酸阿托品片	6
	辛伐他汀片	2	三磷酸腺苷二钠片	5
	葡萄糖酸钙	2	杜冷丁	5

表34 慢性肾炎 手术及其他治疗前5位使用表

技术类别	慢性肾炎			
	门诊	使用人数	住院	使用人数
手术及其他治疗	中药汤剂	1	低盐低脂饮食	1
	–	–	–	–
	–	–	–	–
	–	–	–	–

表35 胆石症和胆囊炎 检查前5位使用表

技术类别	胆石症和胆囊炎			
	门诊	使用人数	住院	使用人数
检查	B超	11	B超	38
	心电图	10	心电图	35
	血压测量	10	X线摄片	33
	–	–	–	–
	–	–	–	–

表36 胆石症和胆囊炎 化验前15位使用表

技术类别	胆石症和胆囊炎			
	门诊	使用人数	住院	使用人数
化验	随机血糖	10	尿常规	40
	血生化全套	10	血常规	40
	肝炎标志物检测	10	粪便常规	40
	–	–	肝功能	38
	–	–	肾功能	33
	–	–	空腹血糖	20
	–	–	餐后2小时血糖	17
	–	–	随机血糖	13
	–	–	传染病四项[※]	13
	–	–	血脂全套	13
	–	–	肝炎标志物检测	9
	–	–	凝血功能检查	8
	–	–	血电解质测定	2
	–	–	大便隐血	1
	–	–	–	–

表 37 胆石症和胆囊炎 药物前 15 位使用表

技术类别	胆石症和胆囊炎			
	门诊	使用人数	住院	使用人数
药物	消炎利胆片	16	消炎利胆片	30
	阿莫西林胶囊	10	维生素 B6 片	29
	柠檬烯胶囊	5	维生素 C 片	28
	甲硝唑片	2	盐酸左氧氟沙星片	28
	维生素 K3	1	辅酶 A	27
	头孢氨苄片	1	氨苄西林胶囊	27
	三金片	1	三磷酸腺苷二钠片	26
	利君沙片	1	消旋山莨菪碱片（654 – 2）	21
	金胆片	1	维生素 K3	20
	复方胆通胶囊	1	10% 氯化钾	20
	氨苄西林胶囊	1	奥美拉唑*	14
	0.9% 氯化钠注射液	1	阿莫西林胶囊	10
	–	–	排石颗粒	8
	–	–	柠檬烯胶囊	8
	–	–	头孢哌酮钠	8

表 38 胆石症和胆囊炎 手术及其他治疗前 5 位使用表

技术类别	胆石症和胆囊炎			
	门诊	使用人数	住院	使用人数
手术及其他治疗	–	–	中药治疗	7
	–	–	间断吸氧	2
	–	–	理疗	1
	–	–	推拿	1
	–	–	–	–

表 39 肺炎和支气管炎 检查前 5 位使用表

技术类别	肺炎和支气管炎			
	门诊	使用人数	住院	使用人数
检查	心率计数	9	X 线摄片	22
	体重测量	6	心电图	13
	血压测量	5	B 超	12
	心电图	1	–	–
	–	–	–	–

表40 肺炎和支气管炎 化验前15位使用表

技术类别	肺炎和支气管炎			
	门诊	使用人数	住院	使用人数
化验	肝炎标志物检测	9	尿常规	40
	血生化全套	9	粪便常规	36
	随机血糖	1	血常规	29
	–	–	肝功能	23
	–	–	肾功能	13
	–	–	血脂全套	9
	–	–	随机血糖	7
	–	–	传染病四项※	7
	–	–	空腹血糖	4
	–	–	餐后2小时血糖	4
	–	–	凝血功能检查	4
	–	–	血电解质测定	2
	–	–	肝炎标志物检测	2
	–	–	大便隐血	1
	–	–	血沉	1

表41 肺炎和支气管炎 药物前15位使用表

技术类别	肺炎和支气管炎			
	门诊	使用人数	住院	使用人数
药物	头孢氨苄片	8	青霉素钠注射液	28
	5%葡萄糖注射液	7	注射用炎琥宁	23
	0.9%氯化钠注射液	7	注射用头孢曲松钠	18
	阿莫西林胶囊	5	清开灵颗粒	16
	清开灵颗粒	5	双黄连#	15
	维C银翘片	4	盐酸左氧氟沙星片	12
	氨咖黄敏胶囊	3	小儿咽扁颗粒	12
	地塞米松片	3	阿奇霉素干混悬剂	8
	注射用炎琥宁	3	复方甘草片	6
	复方甘草片	3	利巴韦林颗粒	6
	利巴韦林含片	2	氨茶碱片	6
	复方氨酚烷胺◇	2	阿莫西林胶囊	6
	抗病毒颗粒	2	复方气管炎片	5
	注射用头孢呋辛钠	1	盐酸溴己新片	5
	双黄连#	1	奥美拉唑*	5

表 42　肺炎和支气管炎　手术及其他治疗前 5 位使用表

技术类别	肺炎和支气管炎			
	门诊	使用人数	住院	使用人数
手术及其他治疗	–	–	吸氧	5
	–	–	静脉输液	1
	–	–	中药汤剂	1
	–	–	–	–
	–	–	–	–

表 43　慢性阻塞性肺病　检查前 5 位使用表

技术类别	慢性阻塞性肺病			
	门诊	使用人数	住院	使用人数
检查	心率计数	10	心电图	35
	体重测量	10	X 线摄片	31
	血压测量	10	B 超	27
	心电图	2	彩超	8
	X 线摄片	2	超声心电图	6

表 44　慢性阻塞性肺病　化验前 15 位使用表

技术类别	慢性阻塞性肺病			
	门诊	使用人数	住院	使用人数
化验	肝炎标志物检测	5	血常规	40
	血液生化检查	4	尿常规	35
	血常规	3	粪便常规	33
	尿常规	1	肝功能	22
	梅毒螺旋体特异抗体测定	1	肾功能	20
	–	–	空腹血糖	20
	–	–	餐后 2 小时血糖	20
	–	–	血沉	9
	–	–	肝炎标志物检测	2
	–	–	随机血糖	1
	–	–	血生化全套	1
	–	–	血脂全套	1
	–	–	–	–
	–	–	–	–
	–	–	–	–

表 45　慢性阻塞性肺　病药物前 15 位使用表

技术类别	慢性阻塞性肺病			
	门诊	使用人数	住院	使用人数
药物	肺宁颗粒	10	氨茶碱片	30
	沙丁胺醇气雾剂	5	盐酸左氧氟沙星片	24
	蛤蚧定喘胶囊	5	沙丁胺醇气雾剂	20
	头孢氨苄胶囊	4	参麦注射液	20
	阿莫西林胶囊	4	盐酸氨溴索	20
	盐酸左氧氟沙星片	3	甲磺酸酚妥拉明片	20
	青霉素钠注射液	3	肺宁颗粒	20
	阿莫西林克拉维酸钾片	2	茶碱缓释片	20
	缬沙坦胶囊	2	青霉素钠注射液	18
	景天清肺胶囊	2	氢氯噻嗪片	15
	氨茶碱片	2	注射用头孢曲松钠	11
	阿奇霉素	2	10% 氯化钾	11
	维生素 B6 片	1	螺内酯片	8
	头孢噻肟钠注射液	1	头孢噻肟钠注射液	5
	清开灵颗粒	1	阿莫西林胶囊	3

表 46　慢性阻塞性肺病　手术及其他治疗前 5 位使用表

技术类别	慢性阻塞性肺病			
	门诊	使用人数	住院	使用人数
手术及其他治疗	中药汤剂	4	间断吸氧	1
	间断吸氧	1	中药汤剂	1
	−	−	−	−
	−	−	−	−
	−	−	−	−

表 47　胃及十二指肠溃疡　检查前 5 位使用表

技术类别	胃及十二指肠溃疡			
	门诊	使用人数	住院	使用人数
检查	心率计数	10	X 线摄影	32
	体重测量	10	B 超	31
	血压测量	9	心电图	30
	B 超	1	上消化道钡餐造影	2
	−	−	−	−

表48　胃及十二指肠溃疡　化验前15位使用表

技术类别	胃及十二指肠溃疡			
	门诊	使用人数	住院	使用人数
化验	血生化全套	10	血常规	38
	肝炎标志物检测	10	粪便常规	37
	–	–	尿常规	36
	–	–	肝功能	28
	–	–	肾功能	24
	–	–	空腹血糖	20
	–	–	餐后2小时血糖	20
	–	–	肝炎标志物检测	6
	–	–	传染病四项※	5
	–	–	血生化全套	4
	–	–	随机血糖	3
	–	–	凝血功能检查	3
	–	–	血脂全套	2
	–	–	–	–
	–	–	–	–

表49　胃及十二指肠溃疡　药物前15位使用表

技术类别	胃及十二指肠溃疡			
	门诊	使用人数	住院	使用人数
药物	奥美拉唑*	16	奥美拉唑*	29
	阿莫西林胶囊	9	维生素B6片	28
	枸橼酸铋钾颗粒	7	维生素C片	27
	胶体果胶铋胶囊	4	10%氯化钾	23
	多潘立酮片	4	甲硝唑片	22
	克拉霉素胶囊	3	三磷酸腺苷二钠片	22
	大山楂丸	2	辅酶A	21
	胃康灵胶囊	2	注射用头孢曲松钠	19
	摩罗丹	2	胶体果胶铋胶囊	17
	附子理中丸	1	青霉素钠注射液	16
	三九胃泰颗粒	1	胃康灵胶囊	15
	–	–	肌苷注射液	15
	–	–	枸橼酸铋钾颗粒	15
	–	–	阿莫西林胶囊	14
	–	–	盐酸左氧氟沙星片	9

表 50　胃及十二指肠溃疡　手术及其他治疗前 5 位使用表

技术类别	胃及十二指肠溃疡			
	门诊	使用人数	住院	使用人数
	–	–	静脉输液	2
	–	–	皮试	2
手术及其他治疗	–	–	–	–
	–	–	–	–
	–	–	–	–

表 51　急性阑尾炎　检查前 5 位使用表

技术类别	急性阑尾炎			
	门诊	使用人数	住院	使用人数
	心率计数	10	B 超	40
	体重测量	10	心电图	36
检查	血压测量	10	X 线摄片	29
	–	–	–	–
	–	–	–	–

表 52　急性阑尾炎　化验前 15 位使用表

技术类别	急性阑尾炎			
	门诊	使用人数	住院	使用人数
	血常规	14	尿常规	40
	尿常规	10	血常规	40
	–	–	粪便常规	40
	–	–	肝功能	29
	–	–	肾功能	20
	–	–	空腹血糖	20
	–	–	餐后 2 小时血糖	20
化验	–	–	传染病四项※	10
	–	–	随机血糖	8
	–	–	肝炎标志物检测	8
	–	–	凝血功能检查	7
	–	–	血生化全套	4
	–	–	–	–
	–	–	–	–
	–	–	–	–

表53 急性阑尾炎 病药物前15位使用表

技术类别	急性阑尾炎			
	门诊	使用人数	住院	使用人数
药物	阿莫西林胶囊	9	维生素C片	29
	维生素K3	8	辅酶A	29
	甲硝唑片	7	三磷酸腺苷二钠片	28
	消旋山莨菪碱片（654-2）	6	10%氯化钾	28
	注射用头孢曲松钠	5	维生素B6片	27
	0.9%氯化钠注射液	3	注射用头孢曲松钠	21
	消炎利胆片	1	甲硝唑片	21
	头孢氨苄胶囊	1	消旋山莨菪碱片（654-2）	20
	双黄连#	1	维生素K3	20
	硫酸庆大霉素缓释片	1	肌苷注射液	20
	青霉素钠注射液	1	青霉素钠注射液	18
	–	–	硫酸阿托品片	10
	–	–	酚磺乙胺	9
	–	–	盐酸左氧氟沙星片	7
	–	–	10%葡萄糖注射液	6

表54 急性阑尾炎 手术及其他治疗前5位使用表

技术类别	急性阑尾炎			
	门诊	使用人数	住院	使用人数
手术及其他治疗	转上级医院治疗	1	静脉输液	3
	–	–	阑尾切除术	1
	–	–	–	–
	–	–	–	–
	–	–	–	–

表55 疝气 检查前5位使用表

技术类别	疝气			
	门诊	使用人数	住院	使用人数
检查	血压测量	10	心电图	40
	体格检查	10	X线摄片	21
	心率计数	10	彩超	20
	透视	10	体重测量	20
	心电图	8	B超	19

表 56　疝气　化验前 15 位使用表

技术类别	疝气			
	门诊	使用人数	住院	使用人数
化验	血常规	20	血常规	40
	尿常规	15	尿常规	39
	血生化全套	11	凝血功能检查	37
	肾功能	6	粪便常规	30
	肝功能	5	血电解质测定	23
	粪便常规	3	乙肝三对半	16
	随机血糖	2	血生化全套	11
	肝炎标志物检测	1	肝炎标志物检测	10
	–	–	随机血糖	9
	–	–	肾功能	9
	–	–	肝功能	8
	–	–	HIV	7
	–	–	梅毒螺旋抗体试验	6
	–	–	血型鉴定	2
	–	–	–	–

表 57　疝气　病药物前 15 位使用表

技术类别	疝气			
	门诊	使用人数	住院	使用人数
药物	注射用头孢呋辛钠	11	苯巴比妥	36
	5% 葡萄糖注射液	9	硫酸阿托品片	35
	0.9% 氯化钠注射液	8	维生素 C 片	18
	维生素 C 片	8	甲硝唑片	17
	甲硝唑片	6	注射用头孢呋辛钠	15
	维生素 B6 片	6	三磷酸腺苷二钠片	15
	奥美拉唑*	5	开塞露	11
	硫酸阿托品片	5	注射用头孢曲松钠	11
	苯巴比妥	5	10% 氯化钾	6
	氨甲环酸片	4	高乌甲素	6
	青霉素钠注射液	2	复方氨基酸胶囊	6
	高乌甲素	2	奥美拉唑*	5
	复方氨基酸胶囊	2	盐酸左氧氟沙星片	5
	硝苯地平缓释片（Ⅱ）	1	止血敏	5
	美洛西林钠	1	止血芳酸	5

表58 疝气 手术及其他治疗前5位使用表

技术类别	疝气			
	门诊	使用人数	住院	使用人数
手术及其他治疗	吸氧	2	静脉补液	20
	−	−	充填式无张力疝修补术	18
	−	−	皮试	8
	−	−	吸氧	7
	−	−	−	−

表59 四肢长骨骨折 检查前5位使用表

技术类别	四肢长骨骨折			
	门诊	使用人数	住院	使用人数
检查	X线摄片	15	X线摄片	36
	血压测量	10	心电图	31
	心率计数	10	B超	13
	体重测量	10	CT	5
	−	−	彩超	4

表60 四肢长骨骨折 化验前15位使用表

技术类别	四肢长骨骨折			
	门诊	使用人数	住院	使用人数
化验	血常规	9	尿常规	37
	−	−	血常规	37
	−	−	凝血功能检查	28
	−	−	粪便常规	23
	−	−	血生化全套	18
	−	−	随机血糖	10
	−	−	肝功能	10
	−	−	肾功能	10
	−	−	血脂全套	5
	−	−	风湿三项检查☆	3
	−	−	乙肝三对半	3
	−	−	空腹血糖	1
	−	−	交叉配血试验	1
	−	−	心肌酶谱常规测定	1
	−	−	输血前常规检查	1

表 61 四肢长骨骨折 病药物前 15 位使用表

技术类别	四肢长骨骨折			
	门诊	使用人数	住院	使用人数
药物	伤科接骨片	9	维生素 C 片	21
	云南白药气雾剂	6	跌打丸	16
	愈伤灵胶囊	4	伤科接骨片	16
	阿莫西林胶囊	3	盐酸左氧氟沙星片	11
	跌打丸	1	阿莫西林胶囊	11
	阿莫西林克拉维酸钾片	1	止血敏	10
	–	–	丹参制剂△	10
	–	–	氨甲环酸片	10
	–	–	维生素 B6 片	9
	–	–	注射用头孢呋辛钠	8
	–	–	注射用头孢哌酮钠	8
	–	–	注射用头孢曲松钠	8
	–	–	止血芳酸	8
	–	–	七叶皂甙钠片	7
	–	–	云南白药气雾剂	6

表 62 四肢长骨骨折 手术及其他治疗前 5 位使用表

技术类别	四肢长骨骨折			
	门诊	使用人数	住院	使用人数
手术及其他治疗	石膏外固定术	11	骨折术后取钢板术	5
	转上级医院治疗	6	石膏外固定术	4
	手法复位牵引术	4	骨折切开复位内固定术	4
	骨折加压外固定术	1	间断吸氧	2
	–	–	导尿	1

表 63 子宫肌瘤 检查前 5 位使用表

技术类别	子宫肌瘤			
	门诊	使用人数	住院	使用人数
检查	血压测量	10	B 超	37
	心率计数	10	心电图	31
	体重测量	10	X 线摄片	21
	B 超	6	血压测量	5
	妇科检查	6	心率计数	3

表 64　子宫肌瘤　化验前 15 位使用表

技术类别	子宫肌瘤			
	门诊	使用人数	住院	使用人数
	血常规	4	血常规	40
	－	－	尿常规	36
	－	－	粪便常规	32
	－	－	肝功能	23
	－	－	肾功能	23
	－	－	空腹血糖	20
	－	－	餐后 2 小时血糖	20
化验	－	－	血生化全套	14
	－	－	凝血功能检查	9
	－	－	血型鉴定	2
	－	－	传染病四项※	2
	－	－	－	－
	－	－	－	－
	－	－	－	－
	－	－	－	－

表 65　子宫肌瘤　药物前 15 位使用表

技术类别	子宫肌瘤			
	门诊	使用人数	住院	使用人数
	妇炎康片	10	三磷酸腺苷二钠片	32
	妇科千金胶囊	10	维生素 C 片	27
	头孢氨苄胶囊	4	10% 氯化钾	20
	甲硝唑片	4	维生素 B6 片	20
	阿莫西林胶囊	3	肌苷注射液	20
	盐酸左氧氟沙星片	3	辅酶 A	20
	维生素 E 胶丸	3	甲硝唑片	16
药物	谷维素片	2	注射用头孢曲松钠	15
	宫血宁胶囊	2	替硝唑片	15
	维生素 C 片	2	止血敏	13
	桂枝茯苓丸	1	氨苄西林胶囊	13
	－	－	氨甲苯酸片	11
	－	－	硫酸阿托品片	7
	－	－	安痛定	6
	－	－	注射用头孢哌酮钠	6

表66 子宫肌瘤 手术及其他治疗前5位使用表

技术类别	子宫肌瘤			
	门诊	使用人数	住院	使用人数
手术及其他治疗	换药	1	全子宫切除术	1
	–	–	子宫肌瘤剔除术	1
	–	–	–	–
	–	–	–	–
	–	–	–	–

表67 正常分娩 检查前5位使用表

技术类别	正常分娩			
	门诊	人数	住院	人数
检查	B超	19	心电图	39
	心电图	15	B超	38
	产前检查	10	血压测量	21
	体温测量	5	体重测量	19
	血压测量	3	心率计数	1

表68 正常分娩 化验前15位使用表

技术类别	正常分娩			
	门诊	使用人数	住院	使用人数
化验	血常规	19	血常规	40
	肝功能	10	尿常规	37
	肾功能	10	肝功能	20
	随机血糖	9	粪便常规	19
	血型鉴定	8	肾功能	19
	自身抗体全套22项	7	传染病四项※	15
	血生化全套	7	凝血功能检查	9
	尿常规	6	随机血糖	8
	凝血功能检查	5	自身抗体全套22项	5
	宫内羊水检查	2	血型鉴定	2
	肝炎标志物检测	1	乙肝三对半	2
	乙肝三对半	1	HIV	1
	–	–	CRP测定	1
	–	–	梅毒螺旋特异抗体测定	1
	–	–	血生化全套	1

表 69 正常分娩 药物前 15 位使用表

技术类别	正常分娩			
	门诊	使用人数	住院	使用人数
药物	0.9%氯化钠注射液	7	甲硝唑片	22
	青霉素钠注射液	6	催产素	21
	5%葡萄糖注射液	5	益母草颗粒	20
	注射液头孢呋辛钠	4	缩宫素	20
	罗红霉素胶囊	3	康妇消炎栓	19
	苯甲二氮卓	3	阿莫西林胶囊	19
	头孢拉定颗粒	2	硫酸庆大霉素缓释片	16
	盐酸利多卡因	1	5%碳酸氢钠	13
	黄体酮胶囊	1	氨甲环酸片	13
	地塞米松片	1	复方利多卡因	10
	阿莫西林胶囊	1	注射用头孢呋辛钠	9
	三磷酸腺苷二钠片	1	葡萄糖酸钙锌口服液	6
	-	-	阿奇霉素颗粒	6
	-	-	维生素 C 片	4
	-	-	注射用头孢曲松钠	3

表 70 正常分娩 手术及其他治疗前 5 位使用表

技术类别	正常分娩			
	门诊	使用人数	住院	使用人数
手术及其他治疗	吸氧	8	自然分娩	8
	-	-	静脉输液	4
	-	-	会阴侧切术	3
	-	-	吸氧	1
	-	-	-	-

表 71 意外伤害 检查前 5 位使用表

技术类别	意外伤害			
	门诊	使用人数	住院	使用人数
检查	X 线摄片	12	血压测量	29
	CT	9	体重测量	18
	心电图	7	CT	18
	血压测量	4	心率计数	18
	彩超	3	心电图	18

表 72 意外伤害 化验前 15 位使用表

技术类别	意外伤害			
	门诊	使用人数	住院	使用人数
化验	血常规	19	血常规	39
	尿常规	12	血生化全套	25
	血生化全套	8	尿常规	20
	凝血功能检查	4	传染病四项※	19
	血型鉴定	2	粪便常规	7
	随机血糖	2	随机血糖	6
	肾功能	2	肝功能	5
	血沉	1	肾功能	5
	传染病四项※	1	凝血功能检查	5
	粪便常规	1	血电解质测定	4
	过敏原试验	1	血型鉴定	1
	肝功能	1	病理检查	1
	–	–	心肌酶谱常规测定	1
	–	–	–	–
	–	–	–	–

表 73 意外伤害 药物前 15 位使用表

技术类别	意外伤害			
	门诊	使用人数	住院	使用人数
药物	维生素 C 片	7	维生素 C 片	19
	维生素 B6 片	7	三磷酸腺苷二钠片	13
	盐酸洛美沙星胶囊	6	氨甲环酸片	12
	氨甲环酸片	5	注射用头孢呋辛	11
	三磷酸腺苷二钠片	4	10% 氯化钾	11
	10% 氯化钾	4	甘露醇	10
	阿莫西林胶囊	4	青霉素钠注射液	9
	注射用头孢呋辛钠	3	维生素 B6 片	9
	10% 葡萄糖酸钙	3	脑蛋白水解物注射液	8
	青霉素钠注射液	3	甲硝唑片	6
	硝酸甘油片	2	盐酸洛美沙星胶囊	6
	甘露醇	2	地塞米松片	5
	脑蛋白水解物注射液	2	吡拉西坦片	5
	泮托拉唑肠溶片	2	苯巴比妥	5
	吡拉西坦片	2	复方氨基酸胶囊	5

表 74 意外伤害 手术及其他治疗前 5 位使用表

技术类别	意外伤害			
	门诊	使用人数	住院	使用人数
手术及其他治疗	石膏外固定术	3	林格液补液治疗	2
	异物取出术	1	平衡盐补液	1
	手法复位牵引术	1	口服补液	1
	林格液补液治疗	1	吸氧	1
	–	–	–	–

表75　各病种需增加或淘汰的卫生技术种类情况

病种	类型	卫生技术类别					合计
		检查	化验	药物	手术	其他治疗	
冠心病	需增加	2	1	0	0	0	3
	需淘汰	0	1	0	0	0	1
脑梗死	需增加	1	0	2	0	0	3
	需淘汰	2	1	0	0	0	3
高血压	需增加	3	0	0	0	0	3
	需淘汰	0	1	0	0	0	1
糖尿病	需增加	1	3	0	0	0	4
	需淘汰	0	0	0	0	0	0
慢性肾炎	需增加	2	1	0	0	1	4
	需淘汰	0	0	0	0	0	0
胆石症和胆囊炎	需增加	0	0	0	1	0	1
	需淘汰	1	2	0	0	0	3
肺炎和支气管炎	需增加	0	3	0	0	0	3
	需淘汰	1	4	0	0	0	5
慢性阻塞性肺病	需增加	3	2	1	0	0	6
	需淘汰	0	3	0	0	0	3
胃及十二指肠溃疡	需增加	3	0	0	0	0	3
	需淘汰	1	2	0	0	0	3
阑尾炎	需增加	0	0	0	0	0	0
	需淘汰	0	2	1	0	0	3
疝气	需增加	0	0	0	0	1	1
	需淘汰	0	0	1	0	1	2
四肢长骨骨折	需增加	0	1	0	0	0	1
	需淘汰	0	0	2	0	1	3
子宫肌瘤	需增加	2	2	0	0	0	4
	需淘汰	1	2	0	0	0	3
正常分娩	需增加	0	0	0	0	0	0
	需淘汰	0	0	0	0	0	0
意外伤害	需增加	0	0	0	0	0	0
	需淘汰	0	0	0	0	0	0

注释：

※ 传染病四项：指乙型肝炎病毒表面抗原、丙型肝炎病毒抗体、人类免疫缺陷病毒 HIV1＋2 型抗体及梅毒螺旋体抗体四项检测。

△ 丹参制剂：包括丹参注射液，复方丹参片等剂型。

＊ 奥美拉唑：包括奥美拉唑肠溶胶囊、奥美拉唑肠溶片两种剂型。

◇ 复方氨酚烷胺：包括复方氨酚烷胺胶囊和复方氨酚烷胺片两种剂型。

＃ 双黄连：包括双黄连口服液、双黄连片、双黄连胶囊、双黄连颗粒等中成药剂型。

☆ 风湿三项检查：包括化验项目有 CPR、RF、ASO 等。

内蒙古自治区"农村基层医疗卫生机构适宜卫生技术使用现状和需求"调研报告

内蒙古自治区卫生厅科教处　蓝　锋　袁慧忠
包头医学院继续教育学院（内蒙古自治区全科医学培训中心）　刘铮然　何金鑫
其他人员　白　钢

一、卫生技术利用情况

（一）调查病例基本情况

本次共调查病例 898 例，其中门诊病例 299 人，住院病例 599 人。门诊病例中呼吸道感染 19 例，其他均为 20 例。住院病例胆石症和胆囊炎 39 例，其他均为 40 例。男女性别比约为 0.72∶1，其中门诊病例为 0.69.1∶1，住院病例为 0.73∶1。

各病种平均年龄差异明显，门诊病人中脑梗阻、慢性阻塞性肺病、高血压、糖尿病、冠心病等平均年龄较高，最高值为 67 岁；正常分娩、子宫肌瘤、急性阑尾炎、腹腔疝、意外伤害等平均年龄较低，最低值为 27 岁。住院病人中慢性阻塞性肺病、高血压、冠心病、脑梗阻、糖尿病等平均年龄较高，最高值为 73 岁；正常分娩、急性阑尾炎、子宫肌瘤、意外伤害、四肢长骨骨折等平均年龄较低，最低值为 26 岁。门诊病例和住院病例平均年龄构成基本相同（表 1、表 2）。

各病种诊疗费用各异，其中门诊病例中脑梗阻、胆石症和胆囊炎及高血压等门诊费用较高；慢性肾炎、子宫肌瘤及急性阑尾炎等费用较低。住院病例中脑梗阻、慢性阻塞性肺疾病、四肢长骨骨折等的平均住院时间较长；四肢长骨骨折、子宫肌瘤及慢性肾炎等住院费用高，其中四肢长骨骨折费用最高，为 3911.57 元。正常分娩住院天数最少，平均为 1.8 天，意外伤害的住院费用均为最低值，116.77 元（表 3、表 4）。

门诊病例和住院病例的医疗支付方式构成有一定的不同，但主要都是以新农合为主，其中门诊病例新农合占病例数的 69.50%，住院病例中占总病例数的 96%，其余均为自费病人（表 5）。

（二）卫生技术利用分布情况

住院病例利用卫生技术种类明显高于门诊病例，主要为药物和化验。门病例中高血压、胆结石伴胆囊炎、冠心病利用种类较多，慢性胃炎、正常分娩利用种类较低，其中高血压的卫生技术种类为最大值，达 75 项；药物的应用比例平均约为 82.83%，最大值约为 92.86%；住院病例中慢性肾炎、胃及十二指肠溃疡、糖尿病、慢性阻塞性肺病利用种类较多，正常分娩、意外伤害等使用种类较低，其中慢性肾炎种类最多，达 171 种；药物的应用比例平均约为 76.62%，最大值约为 86.55%（表 6）。

（三）单病种卫生技术情况

（1）冠心病检查主要采用心电图、超声、x 线等诊断技术，化验主要采用血常规、尿常规、血脂等 8 类，具体排在前 5 位门诊化验项目依次是血常规、尿常规、血糖测定、血脂全套、血电解质测定等，住院为血常规、尿常规、血电解质测定、血脂全套、肝功等。药物主要采用中成活血化瘀药、降压药、扩张冠脉药、利尿药、强心药等，具体药物门诊应用前 5 位依次为脉络宁注射液、胞磷胆碱、心悦胶囊、血塞通、氯化钾等，住院为利巴韦林、地塞米松、脉络宁注射液、硝酸甘油、头孢噻肟等（表 7～表 9）。

（2）脑梗塞检查主要采用CT、超声、X线、心电图等诊断技术，化验主要采用血脂、尿常规、血糖、电解质等8类，具体排在前5位门诊化验项目依次是血脂全套、尿常规、血糖测定、血电解质测定、血常规等，住院为血糖测定、血脂全套、血常规、肝炎标志物测定、血电解质测定等。药物主要采用中成活血化瘀药、改善微循环药、降压药、消炎药、维生素等，具体药物门诊应用前5位依次为脉络宁注射液、胞磷胆碱、血塞通、曲克芦丁、氯化钾等，住院为胞磷胆碱、吡拉西坦、氯化钾、脉络宁注射液、血塞通等（表10～表12）。

（3）高血压检查主要采用心电图、超声、X线等诊断技术，化验主要采用血常规、电解质、血糖、尿常规等8类，具体排在前5位门、诊化验项目依次是血常规、血电解质测定、测血糖、尿常规、血脂全套等，住院为血常规、尿常规、肝功能、血脂全套、血电解质测定等。药物主要采用降压药、消炎药、活血化瘀药等，具体门诊药物应用前5位依次为脉络宁注射液、胞磷胆碱、利巴韦林、头孢噻肟、吲哚美辛等，住院为胞磷胆碱、脉络宁注射液、吡拉西坦、硝苯地平、维生素B6等（表13～表15）。

（4）糖尿病检查主要采用心电图、超声、X线等诊断技术，化验主要采用尿常规、血常规、血糖、血脂、电解质等7类，具体排在前5位门诊化验项目依次是血糖测试、血脂全套、血常规、尿常规、血电解质测定等，住院为尿常规、血常规、肝功能、血糖测试、血电解质测定等。药物主要采用降糖药、活血药、消炎药、维生素等，具体门诊药物应用前5位依次为二甲双胍、头孢呋辛、脉络宁注射液、利巴韦林、胞磷胆碱等，住院为胰岛素、氯化钾、脉络宁注射液、胞磷胆碱、小剂量阿司匹林等（表16～表18）。

（5）慢性肾炎检查住院病人主要采用超声、心电图、X线等诊断技术，门诊未用检查技术；化验主要采用尿常规、血脂、肾功、电解质等11类，具体门诊化验项目依次是尿常规、血糖测定、血脂全套、肾功能；住院排在前5位为血常规、肝功能、肾功能、尿常规、血电解质测定等。药物主要采用活血化瘀药、降压药、利尿药、理气益肾药等，具体门诊药物应用为肾炎四味胶囊、六味地黄丸、金匮肾气丸、济生肾气丸，住院药物应用前5位依次为舒血宁、呋塞米、硝酸甘油、氨苄西林舒巴坦、胰岛素等（表19～表21）。

（6）胆囊结石伴胆囊炎检查主要采用超声、心电图、X线等诊断技术，化验主要采用血常规、尿常规、血糖、血脂等8类，具体排在前5位门诊化验项目依次是血常规、尿常规、血糖测定、肾功能、血脂全套等，住院为血糖测定、肝功能、血常规、尿常规、血脂全套等。药物主要采用护肝药、消炎药、维生素、中药等，具体药物门诊应用前5位依次为维生素B6、维生素C、甲氰咪胍、氯化钾、氧氟沙星等，住院为甲氰咪胍、头孢噻肟、维生素C、胞磷胆碱、利巴韦林等（表22～表24）。

（7）肺炎和支气管炎检查主要采用心电图、X线、超声等诊断技术，化验主要采用血常规、肝功能、肝炎抗体、血脂、肾功能等8类，具体排在前5位门诊化验项目依次是血常规、肝功能、肾功能、尿常规、血脂全套等，住院为血常规、肝功能、肝炎标志物测定、血糖测定、血脂全套等。药物主要采用消炎药、活血药、激素、抗病毒药等，具体药物门诊应用前5位依次为利巴韦林、氧氟沙星、头孢噻肟、氨溴索、头孢呋辛等，住院为利巴韦林、氧氟沙星、氨溴索、头孢噻肟、阿莫西林克拉维酸等（表25～表27）。

（8）慢性阻塞性肺病检查主要采用心电图、X线、超声诊断技术，化验主要采用血常规、肝功、尿常规、血脂等8类，具体排在前5位门诊化验项目依次是血常规、肾功能、肝功能、尿常规、血脂全套等，住院为血常规、血糖测定、血脂全套、尿常规、肝功能等。药物主要采用扩张冠脉药、平喘药、活血药、消炎药、抗病毒药、利尿药等，具体药物门诊应用前5位依次为利巴韦林、丹参注射液、头孢噻肟、氧氟沙星、氨溴索，住院为氧氟沙星、氨茶碱、氨溴索、利巴韦林、地塞米松等（表28～表30）。

（9）胃及十二指肠溃疡检查主要采用心电图、X线、超声等诊断技术，化验主要采用尿常规、血常规、肝功能、肾功能等 9 类，具体排在前 5 位门诊化验项目依次是尿常规、血常规、肝功能、肾功能，住院排在前 5 位化验项目依次是血常规、肝功能、肾功能、血糖测试、粪便常规等。药物主要采用消炎药、胃粘膜保护药、解痉止痛，中成药等，具体药物门诊应用前 5 位依次为奥美拉唑、胃膜素胶囊、复方陈香胃片、三九胃泰颗粒、维 U 颠茄片等，住院为奥美拉唑、维生素 C、维生素 B6、美能注射液、氯化钾等（表 31 ~ 表 33）。

（10）急性阑尾炎检查主要采用心电图、超声、X 线等诊断技术，化验主要采用血常规、尿常规、血糖、乙肝抗体等 9 类，具体排在前 5 位门诊化验项目依次是尿常规、血常规、血糖测定、乙肝三对半，住院为血糖测定、凝血功能检查、血常规、肝炎标志物测定、血型鉴定等。药物主要采用消炎药、维生素类、电解质调节药等，具体药物门诊应用前 5 位依次为头孢噻肟、青霉素 V 钾片、阿莫西林、左氧氟沙星、头孢氨苄等，住院为维生素 C、维生素 B6、甲硝唑、氯化钾、甲氰米胍等（表 34 ~ 表 36）。

（11）腹腔疝检查主要采用心电图、超声、X 线等诊断技术，化验主要采用尿常规、血常规、肾功能、血糖、肝功能、血脂等 8 类，具体排在前 5 位门诊化验项目依次是血常规、尿常规、血糖测试、血脂全套、肾功能等，住院为血糖测试、凝血功能常规检查、肝炎标志物测定、血常规、血型鉴定定等。药物主要消炎药、维生素类、中成药、活血药等，具体药物门诊应用前 5 位依次为茴香橘核丸、头孢噻肟、甲硝唑、复方芦荟胶囊、左氧氟沙星等，住院为维生素 B6、甲硝唑、维生素 C、头孢噻肟、氧氟沙星（表 37 ~ 表 39）。

（12）四肢长骨骨折检查主要采用 X 线、心电图等诊断技术，化验主要采用血常规、尿常规、肝功能、血凝等 7 类，具体门诊化验项目两类为血常规、尿常规，住院排在前 5 位住院化验项目依次是血常规、肝功能、凝血功能检查、尿常规、血型鉴定等，药物主要采用中成药、解热镇痛药、壮骨药等，具体药物门诊应用三种骨折挫伤撒、布洛芬、牡蛎碳酸钙，住院前 5 位依次为止血芳酸注射液、地塞米松、头孢噻肟、甲硝唑、布洛芬（表 40 ~ 表 42）。

（13）子宫肌瘤检查主要采用心电图、超声、X 线等诊断技术，化验主要采用血常规、凝血、血糖、肝功等 8 类，具体门诊检查项目一类为血常规，排在前 5 位住院化验项目依次是凝血功能常规检查、血糖测试、肝功能、血常规、尿常规。药物主要采用消炎药、中成药、清热利湿解毒药，中成药等，具体药物门诊三种为桂枝茯苓胶囊、少腹逐瘀丸、云南白药胶囊，住院应用前 5 位依次为维生素 C、阿莫西林、甲硝唑、木香顺气丸、左氧氟沙星等（表 43 ~ 表 45）。

（14）正常分娩检查主要采用超声、心电图等诊断技术，化验主要采用血常规、尿常规、肝炎抗体、血糖等 6 类，具体排在前 5 位门诊化验项目依次是血常规、血糖测试、乙肝三对半、肝功能、尿常规，住院为尿常规、血常规、肝炎标志物测定、HIV 抗体测定、血型鉴定等。药物主要采用子宫收缩药、补气养血、保胎类药、中成药、消炎药、抗贫血药等，门诊应用两种味黄体酮、保胎丸，住院药物应用前 5 位依次为缩宫素、维生素 K1、头孢克肟、八珍益母丸、益母草等（表 46 ~ 表 48）。

（15）意外伤害检查主要采用 X 线、心电图、超声等诊断技术，化验主要采用血常规、血脂、尿常规、电解质等 6 类，具体排在前 5 位住院化验项目依次是血常规、血脂全套、尿常规、血电解质测定、血糖测定等。药物主要采用活血化瘀药，消炎药、中成药、维生素类等，具体药物门诊应用前 5 位依次为克林霉素、利多卡因、骨折挫伤散、维生素 C、维生素 B6 等，住院为维生素 C、甲氰咪胍、维生素 B6、葡醛内酯、阿托品（表 49 ~ 表 51）。

二、基层医疗机构调查

（一）人员配置和服务情况

调查机构职称以初级为主，职业种类以医技、公共卫生和护士为主。其中初级职称平均水平为

85%，其次是中级12%；职业种类医技比例最高，占55%，其次是公共卫生，占18%，护士约占16%（表69）。

门诊服务量内科平均占54.4%，儿科、妇产科所占比例较少，妇产科为6.5%，儿科为7.5%；出院服务量则同样是以内科为主，占总数的66.5%，妇产科仅占1.5%（表52~表54）。

（二）设备配置情况

设备配置率在80%以上，主要问题是型号的登记不完整，登记完整率约35%左右。设备的使用情况维持相对较高水平（表55）。

（三）药品配置情况

药品以国家及省市基本药物配置为主体。其中国家基本药物配置比例为69.6%，本省/本市基本药物30.4%，其他药物没有使用（表56）。

三、专家咨询

（一）需淘汰或增加的技术

针对各病种基本需要的技术占实际应用的比例较低，需淘汰和增加的卫生技术数量亦较少。门诊共有6种病涉及15项卫生技术需要淘汰，其中腹腔疝、胆石症伴胆囊炎淘汰的技术较多。技术种类种主要集中在化验和药物，化验占67%左右；共有9病种约有52类技术需要增加，其中脑梗阻、糖尿病、胃及十二指肠溃疡等需增加较多，需增加的技术种类药物和化验均占40%左右。住院共有8种病涉及35项卫生技术需要淘汰，其中胆石症伴胆囊炎、冠心病、急性阑尾炎、腹腔疝淘汰的技术较多。技术种类种主要集中在化验和药物，各约占45%左右；共有8病种约有37类技术需要增加，其中冠心病、脑梗阻、高血压等需增加较多，需增加的技术种类药物，约占60%左右。

其中各病种需要淘汰的化验如下，冠心病为肝功表面抗原、肝炎标志物测定；胆石症伴胆囊炎为血电解质测定、风湿三项；急性阑尾炎为肝炎标志物测定、血脂全套、胆固醇、乙肝三对半、传染病四项；腹腔疝为肝炎标志物测定、血胆固醇；四肢长骨骨折为血糖测定、血脂全套、血浆渗透压检查；正常分娩为肝炎标志物测定；意外伤害为血脂全套。

其中各病种需要淘汰的药物如下，冠心病为利巴韦林、地塞米松、小剂量阿司匹林、胞磷胆碱；胆石症伴胆囊炎为头孢噻肟、利巴韦林、脉络宁注射液、氨溴索；急性阑尾炎为维生素；腹腔疝为头孢噻肟、氨溴索、吡拉西坦、脉络宁注射液；四肢长骨骨折为地塞米松、氯化钠；子宫肌瘤为阿奇霉素、头孢噻肟；意外伤害为葡醛内酯。

专家建议冠心病需要增加的为凝血功能常规检查、肾功能，卡托普利、低分子肝素、瑞替普酶、波立维、胺碘酮、利多卡因、呋塞米、缓释钾、螺内酯片、异丙肾上腺、阿托品等；脑梗塞为头颅CT、TCD、颈动脉B超、4小时血压监测，凝血功能常规检查、INR（国际标准化比值），羟乙基淀粉、洛伐他汀、辛伐他汀、阿司匹林、氯吡格雷等；高血压为4小时血压监测、心超、TCD，洛伐他汀、阿司匹林等；糖尿病为格列本脲、格列齐特、瑞格列奈片、重组人胰岛素等；慢性肾炎为肝功能、血常规、血电解质测定等；胃及十二指肠溃疡为胃镜、HP，阿莫西林、胶体果胶铋、甲硝唑等；正常分娩为肝炎标志物测定、梅毒螺旋抗体实验、凝血功能检查，复方硫酸亚铁、硫酸镁、扑热息痛、卡前列甲酯等。

（二）医疗技术配置存在问题

目前医院人才，特别是专业人才缺乏，人员的层次结构不合理，很多科室高级职称少，好的大夫留不住，新毕业的专业学生不愿意去，医院医生的晋升难。部分设备陈旧，部分需要更新。药品短缺，特别是国家基本药品目录里中的药物无法满足病人的基本需求，尤其在治疗心脑血管疾病、糖尿病等老年人常见病多发病所需药物更加明显，患者常常是走出医院、进入药店，这种现象的存在直接影响着卫生院医疗工作的开展，直接影响到医疗服务质量。

四、讨论和建议

1. 医疗风险高发与医患关系紧张的现实出现了"干好干坏不一样"的现实，而由于医改解决了基层医疗卫生人员的编制，出现了"干多干少一个样"的现实，由此造成了"大锅饭"观念。正常分娩、子宫肌瘤手术等基层医疗卫生机构应该开展的业务，因存在风险高、官司难的现实，使得卫生院不愿或者不敢开展，导致基层医疗卫生机构服务能力降低，专业人员因缺乏锻炼而使得综合素质不升反降，与当前国家医改中强调的"重基本、强基层、建机制"原则背道而驰。

2. 由于不愿或不敢开展正常业务，缺乏激励机制，同时在职称评聘中存在卫生院专业技术人员可以评高级职称，却只能按中级职称兑现工资等等问题的存在，导致人才流失，基层专业技术队伍不稳定。应设立激励机制，调动员工的积极性。

3. 国家基本药物目录里的药物品种和数量应该及时更新和增加，否则根本无法满足人民群众日益增长的医药卫生服务需求。尤其在治疗心脑血管疾病、糖尿病等老年人常见病多发病所需药物更加明显，广大患者常常是走出医院、进入药店，这种现象的存在直接影响着卫生院医疗工作的开展，直接影响到医疗服务质量。

4. 基层医疗卫生机构的医疗设备缺乏专人管理，设备的登记不完整。部分设备陈旧需要淘汰，一些技术先进，适宜于基层使用的设备缺乏。

5. 人员技术相对落后，缺乏学习深造、培训的机会。尤其是急诊急救方面的专业技术人员，应得到及时培训。

6. 业务用房面积不足。随着卫生防疫工作在基层医疗卫生机构的实施，基本公共卫生等服务项目开展使得用房面积增加，加之病人数量增加，致使医疗用房紧张。

内蒙古自治区"农村基层医疗卫生机构适宜卫生技术使用现状和需求"调研报告附表

表 1 门诊病例年龄性别分布表

病种	样本量	年龄				性别	
		均数	标准差	最大值	最小值	男	女
冠心病	20	62	11	38	79	6	14
脑梗塞	20	67	9	56	83	12	8
高血压	20	65	9	50	82	11	9
糖尿病	20	62	12	41	87	7	13
慢性肾炎	20	56	7	43	76	9	11
胆石症和胆囊炎	20	50	14	23	74	2	18
肺炎和支气管炎	19	54	23	4	85	11	8
慢性阻塞性肺病	20	65	14	25	85	9	11
胃及十二指肠溃疡	20	61	15	35	89	7	13
急性阑尾炎	20	43	18	18	75	10	10
腹腔疝	20	45	23	9	74	14	6
四肢长骨骨折	20	50	15	11	74	12	8
子宫肌瘤	20	42	6	35	59	0	20
正常分娩	20	27	5	20	35	0	20
意外伤害	20	49	9	36	63	12	8
合计	299					122	177

表 2 住院病例年龄性别分布表

病种	样本量	年龄				性别	
		均数	标准差	最大值	最小值	男	女
冠心病	40	66	11	35	80	16	24
脑梗塞	40	64	9	47	84	23	17
高血压	40	67	11	40	89	16	24
糖尿病	40	64	11	37	78	23	17
慢性肾炎	40	55	17	24	82	11	29
胆石症和胆囊炎	39	59	11	40	80	10	29
肺炎和支气管炎	40	57	19	6	88	22	18
慢性阻塞性肺病	40	73	10	52	84	20	20
胃及十二指肠溃疡	40	60	13	37	85	18	22
急性阑尾炎	40	30	17	9	68	20	20
腹腔疝	40	52	17	11	79	38	2
四肢长骨骨折	40	49	19	12	80	19	21
子宫肌瘤	40	45	5	34	55	0	40
正常分娩	40	26	5	21	39	0	40
意外伤害	40	49	17	16	90	17	23
合计	599					253	346

表3 门诊病例费用情况

病种	样本量	门诊费用（元）			
		均数	标准差	最大值	最小值
冠心病	20	183.32	159.73	563.72	45
脑梗塞	20	299.51	190.94	630.65	74
高血压	20	229.86	172.45	577.4	72
糖尿病	20	99.92	133.14	553	14
慢性肾炎	20	60.3	27.81	97	21
胆石症和胆囊炎	20	243.11	130.63	524.09	86.9
肺炎和支气管炎	19	175.34	95.97	515.2	89
慢性阻塞性肺病	20	178.16	137.6	623.87	29
胃及十二指肠溃疡	20	99.99	90.06	289	6
急性阑尾炎	20	76.98	47.49	190	7
腹腔疝	20	79.05	45.71	216.3	10
四肢长骨骨折	20	180	102.96	350.7	33
子宫肌瘤	20	62.15	36.42	127	21
正常分娩	20	203	164.02	392	3
意外伤害	20	122.36	54.31	220.2	37

表4 住院病例住院天数和住院费用情况

病种	样本量	住院天数		住院费用（元）			
		均数	标准差	均数	标准差	最大值	最小值
冠心病	40	9.4	3.16	1041.1	388.4	2248.5	521
脑梗塞	40	10.7	3.48	1105.94	411.11	2384.6	403
高血压	40	8.63	4.13	1087.88	439.24	2562	360.2
糖尿病	40	8.88	3.98	1084.61	410.38	2205.5	409.6
慢性肾炎	40	9.13	4.97	2346.02	2128.49	9552.19	384
胆石症和胆囊炎	39	8.18	3.61	870.86	362.95	1943	281.6
肺炎和支气管炎	40	7.79	2.5	909.78	353.01	1846	362
慢性阻塞性肺病	40	9.98	3.35	1401.95	494.23	2671	536.4
胃及十二指肠溃疡	40	8.75	4.52	2052.65	1626.52	7445.07	0.66
急性阑尾炎	40	7.4	1.34	1024.47	147.89	1343.3	557.5
腹腔疝	40	8.02	1.6	1091.57	215.38	1812.01	794.6
四肢长骨骨折	40	9.65	4.41	3911.57	4455.57	14593.1	579
子宫肌瘤	40	7.03	2.11	3035	1414.29	5430	1312.8
正常分娩	40	1.8	2.49	657.13	130.71	1278	526
意外伤害	40	5.23	3.5	537.19	116.77	851.2	318

表5 门诊及住院病例医疗保险情况

病种	门诊			住院		
	新农合	自费	合计	新农合	自费	合计
冠心病	18	2	20	40	0	40
脑梗塞	20	0	20	40	0	40
高血压	20	0	20	40	0	40
糖尿病	15	5	20	40	0	40
慢性肾炎	10	10	20	40	0	40
胆石症和胆囊炎	20	0	20	39	0	39
肺炎和支气管炎	19	0	19	40	0	40
慢性阻塞性肺病	16	4	20	40	0	40
胃及十二指肠溃疡	10	10	20	40	0	40
急性阑尾炎	10	10	20	40	0	40
腹腔疝	10	10	20	39	0	40
四肢长骨骨折	10	10	20	40	0	40
子宫肌瘤	10	10	20	40	0	40
正常分娩	10	10	20	38	2	38
意外伤害	10	10	20	20	20	40
合计	208	91	299	576	22	599

表6 卫生技术种类利用情况表

病种	类型	卫生技术利用种类					合计
		检查	化验	药物	手术	其他治疗	
冠心病	门诊	4	6	63	0	0	73
	住院	6	10	83	0	0	99
脑梗塞	门诊	4	8	49	0	0	61
	住院	5	11	67	0	0	83
高血压	门诊	4	7	64	0	0	75
	住院	5	12	72	0	0	89
糖尿病	门诊	1	5	20	0	0	26
	住院	3	12	89	0	0	105
慢性肾炎	门诊	0	4	16	0	0	20
	住院	5	16	148	0	2	171
胆石症伴胆囊炎	门诊	4	9	61	0	0	74
	住院	5	11	53	0	0	69
肺炎和支气管炎	门诊	5	7	48	0	0	60
	住院	5	14	69	0	0	88
慢性阻塞性肺病	门诊	4	5	59	0	0	68
	住院	5	12	87	0	1	105
胃及十二指肠溃疡	门诊	3	5	60	0	0	68
	住院	6	28	114	0	0	148
急性阑尾炎	门诊	2	4	37	0	0	43
	住院	4	13	58	1	3	79
腹腔疝	门诊	1	6	26	0	0	33
	住院	4	14	62	2	5	87
四肢长骨骨折	门诊	4	1	31	1	1	39
	住院	5	20	39	2	3	69
子宫肌瘤	门诊	1	1	24	0	0	26
	住院	4	10	50	5	8	77
正常分娩	门诊	2	5	16	1	0	24
	住院	3	7	32	1	0	43
意外伤害	门诊	2	0	39	1	0	42
	住院	3	8	40	1	0	52

表7　冠心病检查前5位使用表

技术类别	冠心病			
	门诊	使用人数	住院	使用人数
检查	心电图	12	心电图	38
	胸部 X 片	2	B 超	26
	X 线摄片	1	X 线摄片	14
	B 超	1	胸部 X 片	13
	—	—	胸部 B 超	2

表8　冠心病化验前15位使用表

技术类别	冠心病			
	门诊	使用人数	住院	使用人数
化验	血常规	7	血常规	30
	尿常规	5	尿常规	27
	血糖测定	2	血电解质测定	16
	血脂全套	1	血脂全套	14
	血电解质测定	1	肝功能	13
	肝功能	1	血糖测定	12
	—	—	肝炎标志物测定	10
	—	—	肾功能	8
	—	—	生化全套	1

表9　冠心病药物前15位使用表

技术类别	冠心病			
	门诊	使用人数	住院	使用人数
药物	葡萄糖	20	氯化钠	35
	氯化钠	16	利巴韦林	27
	脉络宁注射液	10	地塞米松	26
	胞磷胆碱	10	葡萄糖	20
	心悦胶囊	6	脉络宁注射液	20
	血塞通	6	硝酸甘油	20
	氯化钾	4	头孢噻肟	18
	丹参注射液	4	阿莫西林克拉维酸	17
	利巴韦林	4	银杏达莫注射液	13
	维生素 B6	4	硝酸异山梨酯	12
	20% 甘露醇液	2	多巴胺	10
	地西泮	2	小剂量阿司匹林	10
	美托洛尔	2	氯化钾	8
	单硝酸异山梨酯	2	胞磷胆碱	8
	左氧氟沙星	1	辛伐他丁	8

表10 脑梗塞检查前5位使用表

技术类别	脑梗塞			
	门诊	使用人数	住院	使用人数
检查	心电图	11	心电图	37
	腹部B超	8	B超	33
	心脏超声	7	心超	11
	胸部X片	7	X线摄片	10
	—	—	胸部X片	10

表11 脑梗塞检查前15位使用表

技术类别	脑梗塞			
	门诊	使用人数	住院	使用人数
化验	血脂全套	17	尿常规	35
	尿常规	16	血糖测定	31
	血糖测定	13	血脂全套	30
	血电解质测定	11	血常规	29
	血常规	10	肝炎标志物测定	26
	肝功能	3	血电解质测定	17
	肾功能	3	肝功能	15
	—	—	肾功能	4
	—	—	类风湿因子测定	1

表12 脑梗塞药物前15位使用表

技术类别	脑梗塞			
	门诊	使用人数	住院	使用人数
药物	葡萄糖	20	葡萄糖	40
	氯化钠	20	胞磷胆碱	36
	脉络宁注射液	18	氯化钠	28
	胞磷胆碱	20	吡拉西坦	26
	血塞通	16	氯化钾	26
	曲克芦丁	6	脉络宁注射液	20
	氯化钾	4	血塞通	18
	银杏叶片	2	小剂量阿司匹林	16
	异丙嗪	2	维生素C	12
	氧氟沙星	2	维生素B6	12
	维生素C	2	头孢噻肟	10
	头孢呋辛	2	利巴韦林	10
	前列舒乐胶囊	2	右旋糖酐	10
	前列康片	2	硝苯地平	10
	大活络丹丸	2	华佗再造丸	5

表13　高血压检查前5位使用表

技术类别	高血压			
	门诊	使用人数	住院	使用人数
检查	心电图	16	心电图	34
	X线摄片	4	B超	23
	B超	4	X线摄片	14
	胸部X片	1	胸部X片	13
	—	—	脑部CT	4

表14　高血压化验前15位使用表

技术类别	高血压			
	门诊	使用人数	住院	使用人数
化验	血常规	11	血常规	37
	血电解质测定	8	尿常规	33
	测血糖	8	肝功能	32
	尿常规	6	血脂全套	21
	血脂全套	6	血电解质测定	18
	肝炎标志物测定	2	测血糖	17
	肝功能	1	肝炎标志物测定	15
	—	—	血糖血脂	13
	—	—	肾功能	6
	—	—	肝功+表面抗原	3
	—	—	头孢皮试	1
	—	—	类风湿因子测定	1

表15　高血压药物前15位使用表

技术类别	高血压			
	门诊	使用人数	住院	使用人数
药物	葡萄糖	20	葡萄糖	40
	脉络宁注射液	14	胞磷胆碱	36
	胞磷胆碱	14	脉络宁注射液	24
	氯化钠	12	吡拉西坦	22
	利巴韦林	10	硝苯地平	20
	头孢噻肟	8	维生素B6	16
	吲哚美辛	6	头孢噻肟	14
	氧氟沙星	6	维生素C	14
	氯化钾	4	利巴韦林	14
	丹参注射液	4	丹参注射液	12
	甲氰咪胍	4	阿莫西林克拉维酸	10
	头孢呋辛	4	小剂量阿司匹林	10
	维生素B1	4	血塞通	10
	硝苯地平	4	辛伐他丁	8
	依那普利	2	硝酸异山梨酯	8

表 16　糖尿病检查前 5 位使用表

技术类别	糖尿病			
	门诊	使用人数	住院	使用人数
检查	心电图	2	心电图	34
	—	—	B 超	18
	—	—	X 线摄片	10
	—	—	胸部 X 片	5
	—	—	—	—

表 17　糖尿病化验前 15 位使用表

技术类别	糖尿病			
	门诊	使用人数	住院	使用人数
化验	血糖测试	11	尿常规	39
	血脂全套	10	血常规	38
	血常规	2	肝功能	23
	尿常规	2	血糖测试	23
	血电解质测定	1	血电解质测定	19
	—	—	血脂全套	18
	—	—	血糖血脂	15
	—	—	肝炎标志物测定	12
	—	—	肾功能	10
	—	—	肝功 + 表面抗原	2
	—	—	血型鉴定	2
	—	—	凝血功能检查	1

表 18　糖尿病药物前 15 位使用表

技术类别	糖尿病			
	门诊	使用人数	住院	使用人数
药物	氯化钠	16	葡萄糖	40
	二甲双胍	10	胰岛素	40
	头孢呋辛	4	氯化钾	36
	脉络宁注射液	4	氯化钠	22
	利巴韦林	4	脉络宁注射液	20
	胞磷胆碱	4	胞磷胆碱	20
	壮腰健肾丸	2	小剂量阿司匹林	18
	胰岛素	2	硝苯地平	18
	依那普利	2	氧氟沙星	14
	氧氟沙星	2	卡托普利	14
	血塞通	2	二甲双胍	14
	甲氧氯普胺	2	辛伐他丁	12
	维生素 B6	2	血塞通	10
	头孢噻肟	2	硝酸异山梨酯	10
	庆大霉素	2	维生素 B6	8

表19　慢性肾炎检查前5位使用表

技术类别	慢性肾炎			
	门诊	使用人数	住院	使用人数
检查	—	—	B超	31
	—	—	心电图	16
	—	—	心电图床旁	15
	—	—	胸部X片	12
	—	—	腹部B超	1

表20　慢性肾炎化验前15位使用表

技术类别	慢性肾炎			
	门诊	使用人数	住院	使用人数
化验	尿常规	10	血常规	53
	血糖测定	3	肝功能	27
	血脂全套	3	肾功能	22
	肾功能	1	尿常规	16
	—	—	血电解质测定	12
	—	—	血脂全套	8
	—	—	血糖测定	8
	—	—	心肌酶	7
	—	—	血型鉴定	4
	—	—	尿蛋白测定	2
	—	—	粪便常规	2
	—	—	血糖血脂	2
	—	—	梅毒螺旋特异抗原测定	2
	—	—	交叉配血试验	2
	—	—	血生化全套	2

表21　慢性肾炎药物前15位使用表

技术类别	慢性肾炎			
	门诊	使用人数	住院	使用人数
药物	肾炎四味胶囊	20	氯化钠	40
	六味地黄丸	8	葡萄糖	38
	金匮肾气丸	6	舒血宁	12
	济生肾气丸	2	呋塞米	12
			硝酸甘油	10
			氨苄西林舒巴坦	10
			胰岛素	8
			硝苯地平	8
			碳酸氢钠	8
			奥美拉唑	8
			氨曲南	8
			氨茶碱	8
			尿毒清颗粒	6
			多潘立酮	6
			氯化钾	3

表 22　胆囊结石伴胆囊炎检查前 5 位使用表

技术类别	胆石症和胆囊炎			
	门诊	使用人数	住院	使用人数
检查	B 超	16	心电图	35
	心电图	12	B 超	20
	胸部 X 片	9	心脏超声	17
	X 线摄片	2	腹部 B 超	17
	—		胸部 X 片	17

表 23　胆囊结石伴胆囊炎化验前 15 位使用表

技术类别	胆石症和胆囊炎			
	门诊	使用人数	住院	使用人数
化验	血常规	17	血糖测定	25
	尿常规	17	肝功能	24
	血糖测定	13	血常规	23
	肾功能	10	尿常规	23
	血脂全套	9	血脂全套	19
	血电解质测定	7	肝炎标志物测定	18
	肝功能	2	血电解质测定	17
	类风湿因子测定	2	肾功能	2
			血糖血脂	2
	—		类风湿因子测定	1

表 24　胆囊结石伴胆囊炎药物前 15 位使用表

技术类别	胆石症和胆囊炎			
	门诊	使用人数	住院	使用人数
药物	葡萄糖	20	葡萄糖	39
	氯化钠	18	甲氰咪胍	36
	维生素 B6	16	氯化钠	34
	维生素 C	12	头孢噻肟	26
	甲氰咪胍	12	维生素 C	18
	氯化钾	12	胞磷胆碱	16
	氧氟沙星	10	利巴韦林	14
	头孢噻肟	8	脉络宁注射液	12
	利巴韦林	6	阿莫西林克拉维酸	12
	头孢呋辛	6	氧氟沙星	10
	利胆素（羟甲盐酸胺）	4	头孢呋辛	10
	肌苷	4	甲硝唑	10
	黄芪注射液	4	654 - -2	10
	肝泰乐注射液	4	维生素 K3	8
	青霉素	2	氨溴索	8

表25 肺炎和支气管炎检查前5位使用表

技术类别	肺炎和支气管炎			
	门诊	使用人数	住院	使用人数
检查	心电图	11	心电图	29
	胸片	6	X线摄片	16
	B超	3	胸部X片	16
	X线摄片	3	B超	13
	心脏超声	1	心脏超声	1

表26 肺炎和支气管炎化验前15位使用表

技术类别	肺炎和支气管炎			
	门诊	使用人数	住院	使用人数
化验	血常规	10	血常规	37
	肝功能	10	肝功能	16
	肾功能	6	肝炎标志物测定	12
	尿常规	3	血糖测定	12
	血脂全套	3	血脂全套	9
	血糖测定	2	肾功能	4
	乙肝三对半	1	尿常规	4
	—	—	血脂血糖	3
	—	—		
	—	—	血电解质测定	2
	—	—	HIV	2

表27 肺炎和支气管炎药物前15位使用表

技术类别	肺炎和支气管炎			
	门诊	使用人数	住院	使用人数
药物	氯化钠	20	氯化钠	36
	利巴韦林	20	利巴韦林	26
	氧氟沙星	18	葡萄糖	22
	头孢噻肟	12	氧氟沙星	20
	氨溴索	8	氨溴索	14
	头孢呋辛	6	头孢噻肟	12
	氨茶碱	4	阿莫西林克拉维酸	10
	氯苯那敏	4	头孢呋辛	8
	祛痰止咳颗粒	2	硝酸甘油	4
	庆大霉素	2	脉络宁注射液	4
	赖氨匹林	2	多巴胺	4
	丹参注射液	2	丹参注射液	4
	葡萄糖	2	辛伐他丁	2
			小剂量阿司品林	2
			氢化可的松	2

表 28　慢性阻塞性肺病检查前 5 位使用表

技术类别	慢性阻塞性肺病			
	门诊	使用人数	住院	使用人数
检查	心电图	8	心电图	39
	胸片	4	B 超	27
	B 超	2	胸片	20
	X 线摄片	1	X 线摄片	19
	—		—	—

表 29　慢性阻塞性肺病化验前 15 位使用表

技术类别	慢性阻塞性肺病			
	门诊	使用人数	住院	使用人数
化验	血常规	9	血常规	22
	肾功能	7	血糖测定	20
	肝功能	3	血脂全套	20
	尿常规	1	尿常规	20
	血脂全套	1	肝功能	19
	—	—	血电解质测定	18
	—	—	肝炎标志物测定	13
	—	—	血糖血脂	4
	—	—	肝功能 + 表面抗原	3
	—	—	肾功能	2

表 30　慢性阻塞性肺病药物前 15 位使用表

技术类别	慢性阻塞性肺病			
	门诊	使用人数	住院	使用人数
药物	葡萄糖	16	葡萄糖	40
	氯化钠	14	氧氟沙星	36
	利巴韦林	12	氨茶碱	34
	丹参注射液	8	氯化钠	28
	头孢噻肟	8	氨溴索	28
	氧氟沙星	8	利巴韦林	24
	氨溴索	8	地塞米松	24
	地塞米松	4	头孢噻肟	20
	地奥心血康胶囊	4	头孢呋辛	16
	沙丁胺醇	4	呋塞米	16
	氨茶碱	4	沙丁胺醇	16
	阿莫西林	4	黄芪注射液	16
	硝酸异山梨酯	2	多巴胺	12
	维生素 C	2	氯化钾	12
	琥乙红霉素	2	硝酸甘油	10

表 31 胃及十二指肠溃疡检查前 5 位使用表

技术类别	胃及十二指肠溃疡			
	门诊	使用人数	住院	使用人数
检查	胸部 X 片	6	心电图	17
	心电图	6	腹部 B 超	17
	心脏超声	4	床旁心电图	15
	腹部 B 超	4	胸部 X 片	15
	—	—	B 超	12

表 32 胃及十二指肠溃疡化验前 15 位使用表

技术类别	胃及十二指肠溃疡			
	门诊	使用人数	住院	使用人数
化验	尿常规	7	血常规	43
	血常规	2	肝功能	17
	肝功能	1	肾功能	17
	肾功能	1	血糖测试	16
			粪便常规	13
	—	—	血电解质测定	12
	—	—	尿常规	11
	—	—	肝炎标志物测定	9
	—	—	血脂全套	8
	—	—	血型鉴定	7
	—	—	梅毒螺旋特异抗原测定	6
	—	—	HIV 抗体测定	4
	—	—	交叉配血试验	3
	—	—	凝血功能常规检查	3
	—	—	血糖血脂	2

表 33 胃及十二指肠溃疡药物前 15 位使用表

技术类别	胃及十二指肠溃疡			
	门诊	使用人数	住院	使用人数
药物	奥美拉唑	18	氯化钠	40
	胃膜素胶囊	8	葡萄糖	36
	复方陈香胃片	6	奥美拉唑	26
	三九胃泰颗粒	4	维生素 C	14
	维 U 颠茄片	2	维生素 B6	14
			美能注射液	14
			葡萄糖	12
			氯化钾	12
			血凝酶	12
			胃膜素	10
			去甲肾上腺素	10
			凝血酶	10
			复方氯化钠	10
			奥美拉唑	10
			氨苄西林舒巴坦	8

表34 急性阑尾炎检查前5位使用表

技术类别	急性阑尾炎			
	门诊	使用人数	住院	使用人数
	胸部B超	5	心电图	30
	腹部B超	5	胸部B超	29
检查	心电图	3	腹部B超	29
	胸部X片	1	胸部X片	1
	B超	1	X线摄片	1

表35 急性阑尾炎化验前15位使用表

技术类别	急性阑尾炎			
	门诊	使用人数	住院	使用人数
	尿常规	1	血糖测定	26
	血常规	1	凝血功能检查	22
	血糖测定	1	血常规	20
	乙肝三对半	1	肝炎标志物测定	20
			血型鉴定	19
			尿常规	18
化验	—	—	血脂全套	11
	—	—	肝功能	6
	—	—	肾功能	6
	—	—	乙肝三对半	4
	—	—	血生化全套	1
	—	—	传染病四项	1

表36 急性阑尾炎药物前15位使用表

技术类别	急性阑尾炎			
	门诊	使用人数	住院	使用人数
	氯化钠	10	氯化钠	40
	头孢噻肟	4	葡萄糖	40
	青霉素V钾片	4	维生素C	40
	阿莫西林	4	维生素B6	32
	左氧氟沙星	2	甲硝唑	30
	头孢氨苄	2	葡萄糖	27
	青霉素针	2	氯化钾	25
药物	螺旋霉素	2	甲氰米胍	23
	克林霉素	2	维生素	15
	甲硝唑	2	头孢噻肟	14
	阿莫西林克拉维酸	2	青霉素	12
			哌替啶	10
			头孢拉定	9
			头孢呋辛	8
			左氧氟沙星	7

表36 腹腔疝检查前5位使用表

技术类别	腹腔疝			
	门诊	使用人数	住院	使用人数
检查	心电图	9	心电图	37
	—	—	腹部B超	3
	—	—	B超	1
	—	—	X线摄片	1
	—	—	—	—

表38 腹腔疝化验前15位使用表

技术类别	腹腔疝			
	门诊	使用人数	住院	使用人数
化验	血常规	9	血糖测试	31
	尿常规	5	凝血功能常规检查	24
	血糖测试	2	肝炎标志物测定	18
	血脂全套	2	血常规	19
	肾功能	2	血型鉴定	16
	传染四项	2	尿常规	15
	凝血功能常规检查	2	肾功能	14
	乙肝三对半	1	肝功能	12
			血脂全套	10
	—	—	血电解质测定	3
	—	—	传染病四项	2

表39 腹腔疝药物前15位使用表

技术类别	腹腔疝			
	门诊	使用人数	住院	使用人数
药物	茴香橘核丸	10	葡萄糖	40
	氯化钠	8	维生素B6	38
	头孢噻肟	6	氯化钠	36
	甲硝唑	4	甲硝唑	30
	复方芦荟胶囊	4	维生素C	22
	左氧氟沙星	2	头孢噻肟	19
	头孢氨苄	2	氧氟沙星	16
	木香顺气丸	2	氨溴索液	16
	麻仁滋脾丸	2	吡拉西坦	12
	克林霉素	2	脉络宁注射液	10
			哌替啶	8
			阿莫西林	8
			曲马多	6
			氯唑西林	6
			甲氰咪胍	6

表 40　四肢长骨骨折检查前 5 位使用表

| 技术类别 | 四肢长骨骨折 | | | |
	门诊	使用人数	住院	使用人数
检查	X 线摄片	11	关节正侧位	40
	胸部 X 片	2	心电图	37
	心电图	2	X 线摄片	4
	—	—	B 超	3
	—	—	床旁 X 线摄片	1

表 41　四肢长骨骨折化验前 15 位使用表

| 技术类别 | 四肢长骨骨折 | | | |
	门诊	使用人数	住院	使用人数
化验	血常规	1	血常规	35
	尿常规	1	肝功能	15
	—	—	凝血功能检查	13
	—	—	尿常规	11
	—	—	血型鉴定	9
	—	—	肾功能	9
	—	—	血糖测定	9
	—	—	HIV 抗原测定	6
	—	—	乙肝三对半	4
	—	—	梅毒螺旋特异抗原测定	4
	—	—	交叉配血试验	3
	—	—	红细胞测定	2
	—	—	血脂全套	2
	—	—	血糖血脂	1
	—	—	血浆渗透试验	1

表 42　四肢长骨骨折药物前 15 位使用表表

| 技术类别 | 四肢长骨骨折 | | | |
	门诊	使用人数	住院	使用人数
药物	骨折挫伤撒	10	氯化钠	38
	布洛芬	4	止血芳酸注射液	36
	牡蛎碳酸钙	2	地塞米松	24
			葡萄糖	23
			头孢噻肟	19
			甲硝唑	15
			布洛芬	14
			利多卡因	13
			骨康胶囊	13
			泰勒宁胶囊	13
			甘露醇	12
			独一味胶囊	11
			接骨丹	11
			复方氯化钠	10
			布比卡因	9

表43　子宫肌瘤检查前5位使用表

技术类别	子宫肌瘤			
	门诊	使用人数	住院	使用人数
检查	心电图	10	心电图	40
	—	—	B超	40
	—	—	胸片	19
	—	—	胸部X片	10
	—	—	—	—

表44　子宫肌瘤化验前15位使用表

技术类别	子宫肌瘤			
	门诊	使用人数	住院	使用人数
化验	血常规	10	凝血功能常规检查	25
	—	—	血糖测试	24
	—	—	肝功能	20
	—	—	血常规	16
	—	—	尿常规	15
	—	—	肾功能	4
	—	—	传染病四项	4
	—	—	肝炎标志物测定	3
	—	—	血电解质测定	2
	—	—	胆固醇	1

表45　子宫肌瘤药物前15位使用表

技术类别	子宫肌瘤			
	门诊	使用人数	住院	使用人数
药物	桂枝茯苓胶囊	20	维生素C	40
	少腹逐瘀丸	12	阿莫西林	24
	云南白药胶囊	10	甲硝唑	22
			木香顺气丸	22
			左氧氟沙星	22
			磷霉素钙	20
			阿奇霉素	12
			乳酶生	12
			琥乙红霉素	10
			头孢噻肟	6
			头孢氨苄	6
			多潘立酮	6
			肝胃气痛片	6
			甲氰咪胍	4
			洛美沙星	4

表 46　正常分娩检查前 5 位使用表

技术类别	正常分娩			
	门诊	使用人数	住院	使用人数
	B 超	15	B 超	28
检查	—	—	心电图	10
	—	—	—	—

表 47　正常分娩化验前 15 位使用表

技术类别	正常分娩			
	门诊	使用人数	住院	使用人数
	血常规	6	尿常规	17
	血糖测试	5	血常规	12
	乙肝三对半	5	肝炎标志物测定	8
化验	肝功能	2	HIV 抗体测定	7
	尿常规	1	血型鉴定	5
	—	—	肾功能	3
	—	—	乙肝三对半	1

表 48　正常分娩药物前 15 位使用表

技术类别	正常分娩			
	门诊	使用人数	住院	使用人数
	黄体酮	4	缩宫素	27
	保胎丸	2	维生素 K1	20
			头孢克肟	18
			八珍益母丸	18
			益母草	14
			磷霉素	13
			催乳片	13
药物			氯化钠	9
			阿奇霉素	8
			补血颗粒	6
			慈航片	5
			替硝唑	5
			新健胃片	5
			葡萄糖	5
			复方硫酸亚铁	5

表 49　意外伤害检查前 5 位使用表

技术类别	意外伤害			
	门诊	使用人数	住院	使用人数
检查	X 线摄片	3	X 线摄片	13
	心电图	1	心电图	9
	—	—	B 超	2

表 50　意外伤害化验前 15 位使用表

技术类别	意外伤害			
	门诊	使用人数	住院	使用人数
化验	—	—	血常规	11
	—	—	血脂全套	10
	—	—	尿常规	5
	—	—	血电解质测定	5
	—	—	血糖测定	3
	—	—	凝血功能检查	3
	—	—	肝功能	1

表 51　意外伤害药物前 15 位使用表

技术类别	意外伤害			
	门诊	使用人数	住院	使用人数
药物	氯化钠	14	维生素 C	40
	葡萄糖	10	甲氰咪胍	40
	克林霉素	8	葡萄糖	40
	利多卡因	6	氯化钠	40
	骨折挫伤散	4	维生素 B6	38
	维生素 C	4	葡醛内酯	34
	维生素 B6	4	阿托品	20
	维生素 AE 胶丸	2	解磷定	18
	头孢噻肟	2	辅酶 A	18
	头孢氨苄	2	三磷酸腺苷	12
	泰勒宁胶囊	2	胞磷胆碱	6
	过氧化氢	2	奥美拉唑	4
	牡蛎碳酸钙	2	葡萄糖酸钙	2
	脉络宁注射液	2	尼可刹米	2
	氯唑沙宗	2	云南白药胶囊	2

表52 调查机构人员配置情况

类别		松山区初头朗镇中心卫生院		经棚镇新庙卫生院		合计	
		数量	百分比	数量	百分比	数量	百分比
职称	高级	1	3%	1	4%	2	3%
	中级	6	17%	1	4%	7	12%
	初级	28	80%	23	92%	51	85%
种类	公共卫生	8	16%	4	24%	12	18%
	中医	3	6%	4	24%	7	10%
	护士	7	14%	4	24%	11	16%
	医技	32	64%	5	29%	37	55%

表53 调查机构门急诊服务量情况

服务量		松山区初头朗镇中心卫生院		经棚镇新庙卫生院		合计	
		数量	百分比	数量	百分比	数量	百分比
门诊	内科	15263	58.8	4830	43.80	20093	54.3
	外科	3345	12.9	2978	27.00	6323	17.2
	妇产科	1426	5.5	963	8.73	2389	6.5
	儿科	896	3.4	1894	17.15	2790	7.5
	其他	5022	19.4	369	3.32	5391	14.5
合计		25952	100	11026	100	36986	100

表54 调查机构出院病人服务量情况

服务量		松山区初头朗镇中心卫生院		经棚镇新庙卫生院		合计	
		数量	百分比	数量	百分比	数量	百分比
门诊	内科	452	66	393	67.4	845	66.5
	外科	124	18	121	21.0	245	19.4
	妇产科	5	0.7	14	2.4	19	1.5
	儿科	98	14	27	4.6	125	9.8
	其他	9	1.3	27	4.6	36	2.8
合计		688	100	582	100	1270	100

表55 调查机构设备配置情况表

配置情况	应配置	松山区初头朗镇中心卫生院		经棚镇新庙卫生院	
		数量	百分比	数量	百分比
设备配备	39	35	89.74	32	82.05
型号登记	39	16	41.02	12	30.77
实际数量		195		89	
使用情况	39	35	89.74	32	82.05

表56 调查机构基本药物配置情况

配置情况	松山区初头朗镇中心卫生院		经棚镇新庙卫生院	
	数量	百分比	数量	百分比
国家基本药物	171	54.98%	262	84.24%
本省/本市基本药物	7	3.39%	103	50.00%
其他药物				
合计	178	34.43%	365	70.60%

新疆维吾尔自治区"农村基层医疗卫生机构适宜卫生技术使用现状和需求"调研报告

新疆维吾尔自治区卫生厅科教处　崔　燕
新疆医科大学继续教育学院　李建光

一、基本情况

（一）门诊病历基本情况

本次共调查 15 种指定疾病的门诊病历 150 例（每种疾病为 10 例）。男女性别比约为 1∶1.3；不同疾病的平均年龄不同，高血压和冠心病的平均年龄最大，为 60 岁；急性阑尾炎、正常分娩和呼吸道感染的平均年龄最小，分别为 21 岁、23 岁（表1）。不同疾病的平均门诊费用不同，慢性肾炎、正常分娩和子宫肌瘤位列前三，分别为 989.5 元、898.9 元及 754.4 元；呼吸道感染的门诊费用最低，为 16.7 元（表2）。门诊病历的医保构成主要为"新农合"，达病历总数的 68.7%（表3）

（二）住院病历基本情况

本次共调查 15 种指定疾病的住院病历 389 例。男女性别比约为 1∶1；不同疾病的平均年龄相差较大，其中脑梗塞、慢性阻塞性肺病、糖尿病的为前三位，分别为 67 岁、65 岁和 62 岁；呼吸道感染的平均年龄最低，为 20 岁，其次为正常分娩、急性阑尾炎分别为 23 岁和 28 岁（表4）。不同疾病的平均住院天数不同，其中慢性阻塞性肺病、四肢长骨骨折、糖尿病位列前三，分别为 13 天、12 天和 11.5 天；正常分娩的平均住院天数最少，为 5 天。不同疾病的平均住院费用不同，其中四肢长骨骨折住院费用最高，为 2808.0 元，其次慢性肾炎和意外伤害，分别为 2664.5 元和 2550.7 元；阑尾炎为最低，689.1 元（表5）。住院病历医疗保险构成主要为"新农合"，占总病历数的 89.7%（表6）。

二、卫生技术利用情况

（一）卫生技术种类利用分布情况

对 15 种疾病卫生技术利用种类分析显示：首先，门诊使用卫生技术种类的数量明显低于住院，主要表现在化验和药物的使用。其次，不同疾病使用的卫生技术情况差异明显，门诊使用前三位分别为意外伤害、慢性肾炎和正常分娩；住院使用前三位的分别为意外伤害、脑梗塞和慢性肾炎（表7）。

（二）单病种卫生技术情况分析

根据调研病种卫生技术的使用人数和使用频次进行排序，列出每种检查的前 5 位，化验和药物的前 5 位，手术和其他治疗的前 5 位值。

（1）冠心病

1. 检查（表8）

2. 化验（表9）

3. 药物（表10）

4. 手术及其他治疗（表11）

（2）脑梗塞

1. 检查（表12）

2. 化验（表13）

3. 药物（表14）

4. 手术及其他治疗（表15）

（3）高血压

1. 检查（表16）

2. 化验（表17）

3. 药物（表18）

4. 手术及其他治疗（表19）

（4）糖尿病

1. 检查（表20）

2. 化验（表21）

3. 药物（表22）

4. 手术及其他治疗（表23）

（5）慢性肾炎

1. 检查（表24）

2. 化验（表25）

3. 药物（表26）

4. 手术及其他治疗（表27）

（6）胆石症和胆囊炎（表28）

1. 检查

2. 化验（表29）

3. 药物（表30）

4. 手术及其他治疗（表31）

（7）呼吸道感染

1. 检查（表32）

2. 化验（表33）

3. 药物（表34）

4. 手术及其他治疗（表35）

（8）慢性阻塞性肺病

1. 检查（表36）

2. 化验（表37）

3. 药物（表38）

4. 手术及其他治疗（表39）

（9）胃及十二指肠溃疡

1. 检查（表40）

2. 化验（表41）

3. 药物（表42）

4. 手术及其他治疗（表43）

（10）阑尾炎

1. 检查（表44）

2. 化验（表45）

3．药物（表46）

4．手术及其他治疗（表47）

（11）腹腔疝

1．检查（表48）

2．化验（表49）

3．药物（表50）

4．手术及其他治疗（表51）

（12）四肢骨折

1．检查（表52）

2．化验（表53）

3．药物（表54）

4．手术及其他治疗（表55）

（13）子宫肌瘤

1．检查（表56）

2．化验（表57）

3．药物（表58）

4．手术及其他治疗（表59）

（14）正常分娩

1．检查（表60）

2．化验（表61）

3．药物（表62）

4．手术及其他治疗（表63）

（15）意外伤害

1．检查（表64）

2．化验（表65）

3．药物（表66）

4．手术及其他治疗（表67）

三、基层医疗机构人员、设备等配置利用情况

（一）基层医疗机构人员配置和服务情况

调查显示，调查机构职称以初级为主，其中初级职称平均水平为86.1%，其次为中级职称13.9%；医务人员种类以护士和医生为主，其中公共卫生所占比例最高，为36.1%，其次是护士，为33.3%。医护比例约为1∶2。（表68）

调查显示，门诊服务量以内科为主，约占81.1%，其次为儿科，约占14.7%，妇产科、外科科分别为1.4%和2.6%（表69）。出院病人服务量仍以内科为主，约为87.17%（表70）。

（二）基层医疗机构设备配置情况

调查表明，调查机构的平均设备配置比例不高，为73.81%，型号登记不完整，仅为26.19%，设备的使用情况维持在69.05%以上。两家卫生院的设备配置情况不同，玛纳斯县乐土驿卫生院明显高于和静县巴润哈尔莫墩镇中心卫生院，约为64.29%（表71）。

（三）基层医疗机构药品配置情况

和静县巴润哈尔莫墩镇中心卫生院配置药物均为国家和本省市的基本药物，无未配置基本药物和超额配置药物等，玛纳斯县乐土驿卫生院尚未配置的药品种18类，超额配备的药品种3类。

四、卫生技术专家咨询

（一）目前医院在人才、药品、设备等方面存在的问题和建议。

目前，我区基层医疗卫生机构存在：

1. 从业人员学历偏低，职称偏低，诊疗技术差。

2. 新疆地域辽阔，自然环境恶劣，点多、面广、交通线长，造成医疗卫生服务半径大，导致卫生人才队伍总量相对于实际的医疗卫生服务需求仍显不足，无法满足当地群众的实际需求。

3. 医疗卫生人员区域分布不平衡，人才流动不合理。

（二）15 种疾病需要增加的卫生技术

各病种专家咨询需要淘汰的具体技术名称及需要增加的具体技术名称如下：农村医疗卫生技术共需增加 21 项，其中检查项 11 项，化验项 8 项，药物 2 种（表72 ~ 表80）。

（三）15 种疾病需要淘汰的卫生技术

各病种专家咨询需要淘汰的具体技术名称如下：农村医疗卫生技术共需增加 15 项，其中检查项 3 项，化验项 12 项（表81 ~ 表88）。

目前困扰我国城乡居民的"看病难、看病贵"问题，在农村显得更为严重，进而引发"因病致贫、因病返贫"现象，这严重影响我国社会的安定团结与和谐发展，阻碍了全面建设小康社会目标的实现[1]。农村卫生技术人员工作在农村初级卫生保健的最前线，处于农村三级医疗卫生体系的网底，他们的综合素质和业务水平会直接影响到广大农村居民的生命健康，同时在职教育和技术培训又是影响其业务水平和综合素质的重要因素[2]。适宜技术是指医疗卫生成果中适用面广、可用性强、易为农村、基层卫生医疗机构接受的医疗卫生新技术、新方法和新产品等[3]。

五、讨论和建议

1. 加强培训工作。为了适应新形势下基层卫生工作的需要，进一步加强基层卫生人员的学习能力、实践能力和创新能力，对现有从业人员，应加大培训力度，提高综合能力。

2. 给予政策支持。为了充实基层医疗卫生机构从业人员，应该给予政策支持，让合适的人选，到最需要的地方。

3. 基层卫生院药品种类有限，建议提供更多药物，尤其是慢病药物。

4. 医疗设备落后。基层卫生院设备落后，配置不全，应加大更新力度。

总而言之，中国农村卫生适宜技术推广应用是一项复杂的系统工程，既需要政府的正确领导和大力投入，又需要全社会关注和支持，也需要医学类高校及相关科研院所的积极探索，努力创新，大力推广，不断探索和完善新时期中国农村卫生适宜技术推广应用的道路[4]。

参 考 文 献

[1] 王润华，刘俊，王艳，等. 农村卫生适宜技术推广示范研究中的模式、机制及其作用的探讨 [J]. 重庆医科大学学报，2006，31（5）：767 - 771

[2] 沈清. 钟要红，邹立人，等. 浙江省农村卫生技术人员在职教育及培训现状分析 [J]. 卫生经济研究，2005，（10）：29 - 30.

[3] 王宇明，郭金玲，高三友，等. 河南农村卫生适宜技术推广示范初步思考 [J]. 河南医学研究，2005，14（4）：367 - 368

[4] 孙荣国，曾智，饶莉，中国农村卫生适宜技术推广应用的探索. 现代预防医学 2007 年第 34 卷第 3 期 Modern Preventive Medicine，2007，Vol. 34，NO. 3：570 - 571

附件：新疆维吾尔自治区"农村基层医疗卫生机构适宜卫生技术使用现况和需求"调研报告附表

表1　15病种病例年龄性别分布表

病种	调查人数	年龄		性别		病例来源
	样本量	均数	标准差	男	女	
冠心病	10	60	11	2	8	
脑梗塞	10	56	9	5	5	
高血压	10	60	10	3	7	
糖尿病	10	57	8	6	4	
慢性肾炎	10	45	15	5	5	
胆石症和胆囊炎	10	40	8	2	8	
呼吸道感染	10	24	20	3	7	
慢性阻塞性肺病	10	58	18	5	5	
胃及十二指肠溃疡	10	35	13	4	6	
急性阑尾炎	10	21	11	7	3	
腹腔疝	10	25	30	9	1	
四肢长骨骨折	10	38	20	7	3	
子宫肌瘤	10	40	12		10	
正常分娩	10	23	7		10	
意外伤害	10	26	10	6	4	
合计	150			64	86	

表2　15病种门诊病历门诊费用情况

病种	门诊费用				
	样本量	均数	标准差	最大值	最小值
冠心病	10	29.6	23.5	107.4	1.50
脑梗塞	10	180.9	60.3	260.8.9	12.1
高血压	10	41.4	23.9	75.3	2.8
糖尿病	10	65.9	22.1	81.9	1.8
慢性肾炎	10	989.5	301.5	2652.2	17.7
胆石症和胆囊炎	10	50.4	32.9	69	9.5
呼吸道感染	10	16.7	16.4	26.5	5.6
慢性阻塞性肺炎	10	387.5	375.9	487.1	77.9
胃及十二指肠溃疡	10	178.5	175.3	285.4	7.0
急性阑尾炎	10	89.8	30.7	100.6	4.0
腹腔疝	10	452.4	487.1	619.2	63.6
四肢长骨骨折	10	51.2	36.9	788.8	199.3
子宫肌瘤	10	754.4	25.4	986.7	19.0
正常分娩	10	898.9	734.5	1054.4	27.0
意外伤害	10	88.6	65.7	121.5	16.0
合计	150	–	–	–	–

表3　15病种门诊病历医疗保险情况

病种	医疗制度				合计
	城镇职工	城镇居民	新农合	自费	
冠心病	0	0	4	6	10
脑梗塞	0	0	2	8	10
高血压	0	0	6	4	10
糖尿病	1	0	9	0	10
慢性肾炎	0	0	5	5	10
胆石症和胆囊炎	0	0	6	4	10
呼吸道感染	0	0	7	3	10
慢性阻塞性肺炎	0	0	7	3	10
胃及十二指肠溃疡	0	0	5	5	10
急性阑尾炎	0	0	10	0	10
腹腔疝	1	0	7	2	10
四肢长骨骨折	0	0	10	0	10
子宫肌瘤	0	0	10	0	10
正常分娩	1	1	8	0	10
意外伤害	1	0	7	2	10
合计	4	1	103	42	150

表4　15病种住院病历年龄性别分布表

病种	年龄			性别	
	样本量	均数	标准差	男	女
冠心病	25	53	12	13	12
脑梗塞	20	67	6	12	8
高血压	30	60	8	15	15
糖尿病	36	62	11	20	16
慢性肾炎	20	41	14	10	10
胆石症和胆囊炎	20	55	13	11	9
呼吸道感染	38	20	20	23	15
慢性阻塞性肺病	20	65	9	10	10
胃及十二指肠溃疡	20	50	17	10	10
急性阑尾炎	25	28	16	13	12
腹腔疝	20	38	20	17	3
四肢长骨骨折	30	41	22	18	12
子宫肌瘤	20	35	12	0	20
正常分娩	35	23	5	0	35
意外伤害	30	36	15	20	10
合计	389	–	–	192	197

表5　15 病种病历住院天数和住院费用情况

病种	住院天数			住院费用			
	样本量	均数	标准差	均数	标准差	最大值	最小值
冠心病	25	7.5	3	818.0	205.8	1730.4	520.0
脑梗塞	20	8	3	978.1	542.6	3698.0	610.5
高血压	30	8	3	908.8	320.6	1500.0	298.3
糖尿病	36	11.5	6	1903.0	1888.1	7699.0	660.5
慢性肾炎	20	11	6	2664.5	1499.3	6198.5	700.5
胆石症和胆囊炎	20	8	2	910.0	197.5	1050.5	199.0
呼吸道感染	38	7	3	799.6	209.2	1649.5	390.5
慢性阻塞性肺病	20	13	4	1998.5	2012.6	9979.5	589.1
胃及十二指肠溃疡	20	8	3	720.0	218.3	1198.5	221.5
急性阑尾炎	25	7.5	3	689.1	151.7	869.1	376.3
腹腔疝	20	8.5	3	1501.2	803.6	3501.2	581.7
四肢长骨骨折	30	12	9	2808.0	2588.5	12003.0	192.5
子宫肌瘤	20	7	2	1311.0	1401.2	5296.15	1225.8
正常分娩	35	5	2	930.5	250.1	1899.5	725.3
意外伤害	30	10	11	2550.7	2798.5	13980.5	399.0
合计	389	–	–	–	–	–	–

表6　15 病种住院病历医疗保险情况

病种	医疗制度				合计
	城镇职工	城镇居民	新农合	自费	
冠心病	0	0	24	1	25
脑梗塞	0	1	18	1	20
高血压	0	0	30	0	30
糖尿病	0	1	35	0	36
慢性肾炎	0	1	19	0	20
胆石症和胆囊炎	0	0	20	0	20
呼吸道感染	0	0	30	8	38
慢性阻塞性肺炎	0	0	20	0	20
胃及十二指肠溃疡	0	0	20	0	20
急性阑尾炎	0	0	25	0	25
腹腔疝	0	0	19	1	20
四肢长骨骨折	0	1	20	10	30
子宫肌瘤	0	0	10	0	20
正常分娩	0	8	35	0	35
意外伤害	0	6	24	6	30
合计	0	18	349	27	389

表7 15病种卫生技术种类利用情况表

病种	类型	卫生技术利用种类					合计
		检查	化验	药物	手术	其他治疗	
冠心病	门诊	5	2	18	0	0	25
	住院	2	9	65	0	0	76
脑梗塞	门诊	3	5	26	0	0	34
	住院	5	6	68	0	4	83
高血压	门诊	4	2	22	0	0	28
	住院	4	7	66	0	5	82
糖尿病	门诊	6	3	5	0	4	18
	住院	5	8	30	0	0	43
慢性肾炎	门诊	5	3	35	0	0	43
	住院	6	8	70	0	0	84
胆石症和胆囊炎	门诊	1	6	15	0	0	22
	住院	2	10	50	0	4	66
呼吸道感染	门诊	6	1	30	0	0	37
	住院	1	10	48	0	3	62
慢性阻塞性肺炎	门诊	2	5	13	0	0	20
	住院	3	5	38	0	3	49
胃及十二指肠溃疡	门诊	6	3	9	0	0	18
	住院	6	16	55	0	2	74
急性阑尾炎	门诊	5	4	18	0	0	27
	住院	6	7	30	0	3	46
腹腔疝	门诊	10	5	20	0	0	35
	住院	6	22	10	0	5	43
四肢长骨骨折	门诊	5	5	7	0	4	21
	住院	8	12	35	0	10	65
子宫肌瘤	门诊	8	0	9	0	0	17
	住院	8	2	11	0	5	26
正常分娩	门诊	10	12	15	0	3	40
	住院	9	20	15	0	3	47
意外伤害	门诊	20	12	65	0	5	102
	住院	13	12	110	0	3	138

表 8　冠心病检查前 5 位使用表

技术类别	冠心病			
	门诊	使用人数	住院	使用人数
	心电图	10	心电图	43
	血压	10	B 超	10
检查	–	–	胸片	5
	–	–	–	–
	–	–	–	–

表 9　冠心病　化验前 15 位使用表

技术类别	冠心病			
	门诊	使用人数	住院	使用人数
	血糖	10	血常规	33
	血生化	10	尿常规	33
	乙肝表面抗原检测	10	粪便常规	32
	–	–	肝功能	30
	–	–	肾功能	15
	–	–	–	–
	–	–	–	–
化验	–	–	–	–
	–	–	–	–
	–	–	–	–
	–	–	–	–
	–	–	–	–
	–	–	–	–

表 10　冠心病　药物前 15 位使用表

技术类别	冠心病			
	门诊	使用人数	住院	使用人数
	地奥心血康	10	三磷酸腺苷	20
	辛伐他汀片	5	辅酶 A	25
	稳心颗粒	4	丹麦注射液	18
	阿司匹林肠溶片	4	参麦注射液	15
	倍他乐克	3	参麦	13
	步长脑心通胶囊	2	青霉素	12
	丹参片	2	阿司匹林	20
药物	维生素 E	7	头孢呋辛钠	5
	川芎嗪胶囊	1	头孢曲松钠	6
	酒石酸美托洛尔	1	菌必治	3
	卡托普利	2	阿托品	5
	硝苯地平	2	地奥心血康	4
	血塞通片	1	酒石酸美托洛尔	2
	–	–	–	–
	–	–	–	–

表11　冠心病　手术及其他治疗前5位使用表

技术类别	冠心病			
	门诊	使用人数	住院	使用人数
手术及其他治疗	-	-	间歇吸氧	6
	-	-	-	-
	-	-	-	-
	-	-	-	-
	-	-	-	-

表12　脑梗塞　检查前5位使用表

技术类别	脑梗塞			
	门诊	使用人数	住院	使用人数
检查	生命体征	10	心电图	21
	-	-	胸片	21
	-	-	B超	21
	-	-	-	-
	-	-	-	-

表13　脑梗塞　化验前15位使用表

技术类别	脑梗塞			
	门诊	使用人数	住院	使用人数
化验	血液生化	10	血常规	21
	乙肝表面抗原检测	10	尿常规	21
	-	-	粪便常规	19
	-	-	肝功	17
	-	-	肾功	15
	-	-	空腹血糖	14
	-	-	血脂	8
	-	-	传染病五项	10
	-	-	-	-
	-	-	-	-
	-	-	-	-
	-	-	-	-
	-	-	-	-
	-	-	-	-
	-	-	-	-

表 14　脑梗塞　药物前 15 位使用表

技术类别	脑梗塞			
	门诊	使用人数	住院	使用人数
药物	步长脑心通	10	三磷酸腺苷二钠	15
	辛伐他汀片	5	辅酶 A	13
	阿司匹林肠溶片	3	胞二磷胆碱钠	10
	氟桂利嗪胶囊	3	吡拉西坦氯化钠注射	12
	活血通脉胶囊	5	肌苷注射液	11
	西比灵（氟桂利嗪）	2	10% 氯化钾	9
	脑立清	2	川弓嗪注射液	8
	血塞通	5	维脑路通注射液	10
	维脑路通片	2	阿司匹林肠溶片	12
	川芎茶调丸	2	丹参注射液	11
	缬沙坦胶囊	5	红花注射液	8
	丹参注射液	2	步长脑心通	7
	脑复康	2	–	–
	胞二磷胆碱	1	–	–
	辛伐他汀片	6	–	–

表 15　脑梗塞　手术及其他治疗前 5 位使用表

技术类别	脑梗塞			
	门诊	使用人数	住院	使用人数
手术及其他治疗	–	–	–	–
	–	–	–	–
	–	–	–	–
	–	–	–	–
	–	–	–	–

表 16 高血压检查前 5 位使用表

技术类别	高血压			
	门诊	使用人数	住院	使用人数
检查	血压	10	心电图	40
	心电图	10	B 超	40
	–	–	胸片	40
	–	–	–	–
	–	–	–	–

表 17　高血压化验前 15 位使用表

技术类别	高血压			
	门诊	使用人数	住院	使用人数
化验	血液生化	10	血常规	40
	乙肝表面抗原检测	10	尿常规	40
	血糖	10	粪便常规	40
	–	–	肝功	40
	–	–	肾功	40
	–	–	空腹血糖	40
	–	–	传染病五项	35
	–	–	血脂	25
	–	–	乙肝三系统	20
	–	–	凝血	6
	–	–	–	–
	–	–	–	–
	–	–	–	–
	–	–	–	–
	–	–	–	–

表 18　高血压药物前 15 位使用表

技术类别	高血压			
	门诊	使用人数	住院	使用人数
药物	卡托普利	10	三磷酸腺苷二钠	30
	硝苯地平	9	辅酶 A	29
	阿司匹林肠溶片	6	吡拉西坦氯化钠注射	20
	硝苯地平	3	川芎嗪注射液	19
	倍他乐克	2	胞磷胆碱钠	18
	辛伐他丁片	1	10% 氯化钾	16
	复方丹参片	1	缬沙坦胶囊	15
	华佗再造片	6	氢氯噻嗪片	14
	酒石酸美托洛尔片	4	头孢曲松钠	12
	–	–	肌苷注射液	10
	–	–	卡托普利	8
	–	–	硝酸甘油	7
	–	–	维生素 B6	6
	–	–	复方利血平	5
	–	–	速效救心丸	3

表 19 高血压手术及其他治疗前 5 位使用表

技术类别	高血压			
	门诊	使用人数	住院	使用人数
手术及其他治疗	-	-	间歇吸氧	3
	-	-	针灸推拿	2
	-	-	-	-
	-	-	-	-
	-	-	-	-

表 20 糖尿病检查前 5 位使用表

技术类别	糖尿病			
	门诊	使用人数	住院	使用人数
检查	血压测量	10	心电图	33
	心电图	10	超声	20
	心率	10	X 光 -	22
	-	-	血压	33
	-	-	-	-

表 21 糖尿病化验前 15 位使用表

技术类别	糖尿病			
	门诊	使用人数	住院	使用人数
化验	血液生化	10	血常规	33
	乙肝表面抗原检测	1	尿常规	33
	血糖	10	粪便常规	25
	尿常规	5	血糖	33
	-	-	肝功	25
	-	-	肾功	20
	-	-	餐后 2 小时血糖 -	33
	-	-	凝血	11
	-	-	血脂	10
	-	-	传染病五项	5
	-	-	-	-
	-	-	-	-
	-	-	-	-
	-	-	-	-
	-	-	-	-

表 22　糖尿病药物前 15 位使用表

技术类别	糖尿病			
	门诊	使用人数	住院	使用人数
药物	二甲双胍缓释片	10	维生素 B6	28
	消渴丸	10	二甲双胍	33
	格列吡嗪片	1	辅酶 A	25
	参芪降糖胶囊	1	维生素 C	25
	–	–	三磷酸腺苷	23
	–	–	红花注射液	20
	–	–	胰岛素	20
	–	–	消渴丸	13
	–	–	肌苷注射液	13
	–	–	丹参	10
	–	–	阿卡波糖片	9
	–	–	卡托普利	8
	–	–	参麦注射液	8
	–	–	头孢曲松钠	5
	–	–	胞二磷胆碱	3

表 23　糖尿病手术及其他治疗前 5 位使用表

技术类别	糖尿病			
	门诊	使用人数	住院	使用人数
手术及 其他治疗	–	–	–	–
	–	–	–	–
	–	–	–	–
	–	–	–	–
	–	–	–	–

表 24　慢性肾炎　检查前 5 位使用表

技术类别	慢性肾炎			
	门诊	使用人数	住院	使用人数
检查	心电图	10	心电图	24
	彩超	10	彩超	24
	B 超	10	超声	13
	X 线	5	CT	3
	–	–	X 线	5

表25 慢性肾炎 化验前15位使用表

技术类别	慢性肾炎			
	门诊	使用人数	住院	使用人数
化验	尿常规	10	血常规	24
	血常规	10	尿常规	24
	血生化	10	肾功	15
	24小时尿蛋白	5	生化全项	10
	–	–	–	–
	–	–	–	–
	–	–	–	–
	–	–	–	–
	–	–	–	–
	–	–	–	–
	–	–	–	–
	–	–	–	–
	–	–	–	–
	–	–	–	–
	–	–	–	–

表26 慢性肾炎 药物前15位使用表

技术类别	慢性肾炎			
	门诊	使用人数	住院	使用人数
药物	氢氯噻嗪片	10	黄芪	24
	黄芪	10	双嘧达莫片	25
	川芎嗪	10	奥美拉唑	12
	头孢呋辛钠	10	甲硝唑	10
	呋塞米	10	头孢呋辛	9
	头孢哌酮	10	川芎嗪	7
	泼尼松	10	阿托品	7
	雷公藤	10	川芎	6
	地塞米松	10	辛伐他汀	9
	洛美沙星	10	卡托普利	5
	螺内酯	10	三磷酸腺苷	4
	–	–	多巴胺	7
	–	–	叶酸	5
	–	–	青霉素	6
	–	–	氨苄西林	8

表27 慢性肾炎 手术及其他治疗前5位使用表

技术类别	慢性肾炎			
	门诊	使用人数	住院	使用人数
手术及其他治疗	–	–	–	–
	–	–	–	–
	–	–	–	–
	–	–	–	–
	–			

表28 胆石症和胆囊炎 检查前5位使用表

技术类别	胆石症和胆囊炎			
	门诊	使用人数	住院	使用人数
检查	B超	10	心电图	39
	心电图	10	胸片	39
	血压	10	B超	39
	–	–	–	–
	–	–	–	–

表29 胆石症和胆囊炎 化验前15位使用表

技术类别	胆石症和胆囊炎			
	门诊	使用人数	住院	使用人数
化验	血液生化	10	血常规	39
	乙肝表面抗原检测	10	尿常规	39
	–	–	粪便常规	39
	–	–	肝功	39
	–	–	肾功	39
	–	–	空腹血糖	15
	–	–	餐后2h血糖	12
	–	–	传染病五项	11
	–	–	血脂	8
	–	–	凝血	7
	–	–	–	–
	–	–	–	–
	–	–	–	–
	–	–	–	–
	–	–	–	–

表 30　胆石症和胆囊炎　药物前 15 位使用表

技术类别	胆石症和胆囊炎			
	门诊	使用人数	住院	使用人数
药物	消炎利胆片	10	消炎利胆片	39
	阿莫西林	10	辅酶 A	35
	柠檬烯胶囊	5	三磷酸腺苷二钠	32
	头孢苄胶囊	2	维生素 B6	25
	三金片	1	维生素 C	24
	胆通胶囊	1	0.9% 氯化钠注射液	23
	维生素 K$_3$ 片	1	654 - 2	20
	金胆片	1	左氧氟沙星	19
	氨苄青霉素	1	10% 氯化钾	17
	0.9% 氯化钠注射液	1	维生素 K$_3$ 片	15
	头孢苄胶囊	1	青霉素	14
	小柴胡颗粒	4	奥美拉唑注射液	13
	—	—	柠檬烯胶囊	9
	—	—	—	—
	—	—	—	—

表 31　胆石症和胆囊炎　手术及其他治疗前 5 位使用表

技术类别	胆石症和胆囊炎			
	门诊	使用人数	住院	使用人数
手术及 其他治疗	—	—	理疗或康复	6
	—	—	针灸	1
	—	—	注射	5
	—	—	—	—
	—	—	—	—

表 32　呼吸道感染　检查前 5 位使用表

技术类别	呼吸道感染			
	门诊	使用人数	住院	使用人数
检查	X 线片	10	胸片	20
	心电图	10	B 超	20
	—	—	心电图	20
	—	—	—	—
	—	—	—	—

表33 呼吸道感染 化验前15位使用表

技术类别	呼吸道感染			
	门诊	使用人数	住院	使用人数
	血液生化	10	尿常规	20
	乙肝表面抗原检测	8	粪便常规	20
	–	–	血常规	20
	–	–	肝功	18
	–	–	餐后2h血糖	10
	–	–	凝血	10
	–	–	肾功	8
化验	–	–	空腹血糖	12
	–	–	传染病五项	9
	–	–	电解质	8
	–	–	血脂	7
	–	–	–	–
	–	–	–	–
	–	–	–	–
	–	–	–	–

表34 呼吸道感染 药物前15位使用表

技术类别	呼吸道感染			
	门诊	使用人数	住院	使用人数
	甘草片	10	支气管炎片	20
	利巴伟林片	10	蜜炼川贝枇杷膏	20
	阿莫西林胶囊	10	甘草片	20
	急支糖浆	10	左氧氟沙星注射液	20
	复方氨酚烷胺	8	青霉素	17
	复方维C银翘片	4	蛇胆川贝液	15
	雷尼替丁胶囊	5	阿莫西林胶囊	14
药物	清开灵	3	头孢曲松钠	13
	地塞米松	6	双黄连	12
	炎琥宁	4	溴己新	10
	10% KCl	5	板蓝根颗粒	10
	头孢哌酮钠	1	炎琥宁	8
	–	–	阿奇霉素干混悬剂	3
	–	–	–	–
	–	–	–	–

表 35　呼吸道感染　手术及其他治疗前 5 位使用表

技术类别	呼吸道感染			
	门诊	使用人数	住院	使用人数
	吸氧	6	吸氧	12
手术及 其他治疗	–	–	–	–
	–	–	–	–
	–	–	–	–
	–	–	–	–

表 36　慢性阻塞性肺病　检查前 5 位使用表

技术类别	慢性阻塞性肺病			
	门诊	使用人数	住院	使用人数
	心率	10	胸部 X 线片	20
	血压	10	心电图	20
检查	心电图	5	–	–
	X 线片	5	–	–
	–	–	–	–

表 37　慢性阻塞性肺病　化验前 15 位使用表

技术类别	慢性阻塞性肺病			
	门诊	使用人数	住院	使用人数
	血液生化	10	粪便常规	20
	乙肝表面抗原检测	10	血常规	15
	尿常规	5	肝功	15
	–	–	肾功	15
	–	–	餐后 2h 血糖	16
	–	–	尿常规	10
	–	–	血糖	10
化验	–	–	血脂	10
	–	–	空腹血糖	7
	–	–	乙肝表面抗原检测	8
	–	–	表面抗原	4
	–	–	–	–
	–	–	–	–
	–	–	–	–
	–	–	–	–

表 38 　慢性阻塞性肺　病药物前 15 位使用表

技术类别	慢性阻塞性肺病			
	门诊	使用人数	住院	使用人数
药物	肺宁颗粒	10	肺宁颗粒	20
	蛤蚧定喘胶囊	10	10% 氯化钾	20
	头孢氨苄胶囊	5	左氧氟沙星	10
	阿莫西林胶囊	10	参麦注射液	10
	阿莫西林克拉维酸钾	4	茶碱缓释片	10
	沙丁胺醇气雾剂	8	头孢曲松钠	4
	景天清肺颗粒	1	青霉素	5
	缬沙坦胶囊	4	氨茶碱注射液	6
	阿奇霉素片	3	氨溴索	3
	氨茶碱	5	酚妥拉明	3
	蜜炼川贝琵琶膏	2	氢氯噻嗪片	3
	念慈庵枇杷止咳糖浆	2	沙丁胺醇气雾剂	2
	肺宝三效片	2	－	－
	－	－	－	－

表 39 　慢性阻塞性肺病　手术及其他治疗前 5 位使用表

技术类别	慢性阻塞性肺病			
	门诊	使用人数	住院	使用人数
手术及其他治疗	－	－	－	－
	－	－	－	－
	－	－	－	－
	－	－	－	－
	－	－	－	－

表 40 　胃及十二指肠溃疡　检查前 5 位使用表

技术类别	胃及十二指肠溃疡			
	门诊	使用人数	住院	使用人数
检查	B 超	10	胸片	39
	－	－	心电图	39
	－	－	B 超	32
	－	－	－	－
	－	－	－	－

表 41　胃及十二指肠溃疡　化验前 15 位使用表

技术类别	胃及十二指肠溃疡			
	门诊	使用人数	住院	使用人数
化验	血液生化	10	血常规	39
	乙肝表面抗原检测	10	尿常规	39
	–	–	粪便常规	37
	–	–	肝功	28
	–	–	肾功	25
	–	–	空腹血糖	10
	–	–	餐后 2h 血糖	10
	–	–	乙肝表面抗原检测	12
	–	–	血糖	7
	–	–	传染病五项	8
	–	–	生化全项	6
	–	–	血凝	4
	–	–	血脂	6
	–	–	–	–
	–	–	–	–

表 42　胃及十二指肠溃疡　病药物前 15 位使用表

技术类别	胃及十二指肠溃疡			
	门诊	使用人数	住院	使用人数
药物	奥美拉唑	10	维生素 C	39
	阿莫西林	8	维生素 B6	39
	枸橼酸铋钾	7	辅酶 A	39
	多潘立酮	6	甲硝唑	30
	胶体果胶铋	3	奥美拉唑注射液	25
	克拉霉素	4	胶体果胶铋	28
	葵花胃康灵	5	氨苄青霉素	20
	摩罗丹	3	头孢曲松钠	25
	附子理中丸	2	三磷酸腺苷二钠	12
	–	–	阿莫西林	15
	–	–	654 – 2	4
	–	–	左氧氟沙星	5
	–	–	雷尼替丁	6
	–	–	–	–
	–	–	–	–

表 43　胃及十二指肠溃疡　手术及其他治疗前 5 位使用表

技术类别	胃及十二指肠溃疡			
	门诊	使用人数	住院	使用人数
手术及其他治疗	–	–	–	–
	–	–	–	–
	–	–	–	–
	–	–	–	–
	–	–	–	–

表 44　阑尾炎　检查前 5 位使用表

技术类别	阑尾炎			
	门诊	使用人数	住院	使用人数
检查	B 超	10	X 线片	20
	X 线片	10	心电图	20
	–	–	B 超	20
	–	–	–	–
	–	–	–	–

表 45　阑尾炎　化验前 15 位使用表

技术类别	阑尾炎			
	门诊	使用人数	住院	使用人数
化验	血常规	10	血常规	20
	尿常规	10	尿常规	20
	–	–	粪便常规	20
	–	–	肝功	20
	–	–	肾功	20
	–	–	空腹血糖	18
	–	–	饭后 2h 血糖	5
	–	–	传染病五项	2
	–	–	乙肝表面抗原检测	6
	–	–	血凝	10
	–	–	–	–
	–	–	–	–
	–	–	–	–
	–	–	–	–
	–	–	–	–

表46 阑尾炎 病药物前15位使用表

技术类别	阑尾炎			
	门诊	使用人数	住院	使用人数
药物	阿莫西林颗粒	10	三磷酸腺苷二钠	20
	甲硝唑片	10	辅酶 A	20
	头孢曲松钠	10	10% 氯化钾	10
	维生素 K3	8	维生素 C	15
	头孢氨苄胶囊	7	维生素 K3	16
	头孢曲松钠	6	654 – 2	10
	双黄连	5	青霉素	10
	消炎利胆片	4	林格液	8
	青霉素	3	阿托品	5
	庆大霉素	2	普鲁卡因	4
	–	–	–	–
	–	–	–	–
	–	–	–	–
	–	–	–	–
	–	–	–	–

表47 阑尾炎 手术及其他治疗前5位使用表

技术类别	阑尾炎			
	门诊	使用人数	住院	使用人数
手术及其他治疗	–	–	–	–
	–	–	–	–
	–	–	–	–
	–	–	–	–
	–	–	–	–

表48 腹腔疝 检查前5位使用表

技术类别	腹腔疝			
	门诊	使用人数	住院	使用人数
检查	透视	10	心电图	20
	彩超	10	B 超	10
	心电图	10	彩超	15
	–	–	X 线	12
	–	–	–	–

表 49 腹腔疝化验前 15 位使用表

技术类别	腹腔疝			
	门诊	使用人数	住院	使用人数
化验	血常规	10	血常规	20
	尿常规	10	尿常规	20
	血生化	10	粪便常规	20
	肝功	5	血凝	15
	粪便常规	4	电解质	13
	血糖	2	乙肝两对半	7
	乙肝表面抗原	1	–	–
	–	–	–	–
	–	–	–	–
	–	–	–	–
	–	–	–	–
	–	–	–	–
	–	–	–	–
	–	–	–	–
	–	–	–	–

表 50 腹腔疝病药物前 15 位使用表

技术类别	腹腔疝			
	门诊	使用人数	住院	使用人数
药物	头孢呋辛钠	10	苯巴比妥	20
	维生素 C	8	阿托品	20
	维生素 B6	5	复方氯化钠注射液	20
	甲硝唑	5	甲硝唑	12
	奥美拉唑	7	三磷酸腺苷	13
	阿托品	3	头孢呋辛钠	13
	氨甲环酸	2	头孢曲松钠	10
	复方氨基酸	4	左氧氟沙星	5
	硝苯地平	2	酚磺乙胺	5
	氢溴酸高乌甲素	2	氨甲苯酸注射液	5
	10% 葡萄糖钙	2	普鲁卡因	3
	–	–	–	–
	–	–	–	–
	–	–	–	–
	–	–	–	–

表 51　腹腔疝手术及其他治疗前 5 位使用表

技术类别	腹腔疝			
	门诊	使用人数	住院	使用人数
手术及其他治疗	吸氧	2	–	–
	–	–	–	–
	–	–	–	–
	–	–	–	–
	–	–	–	–

表 52　四肢骨折　检查前 5 位使用表

技术类别	四肢骨折			
	门诊	使用人数	住院	使用人数
检查	X 线片	10	心电图	20
	–	–	B 超	10
	–	–	X 光	20
	–	–	CT	4
	–	–	–	–

表 53　四肢骨折　化验前 15 位使用表

技术类别	四肢骨折			
	门诊	使用人数	住院	使用人数
化验	血常规	10	血常规	20
	–	–	尿常规	20
	–	–	粪便常规	15
	–	–	血糖	10
	–	–	传染病五项	10
	–	–	凝血	7
	–	–	肝功	8
	–	–	肾功	6
	–	–	电解质	4
	–	–	血脂	3
	–	–	–	–
	–	–	–	–
	–	–	–	–
	–	–	–	–
	–	–	–	–

表 54　四肢骨折　病药物前 15 位使用表

技术类别	四肢骨折			
	门诊	使用人数	住院	使用人数
药物	外科接骨片	10	维生素 C	20
	阿莫西林	5	伤科接骨片	14
	云南白药	10	跌打丸	13
	愈伤灵胶囊	4	酚磺乙胺	12
	伤科接骨片	3	左氧氟沙星	9
	跌打丸	10	阿莫西林	8
	–	–	丹参	7
	–	–	维生素 B6	6
	–	–	止血芳酸	5
	–	–	头孢哌酮钠	5
	–	–	云南白药	6
	–	–	替硝唑	6
	–	–	庆大霉素	5
	–	–	三七片	4
	–	–	–	–

表 55　四肢骨折　手术及其他治疗前 5 位使用表

技术类别	四肢骨折			
	门诊	使用人数	住院	使用人数
手术及其他治疗	石膏固定	10	理疗或康复	20
	手法复位	2	针灸推拿	20
	复位夹板固定	1	固定术	20
	–	–	吸氧	10
	–	–	–	–

表 56　子宫肌瘤　检查前 5 位使用表

技术类别	子宫肌瘤			
	门诊	使用人数	住院	使用人数
检查	B 超	10	B 超	20
	妇科检查	10	心电图	18
	–	–	X 线片	17
	–	–	心电监测	5
	–	–	妇科检查	6

表 57　子宫肌瘤　化验前 15 位使用表

技术类别	子宫肌瘤			
	门诊	使用人数	住院	使用人数
化验	血常规	4	血常规	20
	–	–	尿常规	10
	–	–	粪便常规	12
	–	–	肝功	15
	–	–	空腹血糖	13
	–	–	餐后 2h 血糖	12
	–	–	凝血四项	14
	–	–	血生化	8
	–	–	传染病五项	9
	–	–	血型	5
	–	–	–	–
	–	–	–	–
	–	–	–	–
	–	–	–	–
	–	–	–	–

表 58　子宫肌瘤　药物前 15 位使用表

技术类别	子宫肌瘤			
	门诊	使用人数	住院	使用人数
药物	妇炎康	10	三磷酸腺苷	20
	妇科千金胶囊	10	维生素 C	20
	宫血宁	7	地西泮	20
	头孢氨苄胶囊	6	肌苷注射液	20
	阿莫西林胶囊	8	辅酶 A	20
	左氧氟沙星注射液	5	维生素 B6	20
	桂枝茯苓丸	4	三磷酸腺苷二钠	20
	–	–	替硝唑	15
	–	–	头孢曲松钠	13
	–	–	酚磺乙胺	11
	–	–	氨甲苯酸	11
	–	–	阿托品	7
	–	–	复方氢基比林	6
	–	–	哌替啶	4
	–	–	门冬氨酸钾镁	3

表 59　子宫肌瘤　手术及其他治疗前 5 位使用表

技术类别	子宫肌瘤			
	门诊	使用人数	住院	使用人数
手术及其他治疗	–	–	全子宫切除术	1
	–	–	经腹子宫肌瘤剔除术	1
	–	–	–	–
	–	–	–	–
	–	–	–	–

表 60　正常分娩　检查前 5 位使用表

技术类别	正常分娩			
	门诊	使用人数	住院	使用人数
检查	心电图	10	心电图	20
	产前检查	10	超声	20
	超声	8	产前检查	2
	–	–	–	–
	–	–	–	–

表 61　正常分娩　化验前 15 位使用表

技术类别	正常分娩			
	门诊	使用人数	住院	使用人数
化验	血常规	10	血常规	20
	肾功	10	尿常规	20
	肝功	10	肝功	20
	血糖	9	肾功	15
	血型	8	粪便常规	17
	血生化	7	传染病五项	13
	免疫三项	7	血糖	8
	尿常规	6	免疫三项	5
	血凝	5	凝血四项	2
	乙肝三系统	1	血型	2
	–	–	乙肝三系统	2
	–	–	血生化	1
	–	–	HIV	1
	–	–	梅毒抗体	1
	–	–	C–反应蛋白	1

表62　正常分娩　药物前15位使用表

技术类别	正常分娩			
	门诊	使用人数	住院	使用人数
药物	青霉素钠	8	益母草	20
	头孢呋辛钠	5	缩宫素	20
	罗红霉素	3	甲硝唑	15
	地西泮	4	阿莫西林	16
	头孢他定	2	催产素	18
	地塞米松	3	康妇消炎栓	18
	盐酸利多卡因	1	庆大霉素	16
	黄体酮	2	氨甲环酸	13
	三磷酸腺苷	1	碳酸氢钠	13
	-	-	利多卡因	9
	-	-	头孢呋辛钠	8
	-	-	维生素C	4
	-	-	锌钙特	4
	-	-	复方氯化钠注射液	3
	-	-	-	-

表63　正常分娩　手术及其他治疗前5位使用表

技术类别	正常分娩			
	门诊	使用人数	住院	使用人数
手术及其他治疗	-	-	（正常分娩）会阴侧切术	3
	-	-	吸氧	1
	-	-	-	-
	-	-	-	-
	-	-	-	-

表64　意外伤害　检查前5位使用表

技术类别	意外伤害			
	门诊	使用人数	住院	使用人数
检查	心电图	10	心电图	20
	X线片	10	X线片	20
	B超	10	B超	20
	彩超	2	彩超	10

表 65　意外伤害　化验前 15 位使用表

技术类别	意外伤害			
	门诊	使用人数	住院	使用人数
化验	血常规	10	血常规	20
	生化	8	血生化	15
	尿常规	6	传染病五项	10
	尿液分析	4	尿常规	12
	血凝四项	5	粪便常规	9
	白细胞计数	2	血糖	8
	肾功	2	凝血四项	7
	粪便常规	3	肝功能	5
	血糖	10	肾功能	6
	血沉	4	电解质	7
	–	–	心肌酶	2
	–	–	–	–
	–	–	–	–
	–	–	–	–
	–	–	–	–

表 66　意外伤害　药物前 15 位使用表

技术类别	意外伤害			
	门诊	使用人数	住院	使用人数
药物	维生素 B6	10	维生素 C	16
	维生素 C	10	氨甲环酸	10
	洛美沙星	5	青霉素	8
	云南白药	10	洛美沙星	7
	头孢呋辛钠	4	阿托品	6
	氨甲环酸	4	脑复康	5
	青霉素钠	3	20% 甘露醇	5
	吡拉西坦	2	头孢呋辛钠	5
	硝酸甘油	2	甲硝唑	4
	泮托拉唑	2	丙吡胺	3
	川芎嗪	2	复方氨基酸	4
	脑复康	2	氢溴酸高乌甲素	3
	辅酶 a	2	阿莫西林	2
	三磷酸腺苷	1	维他命 B6	1
	–	–	川芎嗪	2

表67 意外伤害 手术及其他治疗前5位使用表

技术类别		意外伤害			
		门诊	使用人数	住院	使用人数
手术及 其他治疗	石膏固定	6		吸氧	1
	外科接骨	2		–	–
	异物取出术	2		–	–
	–		–	–	–
	–		–	–	–

表68 调查机构人员配置情况

类别		玛纳斯县乐土驿卫生院		和静县巴润哈尔莫墩镇中心卫生院		合计	
		数量	百分比	数量	百分比	数量	百分比
职称	高级	0	0%	0	0%	0	0.0%
	中级	3	13.6%	2	14.3%	5	13.9%
	初级	19	86.4%	12	85.7%	31	86.1%
种类	公共卫生	10	45.5%	3	21.4%	13	36.1%
	中医	2	9.1%	1	7.1%	3	8.3%
	全科医师	1	4.5%	2	14.3%	3	8.3%
	护士	6	27.3%	6	42.9%	12	33.3%
	医技	3	13.6%	2	14.3%	5	13.9%
合计		22	100%	14	100%	56	100%

表69 调查机构门急诊服务量情况

服务量		玛纳斯县乐土驿卫生院		和静县巴润哈尔莫墩镇中心卫生院		合计	
		数量	百分比	数量	百分比	数量	百分比
门急诊	内科	11994	75.7%	11210	87.7%	23204	81.1%
	外科	420	2.7%	310	2.4%	730	2.6%
	妇产科	220	1.4%	180	1.4%	400	1.4%
	儿科	3200	20.2%	1000	7.8%	4200	14.7%
	其他	0	0.0%	80	0.6%	80	0.3%
合计		15834	100.0%	12780	100.0%	28614	100.0%

表70 调查机构出院病人服务量情况

服务量		玛纳斯县乐土驿卫生院		和静县巴润哈尔莫墩镇中心卫生院		合计	
		数量	百分比	数量	百分比	数量	百分比
出院	内科	703	90.71%	500	82.64%	1203	87.17%
	外科	20	2.58%	30	4.96%	50	3.62%
	妇产科	10	1.29%	40	6.61%	50	3.62%
	儿科	42	5.42%	15	2.48%	57	4.13%
	其他	0	0.00%	20	3.31%	20	1.45%
合计		775	100.00%	605	100.00%	1380	100.00%

表 71　调查机构设备配置情况表

配置情况	应配置	玛纳斯县乐土驿卫生院		和静县巴润哈尔莫墩镇中心卫生院		合计	
		数量	百分比	数量	百分比	数量	百分比
设备种类	42	27	64.29%	25	59.52%	62	73.81%
登记情况	42	27	64.29%	25	59.52%	22	26.19%
实际数量	–	22		23		135	
使用情况	42	22	52.38%	23	54.76%	58	69.05%

表 72　冠心病需增加卫生技术

技术类别	冠心病			
	检查	化验	药物	其他
	超声心动图	心肌酶谱	–	–
	–	肾功	–	–
	–	–	–	–
	–	–	–	–
	–	–	–	–
合计	1	2		

表 73　脑梗塞需增加卫生技术

技术类别	脑梗塞			
	检查	化验	药物	其他
	脑血管造影	血凝四项	脑保护剂	–
	头颅 CT	–	–	–
	–	–	–	–
	–	–	–	–
合计	2	1	1	–

表 74　高血压需增加卫生技术

技术类别	高血压			
	检查	化验	药物	其他
	动态血压 24 小时监测	–	–	–
		–	–	–
		–	–	–
		–	–	–
	–	–	–	–
合计	1			–

表 75 糖尿病需增加卫生技术

技术类别	糖尿病			
	检查	化验	药物	其他
	眼底检查	糖化血红蛋白	–	–
	–	OGTT	–	–
	–	–	–	–
	–	–	–	–
	–	–	–	–
合计	1	2	–	–

表 76 慢性肾炎需增加卫生技术

技术类别	慢性肾炎			
	检查	化验	药物	其他
	膀胱镜	–	中药	–
	–	–	–	–
	–	–	–	–
	–	–	–	–
	–	–	–	–
合计	1	–	1	–

表 77 慢性阻塞性肺病需增加卫生技术

技术类别	慢性阻塞性肺病			
	检查	化验	药物	其他
	血氧饱和度	痰培养	–	–
	CT 检查	–	–	–
	–	–	–	–
	–	–	–	–
	–	–	–	–
合计	2	1	–	–

表 78 胃及十二指肠溃疡 需增加卫生技术

技术类别	消化道溃疡			
	检查	化验	药物	其他
	胃镜	–	–	–
	幽门螺杆菌检测	–	–	–
	–	–	–	–
	–	–	–	–
	–	–	–	–
合计	2	–	–	–

表 79 子宫肌瘤需增加卫生技术

技术类别	子宫肌瘤			
	检查	化验	药物	其他
	子宫输卵管造影	激素水平检测	–	–
	–	–	–	–
	–	–	–	–
	–	–	–	–
	–	–	–	–
合计	1	1	–	–

表 80 意外伤害需增加卫生技术

技术类别	意外伤害			
	检查	化验	药物	其他
	–	血、尿常规	–	–
	–	–	–	–
	–	–	–	–
	–	–	–	–
	–	–	–	–
合计	–	1	–	–

表 81 冠心病需淘汰卫生技术

技术类别	冠心病			
	检查	化验	药物	其他
	–	乙肝表面抗原检测	–	–
	–	–	–	–
	–	–	–	–
	–	–	–	–
	–	–	–	–
合计	–	1	–	–

表 82 脑梗塞需淘汰卫生技术

技术类别	脑梗塞			
	检查	化验	药物	其他
	胸片	乙肝表面抗原检测	–	–
	–	–	–	–
	–	–	–	–
	–	–	–	–
	–	–	–	–
合计	1	1	–	–

表 83　高血压需淘汰卫生技术

技术类别	高血压			
	检查	化验	药物	其他
	-	乙肝表面抗原检测	-	-
		-	-	-
		-	-	-
		-	-	-
合计	-	1	-	-

表 84　胆石症和胆囊炎需淘汰卫生技术

技术类别	胆石症和胆囊炎			
	检查	化验	药物	其他
	胸片	风湿三项	-	-
	-	-	-	-
	-	-	-	-
	-	-	-	-
	-	-	-	-
合计	1	1	-	-

表 85　呼吸道感染需淘汰卫生技术

技术类别	呼吸道感染			
	检查	化验	药物	其他
	B 超	乙肝表面抗原检测	-	-
	-	血脂	-	-
	-	-	-	-
	-	-	-	-
	-	-	-	-
合计	1	2	-	-

表 86　慢性阻塞性肺病需淘汰卫生技术

技术类别	慢性阻塞性肺病			
	检查	化验	药物	其他
	-	乙肝表面抗原检测	-	-
	-	餐后 2h 血糖	-	-
	-	空腹血糖	-	-
	-	-	-	-
	-	-	-	-
合计	-	3	-	-

表 87　腹腔疝需淘汰卫生技术

技术类别	腹腔疝			
	检查	化验	药物	其他
	–	肝炎抗体	–	–
	–	血胆固醇	–	–
	–	–	–	–
	–	–	–	–
	–	–	–	–
合计	–	2	–	–

表 88　正常分娩需淘汰卫生技术

技术类别	正常分娩			
	检查	化验	药物	其他
	–	血脂	–	–
	–	–	–	–
	–	–	–	–
	–	–	–	–
	–	–	–	–
合计	–	1	–	–